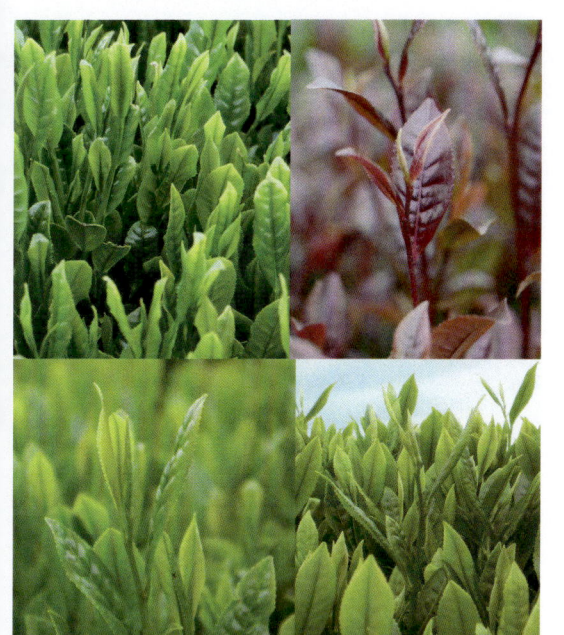

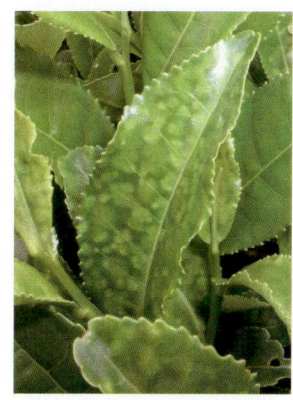

口絵4 リン酸過剰による亜鉛欠乏症状(「ほくめい」)

口絵1 チャの品種
上段左より:「なんめい」,「サンルージュ」.下段左より:「さえあかり」,「べにふうき」.

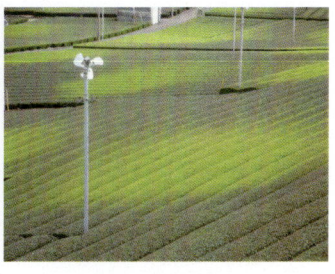

口絵2 凍霜害(→26頁)

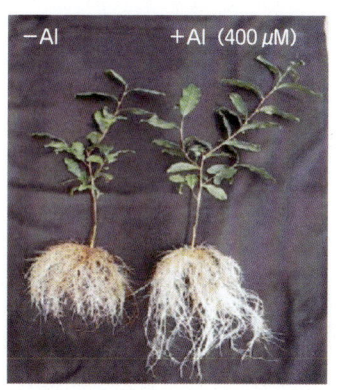

口絵5 アルミニウムの施用がチャの生育に及ぼす影響
1年生挿し木苗(「やぶきた」)を2ヶ月間水耕栽培(pH 4.2)した.

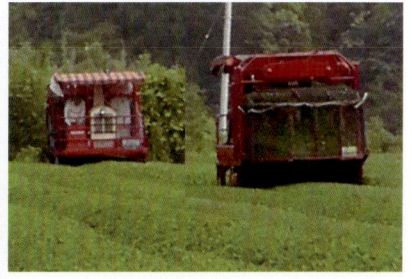

口絵3 コンテナ式乗用摘採機

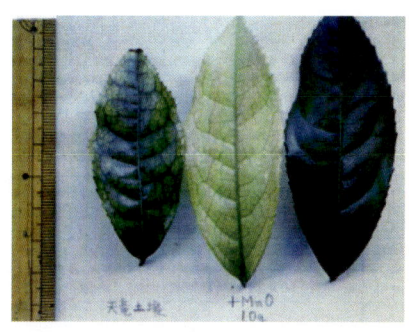

口絵6 蛇紋岩地帯でのニッケル過剰症状(左)と排水不良茶園にみられるマンガン過剰による鉄欠乏症状(中)健全葉(右)

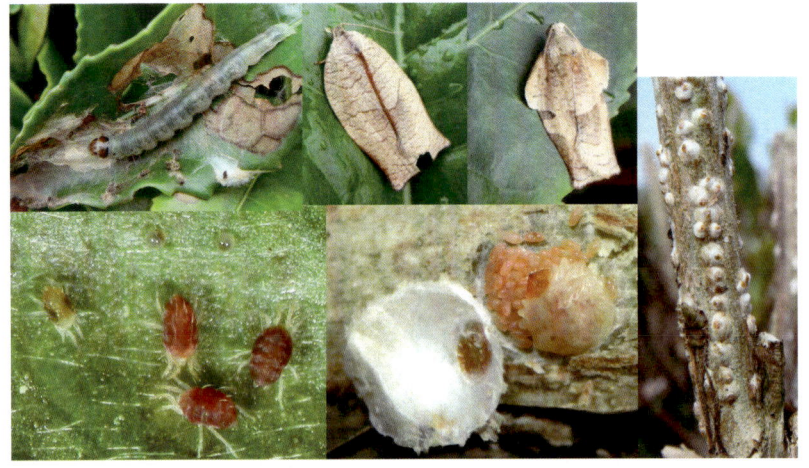

口絵7 チャの害虫
上段左より：チャハマキ幼虫，成虫雌，成虫雄．
下段左より：カンザワハダニ，クワシロカイガラムシ雌成虫と卵塊，クワシロカイガラムシの寄生枝．

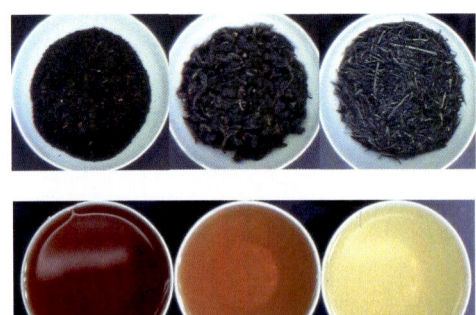

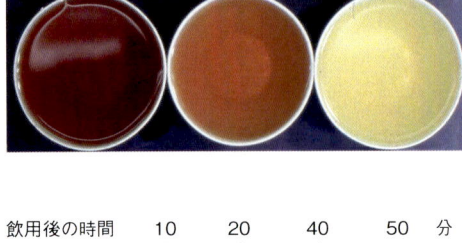

口絵8 茶葉と抽出液
左より：紅茶，ウーロン茶，緑茶．
（品種はすべて「やぶきた」）

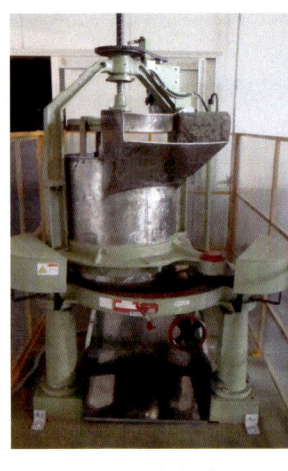

口絵9 紅茶用揉捻機（スリランカ製）

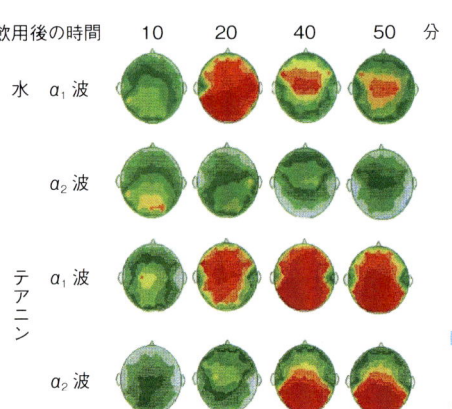

口絵10 水・テアニン摂取後のα派解析（→176頁）

食物と健康の科学シリーズ

茶の機能と科学

森田明雄
増田修一
中村順行
角川　修
鈴木壯幸
…………［編］

朝倉書店

執筆者

中川致之	株式会社佐藤園 食薬研究所　技術顧問
中村羊一郎	静岡産業大学情報学部　特任教授
寺本益英	関西学院大学経済学部　教授
＊中村順行	静岡県農林技術研究所 茶業研究センター　センター長
谷口郁也	(独) 農業・食品産業技術総合研究機構 野菜茶業研究所　研究員
鈴木利和	静岡県農林技術研究所 茶業研究センター　上席研究員
＊森田明雄	静岡大学農学部　教授
廣野祐平	(独) 農業・食品産業技術総合研究機構 野菜茶業研究所　研究員
芦原坦	お茶の水女子大学名誉教授
河合章	(独) 農業・食品産業技術総合研究機構 野菜茶業研究所　専門員
園田亮一	(独) 農業・食品産業技術総合研究機構 野菜茶業研究所　上席研究員
小澤朗人	静岡県農林技術研究所 茶業研究センター　上席研究員
＊角川修	(独) 農業・食品産業技術総合研究機構 野菜茶業研究所　上席研究員
山口優一	(独) 農業・食品産業技術総合研究機構 野菜茶業研究所　上席研究員
水上裕造	(独) 農業・食品産業技術総合研究機構 野菜茶業研究所　主任研究員
佐田康稔	静岡県東部農林事務所生産振興課　主査
＊鈴木壯幸	三井農林株式会社 飲料原料事業本部企画業務部　室長
矢野早希子	京都府農林水産技術センター 茶業研究所　副主査
石井剛志	静岡県立大学食品栄養科学部　助教
熊沢賢二	小川香料株式会社 解析研究所　所長
加藤みゆき	香川大学教育学部　教授
成川真隆	東京大学大学院農学生命科学研究科　特任助教
木苗直秀	静岡県立大学　学長
＊増田修一	静岡県立大学食品栄養科学部　准教授
島村裕子	静岡県立大学食品栄養科学部　助教
佐野満昭	名古屋女子大学家政学部　教授
永井竜児	東海大学農学部　准教授
中島あかり	日本女子大学家政学部
金川あまね	日本女子大学家政学部
島村忠勝	昭和大学名誉教授
横越英彦	中部大学応用生物学部　教授・静岡県立大学名誉教授
山本(前田)万里	(独) 農業・食品産業技術総合研究機構 食品総合研究所　領域長

(執筆順，＊編集委員)

はじめに

　茶は，世界で最も愛飲されている嗜好飲料の1つである．わが国でも古くから人々の食生活に深く根ざした飲み物として親しまれてきた．
　1980年代以降，緑茶のカテキン類の効能に関する研究は，栄西禅師が『喫茶養生記』に記した「茶は養生の仙薬，延命の妙術なり」の意味を科学的に明らかにし，日本だけでなく欧米にも緑茶ブームを引き起こした．本書に先立って1991年に刊行された『茶の科学』（村松敬一郎編）は，まさにこの時代の最先端の茶研究の成果を記したものとして高く評価され，研究者にとってバイブル的な良書として読み親しまれてきた．また同年，国内外から多くの研究者が参集し「国際茶研究シンポジウム」が開催されるなど，1991年は消費だけでなく，科学研究も含め，緑茶の世界的ブームの幕開け年となった．
　その後，茶の科学研究の進歩は目覚ましく，抗菌，抗腫瘍性に加え，生活習慣病に対する効能，メチル化カテキン類の抗アレルギー性の発見など，その成果は枚挙にいとまがない．今や「茶は健康に良い飲み物」との認識が世界的に浸透し，茶の科学的な定義がISOで，産地呼称や有機茶についてはFAOで論議され始めるなど，茶への関心は一層高まっている．一方，生産面では，乗用型機械による栽培管理体系の全国への浸透や各地での紅茶づくりの広がりなど，国内の生産・消費環境に対応した変化が起きている．また，成分育種による新品種の育成，遺伝子マーカーを用いた品種判別など技術開発が進む中で，中国では「茶ゲノムプロジェクト」が2010年頃より始まるなど，新時代を拓く取組みもみられる．
　本書は，これまでの茶の科学全般にわたる研究成果を踏まえ，1991年以降の茶の研究や技術開発の進歩を紹介することを意図として編まれたものである．茶の機能に加え，歴史，栽培，育種，植物栄養，生化学，加工科学，食品化学など茶の学問領域をできるだけ網羅し，体系的に最新の知見を理解できるよう構成した．2011年3月11日の東日本大震災にともなう福島第一原子力発電所での事故は，東日本全体の茶産地をはじめ，茶業界全体に大きな爪痕を残した．一方，海

外に目を転じると，世界の茶の消費量は増加し続けており，生産量も中国，アフリカを中心に伸び，活況を呈している．まさに「21世紀は茶の時代」である．本書が，茶の科学研究や技術開発の発展に資するのみならず，農学をはじめ医・薬学などの関係領域の研究の発展に役立ち，ひいては国内茶関係者の「活性化」の一助となれば幸いである．

本書は，各界のそれぞれの分野で活躍されている新進気鋭の若手研究者と実績豊富な学究とが協同で執筆したものである．編者の1人として編集・執筆いただいた方々に心から深謝するとともに，この本の編集をお勧めいただいた村松敬一郎先生と小西茂毅先生の両静岡大学名誉教授に，また出版にあたり終始お世話になった朝倉書店編集部の方々に厚く感謝の意を表する．

2013年2月

森 田 明 雄

目　　次

1. 茶の歴史
1.1 茶の科学史 〔中川致之〕…1
1.1.1 タンニン，カテキン類 …1
1.1.2 カフェイン …2
1.1.3 アミノ酸 …3
1.1.4 その他の成分 …4
1.2 喫茶の歴史 …6
1.2.1 茶の歴史的な広がり 〔中村羊一郎〕…6
1.2.2 日本における茶の生産と需要の現状 〔寺本益英〕…10

2. チャの栽培と生理 …14
2.1 チャの起源と育種 …14
2.1.1 チャの起源 〔中村順行〕…14
2.1.2 チャの育種 〔谷口郁也〕…17
2.2 チャの栽培 …25
2.2.1 チャの栽培条件 〔中村順行〕…25
2.2.2 チャの栽培方法 〔鈴木利和〕…29
2.3 茶樹の植物栄養と茶園の土壌環境 …35
2.3.1 茶樹の生育史と養分吸収，移行 〔森田明雄〕…35
2.3.2 茶樹のpHに対する応答特性 …36
2.3.3 茶樹の栄養特性 …37
2.3.4 茶樹の栄養診断 …43
2.3.5 茶園の土壌環境 〔廣野祐平〕…45
2.4 茶樹の生化学 …47
2.4.1 テアニンの生合成，代謝 〔森田明雄〕…48

  2.4.2 カフェインの生合成, 代謝 ………………………………〔芦原　坦〕… 53
  2.4.3 カテキン類の生合成, 代謝 ……………………………………………… 56
 2.5 茶樹の病虫害と防除 …………………………………………………………… 60
  2.5.1 チャにおける病虫害の特性 ………………………………〔河合　章〕… 60
  2.5.2 チャにおける病気の特徴と防除 …………………………〔園田亮一〕… 62
  2.5.3 チャにおける害虫の特徴と防除 …………………………〔小澤朗人〕… 65

3. 茶の加工科学 …………………………………………………………………… 69
 3.1 荒茶の製造 …………………………………………………………………… 69
  3.1.1 茶の種類 …………………………………〔角川　修・山口優一〕… 69
  3.1.2 緑茶の製造 ………………………………………………〔山口優一〕… 70
  3.1.3 紅茶の製造 ………………………………………………〔角川　修〕… 78
  3.1.4 ウーロン茶の製造 ………………………………………〔山口優一〕… 81
 3.2 茶の仕上げ加工 …………………………………………………〔水上裕造〕… 83
  3.2.1 火入れ ………………………………………………………………… 85
  3.2.2 篩分け ………………………………………………………………… 86
  3.2.3 木茎分離 ……………………………………………………………… 87
  3.2.4 合　組 ………………………………………………………………… 87
 3.3 茶の包装と保蔵 …………………………………………………〔佐田康稔〕… 87
  3.3.1 保蔵中の化学成分の変化 ……………………………………………… 88
  3.3.2 品質変化に関する環境要因 …………………………………………… 89
  3.3.3 保蔵条件と品質管理指標 ……………………………………………… 90
  3.3.4 茶の変質防止法 ………………………………………………………… 91
  3.3.5 茶の包装 ……………………………………………………………… 92
 3.4 茶の二次加工：茶飲料の製造 …………………………………〔鈴木壯幸〕… 93
  3.4.1 粉末茶飲料 …………………………………………………………… 93
  3.4.2 容器詰め飲料 ………………………………………………………… 94

4. 茶の化学 ………………………………………………………………………… 98
 4.1 茶の化学成分とその含有量 ……………………………………〔鈴木壯幸〕… 98

4.1.1　ポリフェノール成分……………………………………………… 98
　4.1.2　アミノ酸………………………………………………………… 103
　4.1.3　ビタミン………………………………………………………… 103
　4.1.4　アルカロイド…………………………………………………… 105
　4.1.5　糖…………………………………………………………………… 105
　4.1.6　サポニン………………………………………………………… 106
　4.1.7　無機成分………………………………………………………… 107
4.2　茶の香気成分……………………………………〔熊沢賢二〕… 109
　4.2.1　緑　茶…………………………………………………………… 109
　4.2.2　ほうじ茶………………………………………………………… 113
　4.2.3　半発酵茶………………………………………………………… 113
　4.2.4　紅　茶…………………………………………………………… 115
　4.2.5　微生物発酵茶（後発酵茶）…………………………………… 118
4.3　茶の味の成分……………………………………〔成川真隆〕… 120
　4.3.1　味の感覚………………………………………………………… 120
　4.3.2　茶の呈味成分…………………………………………………… 122

5. 茶 の 機 能 …………………………………………………………… 128
序……………………………………………………〔木苗直秀〕… 128
5.1　茶の抗酸化作用…………………………………〔石井剛志〕… 129
　5.1.1　緑茶およびカテキン類の血漿抗酸化能に及ぼす影響……… 129
　5.1.2　緑茶およびカテキン類の血漿成分に対する酸化抑制効果… 131
　5.1.3　カテキン類の抗酸化作用の発現機構………………………… 131
5.2　茶の抗突然変異・抗がん作用…………〔増田修一・島村裕子〕… 137
　5.2.1　日本人の発がん要因と茶の機能性…………………………… 137
　5.2.2　発がんメカニズムとその抑制作用…………………………… 137
　5.2.3　がんの原因物質………………………………………………… 138
　5.2.4　茶の抗変異原性………………………………………………… 140
　5.2.5　茶の発がんイニシエーションおよびプロモーション抑制効果…… 143
　5.2.6　動物実験における茶の抗がん作用…………………………… 144

  5.2.7 疫学的調査における茶の抗がん作用 …………………………… 144
 5.3 茶の生活習慣病予防効果 …………………………………………… 147
  5.3.1 疫学的調査における緑茶の効果 ………〔増田修一・島村裕子〕… 147
  5.3.2 茶の抗肥満効果 ………………………………………〔佐野満昭〕… 149
  5.3.3 茶葉による AGEs 生成抑制作用
     ……………………〔永井竜児・中島あかり・金川あまね〕… 159
 5.4 カテキン類の抗細菌作用および抗ウイルス作用 ………〔島村忠勝〕… 163
  5.4.1 カテキン類の殺菌作用とそのメカニズム ……………………… 164
  5.4.2 カテキン類の細菌外毒素阻害作用と細菌酵素阻害作用および
     それらのメカニズム ……………………………………………… 165
  5.4.3 カテキン類のその他の抗細菌作用 ……………………………… 167
  5.4.4 カテキン類の抗ウイルス作用とそのメカニズム ……………… 167
  5.4.5 カテキン類の臨床医学的応用 …………………………………… 168
 5.5 茶の脳神経機能に対する効果 ……………………………〔横越英彦〕… 170
  5.5.1 テアニン・GABA・カフェインの摂取量 ……………………… 170
  5.5.2 テアニン・GABA・カフェインの吸収と代謝 ………………… 172
  5.5.3 テアニン・GABA・カフェインの急性生理効果 ……………… 173
  5.5.4 テアニン・GABA・カフェインの作用機作 …………………… 174
  5.5.5 テアニン・GABA・カフェイン摂取による生理作用 ………… 176
 5.6 茶の抗アレルギー効果 …………………………〔山本（前田）万里〕… 180
  5.6.1 アレルギー発症の機序と茶のアレルギー抑制作用 …………… 180
  5.6.2 茶葉中抗アレルギー物質 ………………………………………… 182

索　引 ……………………………………………………………………………… 190

コラム 1 茶の湯の文化 ………………………………………〔中村羊一郎〕… 10
コラム 2 杉山彦三郎 …………………………………………〔中村順行〕… 24
コラム 3 多田元吉と国産紅茶 ………………………………〔中村順行〕… 82
コラム 4 食品素材としての茶 ……………………………〔矢野早希子〕… 97
コラム 5 カテキン類とタンパク質との相互作用 …………〔石井剛志〕… 107

コラム6　食べるお茶 …………………………………………〔加藤みゆき〕…119
コラム7　茶と放射能 ………………………………〔増田修一・島村裕子〕…146

1 茶の歴史

◀ 1.1 茶の科学史 ▶

　茶はカフェインを含み，飲むと気分が爽快になることから世界の三大嗜好飲料の地位を築いたといわれる．茶はカテキン類，カフェインなどの特殊な機能性成分を豊富に含み，人類の健康のため神が与えた贈り物であるとさえいわれた．茶の効能については，中国の本草学の書などにおいて古くから知られていたが，その本体となる機能性成分の研究史は，化学が自然科学の一部門として確立される近代以降になる．

1.1.1　タンニン，カテキン類[1]

　1798年，ドイツのフランクは，茶の浸出液の味が渋いことや塩化鉄を加えると黒色になることから，"astringent"の本体が多量に存在すると報告した[2]．1772年，英国のレットサムは，茶の浸出液は，鉄塩を加えると深い紫色になることから"astringent power"を持つと著書に書いた[3]．彼らがいう"astringent"と称するものが，今日のタンニンに相当することは明らかである．
　タンニンを最初に分離したのは，フランスのセガンであるといわれている．セガンは，1797年，鞣皮剤タンの溶液と膠の溶液を混合すると白色の沈殿を生じるが，このものは冷水にも熱水にも溶けない．これが，皮を鞣すメカニズムを示すものであり，膠に結合するものがタンの本体であると述べた．しかし，この論文中には，タンニンという言葉は見当たらない．その後，セガンの1814年の論文中に"tanin"という用語がみられるので，タンニンという言葉は19世紀初頭頃から使われるようになったと推測される[4,5]．日本では，1833年に刊行された

宇田川榕菴の『植學啟原』という著書に，単寧についての記述がある．

茶のタンニン系物質の8割以上を占めるカテキン類の発見はカテキューの研究に端を発する．医薬として使用されたカテキューの出所や化学的性質は17,18世紀にわたって，多くの議論の対象であった．1679年，ハーゲンドルニは，「カテキューもしくは日本の土についての自然哲学的・医学的論考」という論説を発表し，カテキューは鉱物性の物質であるという説を唱えた[6]．しかし，1786年頃に出版された英国の『技術と科学百科事典』では，カテキューは日本の土といわれるが，植物性の物であり土ではないと否定された．

カテキューの原料には2種類の植物があった．1つは，マメ科の *Acacia catechu*，他の1つはアカネ科の *Uncaria gambir* である．1821年，ドイツのルンゲは，アカシアのカテキューから結晶を分離したが，それは現在の（−）-エピカテキンと思われる[7]．1832年，ドイツのネース・フォン・エーゼンベックは，ガンビアから得られるカテキューの本体と思われる結晶を分離し，カテキンと命名した[8]．その後の，1924年，ドイツのフロイデンベルグはアカシアからのカテキンは，主として（−）-エピカテキンであり，ガンビアからのカテキンは，主として（+）-カテキンであることを発表した．これらのカテキン類の化学構造は，1902年英国のパーキンらによって決定された．

茶におけるカテキン類の研究は，1929年，辻村みちよが緑茶中に（−）-エピカテキンが存在することを発見したことに始まる．辻村は，続いて緑茶中に（−）-エピカテキンガレートや（−）-エピガロカテキンを発見，構造決定した[9〜11]．ほぼ同じ頃，山本亮，大島康義らも，茶葉中に（−）-エピカテキン，（−）-エピガロカテキンを発見した．また，1848年には英国のブラッドフィールドが緑茶から（−）-エピガロカテキンガレートを分離，構造決定し[12]，以上の4種のカテキンが茶葉中の主要なカテキン類であることが判明した．

その後，分析技術の進歩により，抗アレルギー作用のあるメチル化カテキン類やカテキンジガレートなどが発見された．

1.1.2 カフェイン[1]

1806年，ドイツのゼルチュルナーはアヘンからモルヒネの発見したことを薬学誌に報告した．この発見は，薬用植物の薬効の本体は化学物質であることを明

らかにした．そして，多くの化学者，薬学者が有効成分の単離を目指す時代を開き，薬理学の基礎が築かれたといわれる．

コーヒー豆からその生理作用の本体となるコーヒー素を得ようとする研究も，ちょうどその時代に相当する1800年頃から，多くの研究者によって行われた．はじめてカフェインを純物として分離したのは，ドイツのルンゲである．

ルンゲのカフェインの単離には，有名なゲーテがかかわっていた．文豪として知られるゲーテは，晩年自然科学に関心を持ったが，交流があったドイツの有名な化学者デーベライナーから，弟子のルンゲが，毒草のベラドンナの抽出液により猫の瞳孔を広げることができるという話に関心を持ち，彼を訪問して実演するよう求めた．1819年，その劇的効果を目の当たりにしたゲーテは，コーヒー豆をルンゲに与えて成分の分析をするように指示した．

ルンゲは，数ヶ月で純粋なカフェインを得ることに成功し，1820年，カフェインに相当するコーヒー塩基"Kaffebase"とコーヒー酸"Kaffesaeure" No.1, No.2を分離したことを報告した[13]．しかし，"Kaffebase"は，数年後にはカフェインという名称に変わった．1827年のフェヒナーの書では"Caffein"または"Coffein"という用語が使われている．

1827年，フランスのウドリは，スーチョン茶からテイン（Thein）を分離し，「テイン・茶中の有機塩類性塩基」と題する論文を発表した[14]．しかし，テインは，実はカフェインと同じものであることが，1838年，ヨブストとオランダのムルダーによって報告された．

カフェインの化学構造は，ノーベル賞受賞者フィッシャーの1890年頃からの研究によって決定された．日本では，鈴木梅太郎がフィッシャーのもとに留学した1900年頃茶樹でのカフェインの生合成に関し研究を行っている[15,16]．

1.1.3 アミノ酸[1]

アミノ酸の発見史で最古になるのは，1806年，ヴォクランとロビークによるアスパラガスからのアスパラギンである．

茶では，1890年の古在由直によるアスパラギンの発見が最初である．

その後酒戸彌二郎は，1941年，玉露からアルギニンを発見し，さらに，1950年にはテアニンを発見，その化学構造を提示した[17]．テアニンは茶以外の植物に

は，ほとんど存在しない新物質で，しかも茶のアミノ酸類の約半分を占める重要成分であり，この業績は大きい．なお，その後の分析技術の進歩により，現在では20種程度のアミノ酸の存在が知られている．

1.1.4 その他の成分[1]

糖類，有機酸については，ショ糖，酢のように古くから知られているものがあった．1867年，ドイツのラシュエッツらは，茶に没食子酸，シュウ酸，ケルセチンなどが含まれていることを報告している．しかし，茶の糖類そのものを対象にした研究は，1908年，マウレンブレッヒャーらが果糖，ショ糖の存在を認めた頃からである．現在では，茶中に，ショ糖，ブドウ糖，果糖の他に2種のオリゴ糖が存在することが知られている．

茶中の有機酸類を分析する研究は近年になって行われ，シュウ酸，クエン酸，リンゴ酸が主要なものであるとされている．

サポニンに関して，1786年頃に出版された英国の『技術と科学百科事典』には，石鹸に似た性質を持つ植物サポナリアの記述はあるが，サポニンの名はみられない．1798年のフランクの茶の成分の分析の中に，石鹸素と称するものがあるが，おそらくサポニンに相当するものであろう[2]．

ヴェイルによれば，サポニンは1811年にブッフホルツがはじめてサポナリアから分離したとされる．1901年，ヴェイルはいくつかの植物からサポニンの分離を試みたが，その中には茶の種子，根，枝，葉がある[18]．日本では，1931年，青山新次郎が茶種子から，1937年，町田佐一が茶葉からサポニンを分離して元素分析などを行った．さらに，1966年から1969年にかけて橋爪昭人らにより茶葉のサポニンの化学構造が明らかにされた．茶樹におけるサポニンは種子に多く含まれているが，葉では少ない．

ビタミンについて特筆すべき成果は，1924年に三浦政太郎らによって緑茶中にビタミンCが多量に含まれていることが明らかにされたことである．この事実は日本茶の輸出にも役立った．

花など芳香のあるものから香料を採ることは古くから行われたが，その方法として多く使われたのが蒸留法である．茶の香気の研究にも，この方法が多く使われてきた．1798年，フランクも成分分析の中で，蒸留法から得られたものに茶

の匂いが収納されていると報告している[2]。

茶の香気成分については，1900年，ギルドマイスターらが青葉アルコールを得たとされる．日本では，1933年から38年にかけて武居三吉ら，34年から40年かけての山本亮らの研究によって，青葉アルコールをはじめとする30余種の香気成分の存在が始めて明らかにされた．現在では高性能の分析機器の使用によって，数百種にのぼる香気成分の存在が明らかになっている．

茶の成分の総合分析については，オランダのムルダーが十数種の成分を分析し，1835年オランダの学術誌に発表したものを1838年ドイツの化学誌に転載したものがよく知られている．また，1879年，英国のブリッスが「茶業者が，もっぱら分析によって購入すると思われる時代はそう遠くないであろう」と予言したのは有名であるが，いまだに化学分析だけで茶の品質が判定できるには至っていない．

〔中川致之〕

文　献

1) 中川致之 (2009)．茶の健康成分発見の歴史，光琳．
2) Frank, J. (1798). *Berlin. Jahrbuch Pharm.,* **1798**, 154-175.
3) Lettsom, J. C. (1772). *The Natural History of Tea Tree,* 1st ed. pp 39.
4) Se'guin, A. (1797). *Ann. Chim.,* **20**, 15-77.
5) Se'guin, A. (1814). *ibid.* **92**, 5-24.
6) Hagendornii, E. (1679). Tractatus Physico-Medicus, De CATECHU, fvue TERRAJAPONICA.
7) Runge, F. F. (1821). Neueste Phytochemische Entdeckungen, Zweite Lieferung, 245-246.
8) Nees von Esenbeck, T. F. L. (1832). *Repert. fuer Pharm.,* **43**, 337-353.
9) Tsujimura, M. (1929). *Sci. Pap. Inst. Phys. Chem. Res.,* **10**, 253-261.
10) Tsujimura, M. (1931). *ibid.,* **15**, 155-159.
11) Tsujimura, M, (1934). *ibid.,* **24**, 149-154.
12) Bradfield, A. E. & Penney, M. (1948). *J. Chem. Soc.,* **33**. 2249-2254.
13) Runge, F. E. (1820). Neueste Phytochemische Entdeckungen, Erste Lieferung, 144-159.
14) Oudry, J. B. (1827). *Geigers Mag. Pharm.,* **19**, 49-50.
15) Suzuki, U. (1900-1902). *Bull. College Agric., Tokyo Imper. Univ. Japan,* **4**, 363-371.
16) Suzuki, U. (1900-1902). *ibid.,* 373-375.
17) 酒戸彌二郎 (1950)．農化，**23**, 262-267.
18) Weil, L. (1901). *Arch. Pharm.,* **239**, 363-373.

1.2 喫茶の歴史

1.2.1 茶の歴史的な広がり
a. 茶の呼称と利用法

　植物としてのチャの原産地は中国西南部，雲南省あたりとされている．中国西南部には高さ10mを超える巨大な茶樹が数多く発見され，文化財として保護されているが，おそらく多様な遺伝子を持つであろう，これらの茶樹が将来に向け有用かつ様々な情報を提供してくれるに違いない．

　チャは照葉樹林帯を形成する植物であり，その分布域に住む民族は，中国の神農（紀元前2780年頃といわれる）が自ら口にして薬草を探し，毒草に当たったときにはチャを噛んで毒消しにしたという伝説があるように，早くから茶の薬効成分を知って利用してきたと考えられる．その利用法は大きく，2つに分けられる．1つは抽出液そのものを利用すること，もう1つは茶葉を直接食べるというものである．抽出液利用法も厳密に分ければ，さらに2種類あって，純粋に飲料とする場合と，他の食物，例えば果実などを加えたり，それをベースに調理して食べるというものである．具体的には，日本の茶粥，チベットのツァンパ（バター茶で麦焦しを団子にして食べる）などがあげられる．

　また，茶葉を直接食べる場合には，生葉をそのまま噛んだり，サラダにする方法と，蒸したり炒ったりしてから漬けこみ，乳酸発酵させて具とともに塩や油であえて食べる方法がある．この食べる茶は，タイでミアン，ミャンマーでラペソーといわれるが，中国語で茶を表す茗という漢字は，本来はミアンのことをさしていたと考えられる．このように，古くは茶を意味する呼称がいくつもあり，また民族によって多様な利用法が存在したが，それらが少数派となってしまったのは，漢民族中心の茶文化が各地に伝播していくなかで，純粋飲料としての茶が広く普及していったためと考えられる．

　一方，ヨーロッパにおいて茶を表現する単語には，英語のティー，フランス語のテなど，テ系統のものと，ロシア語のチャイなど，チャ系統のものとがある．この相違は，それぞれが中国のどのあたりから茶を輸入してきたかにかかわる歴史的・経済的背景による．すなわち，一部の例外を除き，テ系統は福建省から海

路輸送され，チャ系統は広東省から陸路運ばれたことが原因である．しかもヨーロッパにおけるテとチャの分布状況は，茶が商品としてヨーロッパ世界に拡大していく17, 18世紀以降に顕著となった傾向であり，チャという植物の呼称とは別な観点からの考察が必要である．

b. 唐からアジア世界へ

中国において茶が確たる史料上に登場するのは，今からおよそ2000年前，現在の武漢のあたりで，主人が奴隷と交わした契約書に，町に茶を買いに行くこと，とあるのが最初である．その後，三国時代を経て，茶はかなりの速さで普及していったと思われるが，今日につながる茶に関する本格的研究は，唐の時代に陸羽が著した『茶経』(807年頃) という書物がほとんどの出発点となる．この本は，陸羽が驚くべき熱意をもって集め，自ら実践した茶に関する情報を産地，製茶法，飲用法など10項目に分けて記述したものである．そして，唐の宮廷や有力寺院で行われていた茶の製法，飲用法が朝鮮半島の寺院に伝わり，日本にも遣唐使や留学僧によってもたらされた．平安時代初期の僧，永忠が西暦815年，嵯峨天皇に茶を献じたという『日本後紀』の記載が日本における茶の確実な記録の初見であるが，当時の茶は陸羽の説いた茶の飲み方と同じであったと推定される．

それは，まず新芽を摘んで蒸し，臼で搗いてから円盤状に成型して乾燥させ，ついで中央に穴をあけて竹紐に通して炭火で焙る．飲むときは断片を焙ってから薬研で粉末とし，塩を加えて熱湯で煮だしてから掬い取って飲む．一種の煎じ茶である．この形態の茶を餅茶といった．中国では，宋の時代になるとこのような固形茶から，茶葉を蒸してそのまま乾燥させたものを粉末とし，茶筅で泡立てて飲むという，いわゆる点茶法へと変化する．この場合は，茶葉の粉末を直接飲んでしまうことになる．この方法もまた留学した僧たちによって日本にもたらされた．『喫茶養生記』を著したことで知られる栄西が将軍源実朝に献じた茶もこれであろう．この点茶法がのちに日本の伝統文化の代表ともされる「茶の湯」へと発展していき，民間においては振り茶の原型となったと考えられる．

なお伝承によれば，チベットの王，ソンツェンガンポに唐の文成公主が嫁いだことでチベットに茶が伝わったともいわれ，また西域との間で茶と馬とが交易されたことも，茶が広く普及していく契機になった．

このように，アジア地域において，茶そのものが唐からの最新流行の外来文化

という輝きをもって広がっていったことがわかる．

c. 成分抽出茶の発展

中国の明王朝は，これまで税として貢納されていた固形茶の製法があまりにも精緻を極め，納める民の負担が大き過ぎるということで，葉茶のまま納めるように命じた．葉茶は釜炒りで作られ，そのまま熱湯で煮だして飲む方法が一般化した．これが日本にも煎じ茶として，おそらく戦国時代に九州へと伝わり，日本各地に急速に拡大していく．

この釜炒り茶はもちろん緑茶の一種である．ヨーロッパ人が初めて味わった茶は，オランダを通じて送られた日本の緑茶であったが，やがて中国で生産される茶が大量に運ばれるようになる．その内容は初期にはウーロン茶に近いものであったらしいが，やがて紅茶へと変わった．この発酵させた茶（正確には酵素による酸化）が，いつ，どのようにして開発されたのかはわかっていないが，おそらく17世紀以前には存在しなかったか，あってもそれと区別されていなかったと考えられている．つまり，一挙に高まった輸出需要に応じるなかで，まちまちだった製法の内からヨーロッパ人の嗜好に合う茶が選択されていった結果であろう．その最大の要因は，発酵による強い香りがヨーロッパの水に合ったためと考えられる．

そしてイギリスでは紅茶の愛好者が増加し，ハンドル付きのティーカップを生み，アフタヌーンティーという文化を創り出していった．またチャという植物そのものに対する関心も高まり，特にイギリスにおいては茶の効能や植物学的な研究が進んだ．こうして紅茶は世界商品に成長したが，その産出国は限られていた．ところが，イギリスが新たに支配下としたインドにおいて19世紀初めに茶樹が発見され，大規模な紅茶園経営のエステート方式が植民地経営の重要な柱になっていく．

日本において，それまでの煎じ出す茶にかわって，今日最も一般的な茶となっている煎茶が普及し始めるのは18世紀になってからである．それは，茶葉を蒸し，焙炉の上で揉みながら乾燥させ，細い針のように仕上げたもので，十分揉みこんであるために煎じ出す必要はなく，急須に入れて湯を注ぐだけで飲むことができる．さらに低い湯温で旨味を抽出できる玉露製法が開発され，蒸しという殺青方法による日本緑茶の製茶技術は，その頂点に達した．

d. 国際商品としての茶

ペリーの来航によって鎖国を解いた日本では，茶が生糸と並ぶ重要輸出品となった．その最大の相手国アメリカにおいては日本の緑茶も砂糖，ミルク，レモンなどを加えて飲まれた．明治から大正にかけて，国内で生産される茶の8割から9割が輸出された年もある．戦前における日本茶業は，輸出産業であったといっても過言ではない．では，国民は何を飲んでいたのだろうか．それは，統計に出てこない自家製の番茶である．茶業組合の結成は，粗製の番茶を輸出茶に混入させないことが大きな目的であった．

しかし大正から昭和にかけ，日本茶にとって最大の輸出国であったアメリカでは，インド，セイロン産の紅茶，あるいは中国茶との熾烈な市場争いが展開され，第一次大戦中の粗製乱造品輸出の後遺症もあって，次第にアメリカにおける市場を失っていく．一方で，日本の大陸進出が進み，あらたに蒙古，シベリア，満州方面の市場が注目されると，現地の嗜好に合わせた磚茶やぐり茶の生産が試みられたが，敗戦とともに海外市場のすべてを失った．

e. 戦後の世界の茶事情

敗戦後，いったんは中近東や北アフリカへの輸出が伸びた時期があったが，中国に押されて海外市場から撤退した日本の茶産業は，高度成長に合わせて国内需要一本にかけ，年産10万tを超えるまでに成長した．しかし，こんにちの需要の伸び悩みのなかで，茶産業全体として，新たな市場開拓とともに茶園の更新，後継者難などいくつもの課題を抱えている．

それに対して，中国の茶栽培面積と生産量の伸びは大きく，2010年において，ここ30年間で面積は1.9倍，生産量に至っては実に4.9倍近い148万tになろうとしている．さらに新興茶産地も急速に生産量を伸ばしている．やはり2010年の統計では，世界の茶（紅茶・緑茶・ウーロン茶など）生産量420万tのなかで，この中国が断然1位で，次がインド，そして3位はスリランカを6万t以上引き離したケニアである．以下，トルコ，ベトナム，インドネシアに続いて日本は第8位の9万t余，そしてアルゼンチンがすぐ間近に迫っている．中国に発した茶は，アジア特産の飲料ではなく，いまやアフリカや南アメリカにまでその供給地を拡大するまでになっている．

ふりかえってみれば，唐の時代からすでに茶は国際的な意味を持った特別な飲

> ♠ コラム1　茶の湯の文化 ♥
>
> 　日本を代表する伝統文化である茶の湯は，15世紀の村田珠光に始まるとされる．南北朝時代に大流行した賭けごと中心の闘茶の喧噪から離れて，茶そのものを味わい，そこに静寂の美を求める心は，禅の精神と合致した．そもそも禅寺には寺内生活に茶を喫する習慣があった．そして茶室という狭い空間において，もてなしをする亭主の心と招かれた客とが美意識を共有する茶の湯が誕生したのである．それを徹底し，侘び茶を完成したのが千利休であった．利休の茶は戦国大名らに支持され，建築，陶器，書，絵画，花など，すべてに心を尽くす総合芸術となった．
>
> 　茶の湯の舞台となる茶室に入るには，にじり口と呼ぶ，60 cm 四方ほどの小さな入口をくぐらねばならない．その中は，まさに現実の世界とは次元の異なる別空間である．招かれた客は世間にかかわるすべてを取り払い，主人のもてなしを味わう．そこでの会話も，所作も，同じ空間にいる者だけが共有する．その一瞬一瞬は二度と繰り返されることはない．まさに一期一会である．これは，主客がともに演じる演劇の世界，といえよう．
> 〔中村羊一郎〕

み物であった．そしてアメリカの独立戦争，中国のアヘン戦争など，世界史的な事件の背景にもなった．茶は実にさまざまな面で世界を結んできたのである．

〔中村羊一郎〕

1.2.2　日本における茶の生産と需要の現状
a.　基本数値でたどる最近の茶業の動向

　まず日本の生産・輸出・輸入の動向を確認しておきたい（表1.1）．生産量は2000年には9万t弱であったが，2004年，05年は緑茶ドリンクの爆発的ヒットも追い風となり，10万t台を記録した．しかしその後はドリンクブームがやや下火になったこともあって漸減し，2011年の数値は8万2,100tである．

　一方，輸出は2000年には684tにすぎなかったが，順調な増加を示し，2005年には1,000tを超え，2009年には約2,000t，2011年には2,300tを超えた．主たる輸出先はアメリカであるが，最近は香港・台湾・シンガポールといったアジアの市場も有望視されている．輸出拡大の原因として考えられるのは，海外における健康志向の高まりや日本食ブームである．とりわけ富裕層には，玉露や上級煎茶など高価格品の売れ行きが好調である．なお EU 諸国に関しては厳しい残留

表1.1 2000年以降の緑茶の生産・輸出・輸入量

年	国内生産量(t)	輸出量(t)	輸入量(t)
2000	89,300	684	14,328
2001	89,800	599	17,739
2002	84,200	762	11,790
2003	91,900	760	10,242
2004	100,700	872	16,995
2005	100,000	1,096	15,187
2006	91,800	1,576	11,254
2007	94,100	1,625	9,591
2008	95,500	1,701	7,326
2009	86,000	1,958	5,865
2010	85,000	2,232	5,906
2011	82,100	2,387	5,393

(日本茶業中央会『茶関係資料』)

表1.2 茶の需給バランス(2008年)

供給サイド	前年繰越 3万4,475 t	国内生産 9万5,500 t	輸入 7,326 t	計 13万7,301 t
需要サイド	国内消費 10万3,600 t	輸出 1,701 t	翌年繰越 3万2,000 t	計 13万7,301 t

農薬基準が適用されており,輸出は伸び悩んでいる.

輸入はドリンク原料としての需要の高まりとともに,1990年代後半から急速に増え始め,2000年代半ば頃まで1万tを超えていた.輸入相手国の中心は中国である.しかし2006年10月,緑茶飲料の原産地表示が義務化されて以降国産志向が高まり,2011年には5,393 tまで減少している.2008年初頭の毒入りギョーザ事件で中国産食品の安全性が脅かされたことも,輸入の減少に拍車をかけている.

ところで日本茶業中央会編『平成21年版 茶関係資料』に2008年の茶の需給バランスが示されている.その数値は表1.2のとおりである.

このデータからも窺えるように,緑茶市場は大幅な供給過剰状態にあり,継続的な茶価低落を引き起こしている.日本茶業の重要な課題の1つは,この3万tを超える在庫(売れ残り)をいかに解消するかである.

b. 進むリーフ緑茶離れ

2000年から2011年にかけてのリーフ緑茶の消費動向で注目されるのは,ここ

表 1.3 2000 年以降の各種飲料の消費動向

年	各種飲料への支出割合（％）									飲料計	緑茶1人当たり消費量（g）	緑茶100g当たり購入価格(円)
	緑茶	紅茶	他の茶葉	茶飲料	コーヒー・ココア	ジュース	炭酸飲料	乳酸菌飲料	その他			
2000	14.8	2.1	4.0	7.9	18.8	23.6	5.7	7.3	15.9	100.0	366.5	562.2
2001	14.0	2.0	3.5	9.7	18.3	23.5	5.6	7.3	16.1	100.0	356.1	547.5
2002	13.1	2.1	3.7	9.8	18.6	22.2	5.4	7.4	17.7	100.0	349.1	531.9
2003	13.5	1.9	3.4	10.2	18.9	20.2	5.3	7.1	19.4	100.0	355.9	535.6
2004	11.8	1.8	3.3	11.4	18.0	20.2	5.2	6.5	21.7	100.0	336.1	516.4
2005	11.8	1.8	3.5	11.1	17.9	19.6	5.6	6.9	21.9	100.0	360.9	490.8
2006	11.7	1.7	3.2	11.3	18.7	19.8	5.0	6.5	22.1	100.0	346.5	500.8
2007	11.1	1.7	2.8	12.2	18.4	19.5	5.7	7.3	21.4	100.0	330.6	509.6
2008	10.9	1.7	3.1	12.3	19.1	19.1	6.3	7.2	20.4	100.0	313.7	512.3
2009	10.3	1.8	2.9	12.3	19.8	18.0	7.0	7.0	20.9	100.0	301.3	510.1
2010	9.4	1.7	2.9	12.5	19.3	18.1	7.8	7.2	21.2	100.0	306.8	466.7
2011	9.4	1.7	2.8	11.8	19.2	17.4	8.2	7.0	22.6	100.0	315.6	469.9

（総務省統計局『家計調査』）

10 年間に顕著なリーフ緑茶離れが進んでいることである（表 1.3）．支出割合では 2000 年・14.8％ から 2011 年・9.4％ へと，5％ 以上低下し，1 人当たり年間消費量は，2005 年頃までは 360 g 前後で持ちこたえていたが，最近 5 年の落ち込みは際立っている．ちなみに 1965 年の数値は 501 g であり，約 45 年間のうちに，6 割水準に減少した計算になる．100 g 当たりの購入価格は変動を繰り返しながら，同期間内にほぼ 100 円低下し，低価格志向が著しく進行した．

このような深刻なリーフ緑茶離れが起こった理由がいくつかあげられる．第 1 は，食生活の洋風化が進んだことである．戦後約 65 年が経過する中で経済が成熟し，食料消費構造も激変した．すなわち，米の消費が大きく減少し，肉・卵・乳製品などのウエイトが高まっていった．茶を和食密着型飲料と位置づけると，このような洋風メニューの増加は逆風である．とりわけ若者を中心に朝食時は，洋食（パン食）を選択する傾向が強く，コーヒーの飲用率が高い．したがってご飯食を促進しないかぎり，緑茶の支持を高めることは困難と思われる．

次に生活のすべてのシーンにおいて「手軽に済ませたい」という簡便化ニーズが高まっていることも看過できない．リーフ緑茶の問題点としてしばしば指摘されるのは，淹れ方が難しく，多人数に出す場合同質にならないこと，茶ガラを捨

てたり急須を洗うのが面倒ということである．これらは簡便化ニーズに反するため，リーフ緑茶離れの一因となっている．

さらにリーフ緑茶を淹れるには，急須とお湯が必要であり，室内でしか飲めないのも弱点になっている．特に有職者や学生の在宅時間は短いため，持ち運びに便利なペットボトルに需要を奪われていると考えられる．

多様な競合飲料の存在も，リーフ緑茶の消費に少なからず影響を与えている．2011年の各種飲料への支出割合をみると，コーヒー・ココア19.2％，ジュース17.4％と緑茶を10％ほど上回っている（表1.3）．ただし，2000年以降の推移に注目すると，コーヒー・ココアに大きな変化はなく，ジュースに関しては減少傾向である．したがって，これらの飲料が直接リーフ緑茶の消費を押しのけたとは考えられない．

茶飲料同士の競合も熾烈である．（緑茶とはかぎらないが）ペットボトル系の茶飲料の消費は増加が認められるものの，2005年以降は頭打ちといってよい．それでも，2007年にリーフ緑茶との地位が逆転し，現在までその傾向は続いている．

加えて，ミネラルウォーターやスポーツドリンクに代表される「その他飲料」は，大手飲料メーカーの広告力を背景に，話題性やファッション性で攻勢をかけ，著しく地位を向上させている．しかし個々の商品の寿命は短く，効果の持続性は疑問である．

最後に茶のフードシステム，すなわち生産-流通-消費のルートを示すと，概ね下記のようになるだろう．

　　　栽培・生葉生産→生葉調達・荒茶加工→茶市場，斡旋・仲介等→
　　　仕上茶製造→仕上茶流通→専門店，量販店等で販売→消費者

茶業活性化のためには，フードシステムの構成員が，各段階の現状と問題点をきちんと把握し，緊密な協力体制をとって，解決策を打ち出すことであろう．さらに業界は，年齢，地域，季節，価値観，飲用シーンなどを綿密に分析し，消費者のニーズに応じた銘柄や飲み方を提案することも肝要である．　〔**寺本益英**〕

2 チャの栽培と生理

❖ 2.1 チャの起源と育種 ❖

2.1.1 チャの起源

現在，チャはアジアを中心にアフリカ，南アメリカ，オセアニア，黒海周辺諸国など40ヶ国以上に広く栽培され，コーヒー，ココアと並び三大非アルコール性嗜好飲料として世界中で愛飲されている．また，最近では，茶葉の持つ機能性が科学的に明らかにされるにつれ関心が高まり，世界の需要は伸び続けている．

茶の種類には，大きく生葉を発酵（茶葉内における酸化酵素反応）させて作る「紅茶」と不発酵の「緑茶」，さらには両者の間の半発酵茶「ウーロン茶」に分類され，それらが各地域や民族により様々にアレンジ，加工され，食用，薬用，飲用など多種多様に利用されている．

a. チャの分類

チャは，ラテン語の属名と種名で表す二命名法を提案したスウェーデンの博物学者リンネ（1753）により，はじめて *Thea sinensis* L.と命名された．その後，自ら *Camellia* 属に改めて以来，これまで数多くの学者により *Thea* 属にするか，*Camellia* 属にするかで様々な議論が行われ混乱してきた[1]．ロバート・シーリー[2]は *Camellia* 属には約90種があり，チャは *C. taliensis*, *C. irrawadiensis* などの近縁種5種を含めた *Thea* 節のなかの *Camellia sinensis* (L.) O. Kuntze とし，中国種を var. *sinensis*, アッサム種を var. *assamica* の2つの変種に分類して以来，この分類法が広く用いられている．ちなみに，中国の張[3]は，*Camellia* 属を4つの亜属，19の節に分け，チャはシーリーと同様に *C. taliensis*, *C. irrawadiensis* など17種からなる *Thea* 節の中に分類している．

2.1 チャの起源と育種

　Thea 節内においては，種間交雑が可能である．チャの分類法としては古くから様々な提案がなされ，今なお統一された分類基準は提示されていない．最近中国の各地で広範に行われている調査でも，多種多様なチャの分布が認められていることから，それぞれの分布地域，遺伝学的研究，化学成分などの新しい知見をもとに，早急にチャとその周辺植物の分類基準を統一的に検討する必要がある．

　チャの植物学的な特徴としては，葉が光沢のある常緑で，花は明瞭な花柄を持ち，がくは脱落しないで残り，雄ずいの基部は離散することや，化学成分的にもカフェイン，カテキン類，アミノ酸の一種であるテアニンなど，他の植物とは異なる特有の成分を持っている（表 2.1）．

　また，農学的な分類としても使用される中国種とアッサム種の特徴は表 2.2 のとおりである．中国種は，矮性の灌木で，葉は小さく，葉先は丸く，耐寒性が強く，中国や日本を中心に栽培され，主に緑茶製造に用いられる．一方，アッサム種は，樹高が 10 m 以上にもなる喬木で，葉は大きく，葉先は尖り，耐寒性が弱く，主に紅茶製造に適し，インドやアフリカを中心に広く栽培される．化学成分的にも両者は異なり，概して中国種はカテキン類，カフェインが少なく，香気物質で

表 2.1 チャとその近縁種との成分の違い[4]

	試料	カフェイン	テオブロミン	テアニン	カテキン類				
					EC	C	EGC	ECg	EGCg
チャ節	チャ (var. *sinensis*)	‖	＋	‖	‖	＋	‖	‖	‖
	チャ (var. *assamica*)	‖		‖	‖	＋	‖	‖	‖
	タリエンシス	‖	＋	＋	‖	＋	‖	‖	‖
	イラワジエンシス	±	‖	＋	‖	＋	＋	‖	＋
ツバキ節	ヤブツバキ	－	－	－	‖	＋			
	ユキツバキ	－	－	－	‖	‖			
サザンカ節	サザンカ	－	－	－*	＋				
	オレイフェラ	－	－	－	＋				
	キッシー	±	－	－	＋	－			
帰属不明	ワビスケ	－	－	－	＋〜‖	＋〜‖		±	－
	ハルサザンカ	－	－	－	＋〜‖	＋			
	カンツバキ	－	－	－	＋	＋			

※　EC：(−)-エピカテキン，C：(+)-カテキン，EGC：(−)-エピガロカテキン，ECg：(−)-エピカテキンガレート，EGCg：(−)-エピガロカテキンガレート
※　－：0.01 % 以下，＋：0.01〜0.3 %，‖：0.3〜0.1 %，‖：1.0 % 以上
*　若干有とする報告もあり．

表2.2 中国種とアッサム種の特性の違い[5]

形質	中国種	アッサム種
茶樹の性状	灌木,樹高3m以下	喬木,樹高10m以上にもなる
葉の大きさ	一般に小さく,9cm×3cm以上は稀	一般に大きく,12cm×4cmよりも大きい
葉先	丸くて尖らない	細長く尖る
葉面	濃い緑色でなめらか	淡緑色で,ぼこぼこふくれる
耐寒性	強い	弱い
開花	花数多く,早熟	花数少なく,晩熟
用途	緑茶向き	紅茶向き

あるゲラニオールが多い傾向にある．一方，アッサム種はカテキン類，カフェインが多く，香気物質はリナノールが多い傾向にある．

b. チャの原産地

チャが2000年以上前から中国で利用され始めていたことは広く知られているが，植物学上の起源についての知見は少ない．

チャは植物分類学的に葉の小さい中国種(var. *sinensis*)と葉の大きいアッサム種(var. *assamica*)に大別されている．特に，アッサム種については，ブルース兄弟により1820年代にインドのアッサム地方において中国種に比較し形質が著しく異なり，葉が大きく，樹高も高い茶樹が発見され，アッサム種と呼ばれるようになった．インドのアッサムやその周辺地域でも野生・半野生のアッサム種の発見が相次いだ結果，1919年にスチュアートはアッサム種は中国種とは原産地が異なると報告し，二元説を提唱した．その後，欧米ではアッサム種の原産地はインド東北部であり，中国種は中国西南部を起源とする二元説が支持されるようになった．

しかしながら，最近では中国種とアッサム種はその形態的変異が大きいにもかかわらず生殖的隔離がほとんどないこと[6]，日本の山間地に自生するヤマチャをはじめ，台湾からタイ，ミャンマー，インドなどに分布する茶樹の形態的調査に基づくクラスター分析において，中国種とアッサム種の中に非常に高い類似性を持つものがあること[7]，同一地域に中国種とアッサム種が混在していることなどから，中国の四川および雲南地方をチャの起源とする，いわゆる一元説が多くの研究者から支持されている．

最近では，中国において大茶樹が次々と発見されるとともに，チャの起源に関

する論文も数多く発表されている．この大茶樹は，*Thea*節に属する植物ではあるものの，必ずしも *C. sinensis* ばかりではなく *C. taliensis* も多いのが現状のようである．

　茶の原産地について，陳椽・陳雲古（1979）[8]は野生大茶樹が多く分布する貴州，雲南，広西地域における気象・土壌条件などから古生物学，地史学的にみて，チャは第三紀に発生した植物で雲南省の西双版納地域が原産地としている．また，呉覚農[9]は，中国西南地域は氷河期の影響を受けていないために熱帯，亜熱帯植物系の大温床地となっており，多くの古い時代の植物も保持され，チャの原産地も雲貴高原および四川省南部，広西省北部，湖南省付近と推定している．さらに，虞富蓮[10]は，雲南地域の種の多様性や地理的変異，樹型，葉，花，果実などの詳細な調査を行い，同時に雲南東南部の地質の歴史，原始型茶樹の集中的な分布などから北緯22度40分〜24度10分，東経103度10分〜105度20分の地域が茶樹起源の中心地であるとしている．その後には，王平盛・虞富蓮[11]が，野生茶樹の分布とその特性を明らかにし，遺伝資源としての多様性とその利用価値についても言及し，現在はチャの原産地は中国西南地域とする研究者が多い．

〔中村順行〕

文　献

1) 大石貞男（1983）．日本茶業発達史，pp. 377-402，農文協．
2) Sealy, R. (1958). The Royal Horticultural Society. 1-239.
3) 張宏達（1981）．中山大学学報，**1**, 1-180.
4) 村松敬一郎編（1991）．茶の科学，pp. 2-4，朝倉書店．
5) 静岡県茶業会議所編（1988）．新茶業全書，pp. 87-93，(社)静岡県茶業会議所．
6) 鳥屋尾忠之他（1996）．茶の文化と効能国際シンポジウム論文集，茶の文化と効能国際シンポジウム組織委員会，12-13.
7) 橋本　実他（1978）．熱帯農業，**21**(2). 93-101.
8) 陳檬他（1979）．中国農業科学，**1**(1), 91-96.
9) 呉覚農他（1979）．西農茶葉教研組，1-5.
10) 虞富蓮（1986）．茶葉科学，**6**(1), 1-5.
11) 王平盛他（2002）．茶葉科学，**22**(2), 105-108.

2.1.2　チャの育種

a.　チャ育種の歴史

品種とは「均等性と永続性を示すひとかたまりの個体群」[1]であり，優良な品

種の選定が作物栽培の基本とされる．品種の持つ均等性により，同一圃場において均一で高品質な収穫物を高収量得ることができ，栽培管理も容易となる．永続性とは，増殖を繰り返してもその特性を保持し続けることであり，毎年同じ品種を栽培すれば同等の品質・収量の収穫物が得られる．品種は，増殖方法により種子繁殖性のものと栄養繁殖性のものに分類されるが，チャの品種は基本的に挿し木により増殖する栄養繁殖性である．栄養繁殖では増殖の過程で遺伝的特性が変化しないため，種子繁殖性作物のように自殖による固定を行わなくとも均等性と永続性を保持し続けることができる．

かつての茶園は種子を播いて作られたもの（在来茶園）で，各個体は不均一であり，摘採時期も収量も品質もばらばらであった．そういった中，明治時代，一部の篤農家は，在来茶樹のうち優秀なものを品種として増殖し利用することに目をつけた．静岡の杉山彦三郎は，自園の藪の北側から発見した優良個体を「やぶきた」と命名した．この頃，倉持三右衛門や小杉庄蔵らも在来茶園からの選抜に着手しており，これが，日本のチャ育種の始まりである．

国の事業としての育種は，1896年，東京西ヶ原に農商務省製茶試験所を設置したことに始まる．当時，茶は生糸と並んで日本の重要な輸出産品であり，海外の茶との国際競争に勝つため品質の向上が求められた．そこで，中国，インド，スリランカなど主要な茶産国に製茶技術や市場の調査のため政府の職員などが派遣され，現地で取得したチャの種子が多く日本にもたらされた．中でも多田元吉がインドから持ち帰った種子は多田系インド種あるいは多田系インド雑種と呼ばれ，その後，多くの品種の育成に利用された．当初は国内外からの導入材料およびそれらの自然交雑実生から選抜する分離育種が中心だったが，紅茶用優良品種育成を目指してアッサム変種と中国変種の交配も取り入れられ，後の交雑育種の基礎となった．

戦後しばらくはチャの育種は緑茶用と紅茶用の両方が行われてきたが，1971年に紅茶輸入が自由化され国内の紅茶産業が衰退すると，紅茶用品種の育成も実質的にストップし緑茶用品種の育成だけとなった．

チャ育種は明治時代に始まったものの，茶園の品種化は1960年代後半まであまり進んでいなかった．しかし，1970年代に入ると品種化が急速に進み，同時に「やぶきた」のシェアも上昇し，現在では全茶園面積の95％が優良品種茶園

となっており，約75％が「やぶきた」で占められている．

現在は農研機構野菜茶業研究所（枕崎，金谷），埼玉県，宮崎県，静岡県，京都府，鹿児島県がチャ育種を行っている．この中で，野菜茶業研究所，埼玉県，宮崎県は機関連携協定を結び，全国対応の品種育成を担っている．静岡県，京都府，鹿児島県は各府県で普及するための品種育成を行っている．

b. 育種の流れ

チャ育種の流れの一例を図2.1に示す．育種は育種目標の設定から始まる．育種目標は，現在の茶業における問題点の改善や，新たな展開を考慮して設定されるが，主要なものとしては，製茶品質，収量性，早晩性，病害虫抵抗性，不良環境耐性であるが，近年，機能性成分を高含有する品種の育成も盛んになってきている．

目標が設定されれば，それを達成するため，目的の形質を備えた育種素材をそろえることが必要である．様々な育種目標を達成するためには，できるだけ変異の幅の広い遺伝資源を保有していることが重要である．日本のチャ遺伝資源の収集，保存は明治時代より行われており，国内では在来茶園や，「ヤマチャ」と呼ばれる自生の茶樹から収集が行われた．海外からは，チャの原産地である中国はもちろん，インド，スリランカ，ベトナムなど主要な茶産地から数多くの遺伝資源を収集してきた．野菜茶業研究所は14ヶ国に由来する7,000点以上の遺伝資

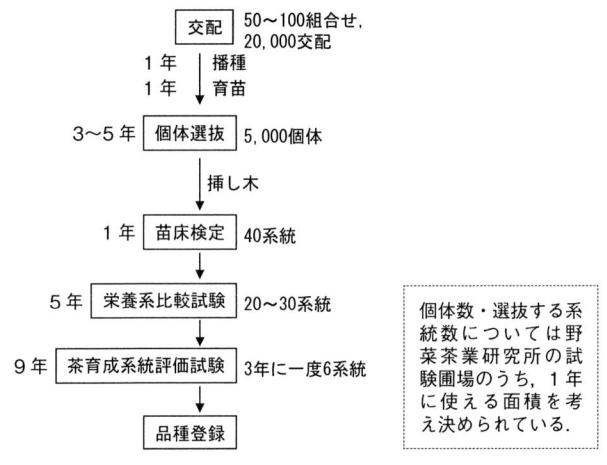

図2.1 チャ育種の流れ（野菜茶業研究所の例）

源を保有しており保存数やその多様性の大きさは世界最大規模である．

　豊富な育種素材から目的の形質を備えた材料がみつかれば，その品種もしくは系統の特性を調査し，改良すべき形質を洗い出す．欠点を改良するための材料も遺伝資源の中から選び出して人工交配を行い，後代を得る．チャは自家不和合性で，通常自家受粉はしないが，確実に目的の花粉を受粉させるために，母樹の開花直前の蕾の花弁と雄しべを除去した後に目的の花粉を受粉させる．チャの開花期は9月から12月頃であり，この時期に交配を行い，次の年の9月頃に種子が得られる．種子は，発芽を促すために低温で1ヶ月以上保管した後に播種する．発芽した実生は，1年から1年半程度育苗された後圃場に定植され個体選抜に供試される．3～5年程度生育した個体は，生育，病害虫の被害程度，新芽形質などが育種目標に適っているかどうかで選抜される．選ばれた個体の新芽を用いて製茶が行われ，製茶サンプルの官能審査，成分分析による品質検定を経て優良な個体がさらに選抜される．個体選抜で優良と判断された個体は挿し木により増殖され，苗床検定で評価された上で栄養系（系統）となり，栄養系比較試験に供試される．ここでは個体選抜で調査できない収量性や，より詳細な製茶品質の検定が行われる．栄養系比較試験においても優秀な成績を収めた系統は，育成地以外での気候，土壌，栽培・加工方法に適しているかを調査するため，他の地域の試験研究機関に苗を配布し，茶育成系統評価試験に供試される．この試験の成績も優良であれば，新品種として登録される．品種は特許と同様にその権利が保護される対象である．日本では種苗法に基づいて品種登録の制度が定められており，現在，チャなど永年性作物は品種登録されると30年間は育成者権が守られ，業としての種苗の増殖は育成者の許諾を受けた者のみに許される．

　特に優良な品質で広く普及が見込まれる品種は，農林水産省による農林認定制度（平成18年以前は命名登録制度）により，茶農林○号と番号が付けられる．平成24年10月までにチャでは茶農林57号までが登録されている（表2.3）．

c. 新品種に期待される役割

　現在，全国の茶栽培面積の大半を「やぶきた」が占めているが，このことが様々な問題を引き起こしている．例えば，摘採期が短期間に集中し，製茶工場の能力を超えるため適切な時期に収穫ができないこと，消費者の嗜好が多様化しているにもかかわらず品質が画一化しておりニーズに応えられていないこと，「やぶき

2.1 チャの起源と育種

表2.3 主要なチャ品種

品種名	農林番号	茶種	育成機関	登録年	来歴	特徴
やぶきた	6号	煎茶	静岡茶試	1953[*1]	静岡在来	中生, 樹勢中, 栽培適応地域は広いが病害虫には弱い, 品質良好で新鮮香あり
ゆたかみどり	—	煎茶	茶試	—	あさつゆ自然交雑	早生, 樹勢強, 病害に強く栽培容易, 渋みが強く被覆栽培と深蒸しが好ましい
かなやみどり	30号	煎茶	茶試	1970[*1]	S6×やぶきた	やや晩生, 樹勢強, 耐病性, 外観は濃緑, 独特の香気
さやまかおり	31号	煎茶	埼玉茶研	1971[*1]	やぶきた実生選抜	早生, 樹勢強で多収, クワシロカイガラムシ・輪斑病抵抗性は強だが炭疽病には感受性
おくみどり	32号	煎茶	茶試	1974[*1]	やぶきた×静在16	晩生, 樹勢強, 輪斑病抵抗性だが炭疽病には感受性, 品質良好だが白茎目立ちやすい
さえみどり	40号	煎茶	野菜茶試	1991	やぶきた×あさつゆ	早生, 樹勢中, 水色鮮やか, 旨味強い, 香気甘い, 玉露にも適する, 晩霜害対策は必要
ふうしゅん	41号	煎茶	野菜茶試	1993	Z1×かなやみどり	晩生, 樹勢極強で多収, 色沢黒みを帯びやすく渋みが強いが素直な香味
みなみさやか	42号	煎茶	野菜茶試	1994	宮A6×茶本F_1NN27	晩生, 樹勢強, クワシロカイガラムシ・炭疽病・輪斑病抵抗性は強, 特徴的な香気
ほくめい	43号	煎茶	埼玉茶試	1995	さやまみどり×埼5507	やや晩生, 樹勢強, 耐寒性が強く冷涼地向き, 葉肉が厚いため摘み遅れに注意必要
あさのか	—	煎茶	鹿児島茶試	1996	やぶきた×鹿Cp1	やや早生, 樹勢強, 外観は細よれ, 色沢鮮緑, 爽快な香気
りょうふう	45号	煎茶	野菜茶試	2001	ほうりょく×やぶきた	やや晩生, 樹勢やや強, 色沢鮮緑, さっぱりした香気, 旨味強いが渋みも強い
むさしかおり	46号	煎茶	埼玉茶試	2001	やぶきた×埼27F1-73	やや晩生, 樹勢中, 耐寒性強, 色沢濃緑, 台湾品種の血を引き特有の香気
さきみどり	47号	煎茶	宮崎茶支	2001	茶本F_1NN27×ME52	やや早生, 樹勢強, 多収, クロロフィル含量多く色沢は鮮緑, さわやかな香気
はるみどり	48号	煎茶	野菜茶試	2003	かなやみどり×やぶきた	晩生, 初期生育緩慢だが成園での樹勢は中, 旨味が強く品質良好, 摘採適期長い
つゆひかり	—	煎茶	静岡茶試	2003	あさつゆ×静7132	やや早生, 樹勢強, 炭疽病抵抗性は強, 色沢は鮮緑, 水色は明るさあり, 桜葉様の香気
そうふう	49号	煎茶	野菜茶研	2005	やぶきた×静印雑131	早生, 樹勢中, 香気成分アントラニル酸メチルを含み東洋蘭系の香気, 半発酵茶も良好
さいのみどり	50号	煎茶	埼玉茶研	2006	さやまかおり自然交雑	やや晩生, 樹勢中, 耐寒性強, 炭疽病・クワシロカイガラムシ抵抗性は強, 輪斑病抵抗性は強, 細よれし形状よい
はるもえぎ	51号	煎茶	宮崎茶支	2006	茶本F_1NN27×ME52	中生, 樹勢やや弱, 色沢は鮮緑で優良, 香気温和, 滋味はまろやか
みやまかおり	52号	煎茶	宮崎茶支	2006	京研283×埼玉1号	極晩生, 樹勢強で多収, 耐寒性強, 色沢よいが, 茎が目立つ, 独特の香気
ゆめわかば	53号	煎茶	埼玉茶研	2008	やぶきた×埼玉9号	中生, 耐寒性強, 形状・色沢優れる, 萎凋するとモクセイ様の香気
ゆめかおり	54号	煎茶	宮崎茶支	2009	さやまかおり×宮崎8号	早生, 樹勢強, クワシロカイガラムシ・輪斑病抵抗性は強, 形状よくバランスのとれた内質, 萎凋しても良好
はるのなごり	56号	煎茶	宮崎茶支	2008[*2]	埼玉1号×宮崎8号	晩生, 樹勢強, 炭疽病抵抗性・輪斑病抵抗性は強, 色沢濃緑でくせのない内質
しゅんたろう	—	煎茶	野菜茶研	2011	埼玉9号×枕F1-33422	極早生, 樹勢中, 炭疽病抵抗性はやや強, 輪斑病抵抗性は強, 被覆による色沢強化が望ましい, 香気はさわやか

表 2.3 つづき

品種名	農林番号	茶種	育成機関	登録年	来歴	特徴
さえあかり	55号	煎茶	野菜茶研	2011	Z1×さえみどり	やや早生，樹勢強，炭疽病抵抗性はやや強，輪斑病抵抗性は強，さえみどりに似て品質良好，夏茶も品質良好
なごみゆたか	57号	煎茶	宮崎茶支	2011[*2]	埼玉16号×福8	中生，樹勢中，煎茶・釜炒り茶で品質良好，桃様の香気をもち萎凋によりさらに引き立つ
ゆめするが	—	煎茶	静岡茶試	2010[*2]	おくひかり×やぶきた	晩生，樹勢強で多収，輪斑病抵抗性はやや強，炭疽には感受性，外観は鮮緑，まろやかな香味
なんめい	—	煎茶	野菜茶研	2012	さやまかおり×枕崎13号	早生，クワシロカイガラムシ・輪斑病抵抗性は強，炭疽病抵抗性は中，外観は鮮緑で，内質は旨味と渋味のバランスが良い
あさひ	—	てん茶	民間	—	京都在来	早生，樹勢中，てん茶として品質特に良好，鮮緑で冴えがあり，優れた香気とまろやかな滋味
さみどり	—	てん茶，玉露，煎茶	民間	—	京都在来	中生，初期生育緩慢だが成園では樹勢強，てん茶だけでなく玉露，煎茶としても適性高い
展茗（てんみょう）	—	てん茶	京都茶研	2006	さみどり自然交雑	中生，樹勢中，炭疽病には感受性，輪斑病抵抗性は中，被覆すると色沢良好で覆い香が出やすい
鳳春（ほうしゅん）	—	玉露	京都茶研	2006	さみどり自然交雑	早生，樹勢中，炭疽病抵抗性はやや強，輪斑病抵抗性は強，外観細よれ，内質はまろやかな香味
べにひかり	28号	紅茶	茶試(枕崎)	1969[*1]	べにかおり×鹿Cn1	極晩生，樹勢強，発酵性よく紅茶品質良好，水色は鮮紅色，渋みと旨味バランスよい
べにふうき	44号	紅茶，半発酵茶	野菜茶試	1995	べにほまれ×枕Cd86	中生，樹勢中，紅茶，半発酵茶として品質良好，アレルギー症状を抑制するメチル化カテキン含量多い
サンルージュ	—	食品素材	野菜茶研	2011	茶中間母本農6号自然交雑	中生，樹勢中，炭疽病抵抗性はやや強，輪斑病抵抗性は強，新芽はアントシアニンを多く含み赤い

[*1]：命名登録のみで，品種登録はされていない
[*2]：品種登録出願公開年

た」が病害虫に弱く，農薬使用量の削減が困難になっていることなどがあげられる．近年，各育成場所から，病害虫抵抗性や，香気特性，機能性成分などに優れた特性を備えた品種が次々に育成されている（表2.3，口絵1参照）．各育成機関がこれらの品種の普及も積極的に進めており，将来，様々な新品種から作られた多様性のある日本茶が市場に提供されることが期待される．

d. 最新の育種技術

目的の品種を効率よく育成するためには，多くの選抜材料の中から育種目標に基づいて適切な選抜を行う必要がある．そのためには精度が高く，かつ大量の材料を処理できる形質評価法が必要である．近年，チャ育種の中で病害虫抵抗性は

重要度が高く，いくつかの病害虫については形質評価法が確立されている．例えば輪斑病は，付傷接種法により人為的に発病させ病斑の拡大を観察する方法が確立されており，多くの品種の評価がなされた．その結果から，日本の複数の緑茶品種が，強度抵抗性遺伝子 Pl_1 もしくは中度抵抗性遺伝子 Pl_2 を持っていることが明らかになっている[2]．

炭疽病についても付傷接種による拡大抵抗性検定法が確立されており，数多くの品種・遺伝資源の抵抗性が明らかにされ[3]，抵抗性品種の育成が進められている．

虫害抵抗性では，クワシロカイガラムシ抵抗性について最も研究が進んでいる．古野らにより品種間差異が明らかにされ[4]，抵抗性の評価方法として人為的に検定苗に放飼した雌成虫の蔵卵数[5]や未産卵雌成虫の生体重を指標とする方法[6]が提案された．田中ら[6,7]は，緑茶品種「さやまかおり」と，育成系統の「金谷13号」のクワシロカイガラムシ抵抗性が同一の優性1遺伝子に由来することを明らかにし，この抵抗性遺伝子を $MSR1$ と名付けた．さらに $MSR1$ を選抜するためのDNAマーカーを開発した（図2.2）．チャにおいて重要形質のDNAマーカーが開発されたのは，これが初めてである．すでに複数の育種現場で実用化されており，野菜茶業研究所は，このマーカーを利用して新品種「なんめい」を育成した（表2.3）．

チャは，木本作物であり，材料を定植してから形質評価を行えるようになるまでに4～5年を要することが多いが，DNAマーカーを用いれば播種後半年程度の幼苗で検定が可能になり育種が飛躍的に効率化する．Taniguchi らは，多型

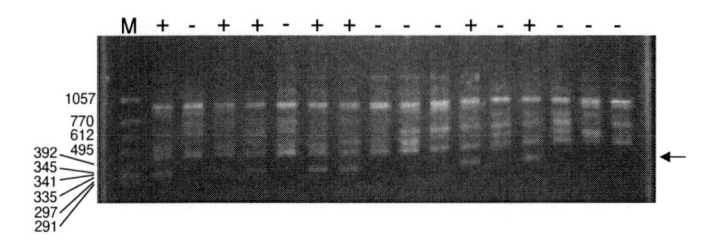

図2.2 クワシロカイガラムシ抵抗性遺伝子 $MSR1$ のDNAマーカー選抜
←：抵抗性遺伝子 $MSR1$ と連鎖したバンド
M：分子量マーカー，＋：抵抗性と判断した個体，−：感受性と判断した個体

性の高い SSR マーカーを大量に開発し，チャの基準連鎖地図を作成しており[8,9]，これらの情報を活用して新たな DNA マーカーが開発されることが期待される．

これまでの DNA マーカー選抜育種は，作用力の大きい少数の遺伝子を選抜することにのみ利用されてきたが，育種で対象となる形質の多くは量的形質であり，

♠ コラム 2　杉山彦三郎 ♥
すぎやまひこさぶろう

　杉山彦三郎は，1858 年に静岡県安倍郡有度村中吉田（現，静岡市駿河区中吉田）に生まれ，百余に及ぶ品種系統を育成し，茶業界のバーバンクと呼ばれた人物である．

　杉山翁の業績は，全国の茶園面積の約 75％（2008 年）を占める「やぶきた」を育成したことである．しかし，その生涯を通して「製茶の始まりは品種改良にある」と唱え，茶樹には早・中・晩生の区別があり，各品種とも摘採適期は 2 日間しかなく，早・中・晩生種を組み合わせて栽培する必要があること．また，育成された品種の増殖は，種子繁殖によると形質が雑駁となるため，栄養繁殖がよいこと，さらに圧条や挿し木などの無性繁殖技術の開発など茶生産に与えた業績ははかりしれない．

　「やぶきた」の育成・普及は，煎茶の品質向上に大きく貢献したばかりでなく，「やぶきた」に適した栽培技術や加工技術も開発され，それが現在の日本における茶生産の標準となっている．また，「やぶきた」の普及に欠かせない挿し木繁殖技術は，かつての種子繁殖から栄養繁殖への切り替えを促進し，茶の新芽生育などの形質の均一化，収量性の増大化，品質の向上などにも大きく貢献した．新芽の生育が揃うことで可能となる摘採機など各種の機械開発も行われ，世界に類をみない機械化栽培管理による美しい茶園も栄養繁殖による品種栽培ならではの風景である．

〔中村順行〕

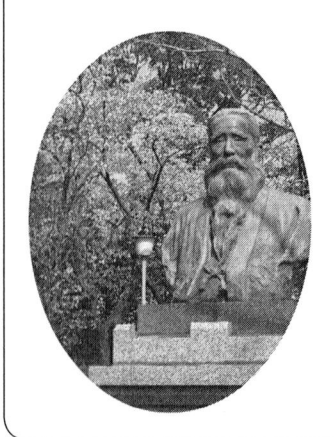

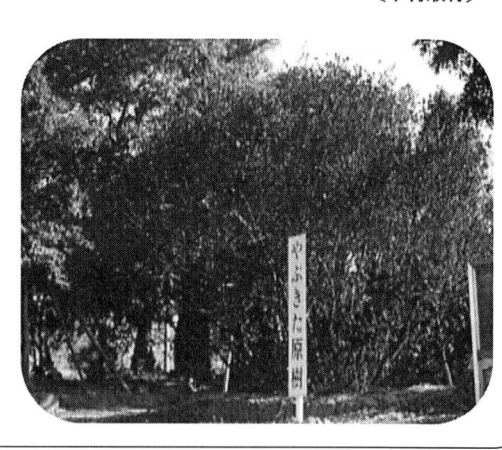

作用力が小さい複数の量的形質遺伝子座（QTL）に制御されている．そのような量的形質については既存の技術では限界があった．ところが，トウモロコシなど主要作物では，圃場観察などによる通常の形質評価を行わず，ゲノム全体の遺伝子型からその個体が持つ形質値を予測して選抜を行うゲノミックセレクションという育種が開発され実用化が進められている．この方法では，個々のQTLを同定する必要がなく，ゲノム全体のマーカー座の遺伝子型から各個体が持つ能力を推定することができる．次世代シーケンサーの開発などにより，DNA分析技術の進歩は著しく，コストの低下にともない，多くの作物育種でゲノミックセレクションの利用が検討され始めている．

　チャ育種も重要な形質である製茶品質や収量性の評価には長い年限がかかるため，ゲノミックセレクションを利用する利点は大きい．ゲノミックセレクションを行うには，DNAマーカー整備はもちろん，チャの育種素材（実用品種，育成系統，遺伝資源）が持つ遺伝的背景を詳しく調べ，連鎖不平衡の程度や集団構造を明らかにしていく必要がある．チャのゲノム塩基配列の解読や，遺伝資源の多様性評価，できるだけ少ない系統でチャの多様性をカバーするコアコレクションの選定などが今後の課題である．　　　　　　　　　　　　　　　〔谷口郁也〕

文　　献

1) 農業・生物系特定産業技術研究機構編 (2006)．農業技術辞典，p.1339，農文協．
2) Takeda, Y. (2003). *JARQ*, **37**, 31-35.
3) 吉田克志・武田善行 (2004)．野茶研報, **3**, 137-146.
4) 古野鶴吉他 (2001)．茶研報, **91**, 5-12.
5) 水田隆史 (2003)．応動昆, **47**, 91-95.
6) 武田光能・田中淳一 (2004)．茶研報, **98**（別），72-73．
7) 田中淳一 (2006)．野茶研報, **5**, 113-115.
8) Taniguchi, F. *et al.* (2012). *Breed. Sci.*, **62**, 186-195.
9) Taniguchi, F. *et al.* (2012). *Breed. Sci.*, **62**, 263-273.

❮ 2.2　チャの栽培 ❯

2.2.1　チャの栽培条件

　チャは亜熱帯性の永年性常緑樹であり，その生育は気象や土壌などの自然条件

に大きく左右される.しかし,一方では茶は工芸作物であり,収穫後の加工もともなうことや嗜好飲料でもあるため,茶樹の生育に適した条件だけでなく,加工技術や嗜好品としての品質も重要な要因となり産地が形成されてきた.

明治時代には北海道を除く日本全国で茶の生産が行われていた.現在,茶樹は北海道の古平町,青森県黒石市,秋田県能代市などの北国をはじめ,南は沖縄県まで全国的に生存を確認することができる.しかしながら,茶の生産は,冬季の寒さや降水量などの気象要因が制限因子となり,経済的には新潟県の村上から茨城県の奥久慈付近が北限とされる.また,降水量の少ない中国・四国地方などもやや不適な地域にあげられている.

a. 温　度

チャは温暖多雨地域に適する植物ではあるが,わが国で栽培される中国種はインドやスリランカで栽培されるアッサム種よりも耐寒性が強く,かなり寒冷な地帯にも普及している.しかしながら,寒冷な地帯では収量が少なく,経済的に不利となりやすい.

主要な国内茶生産地の年平均気温は11.5～18.0℃,冬季の最低気温は-4.1～4.5℃,夏季の最高気温は28～31℃である.チャの新芽は,気温が10～25℃の間では温度が高くなるほど生育は優れ,収量は多くなるが,品質はやや低下すると

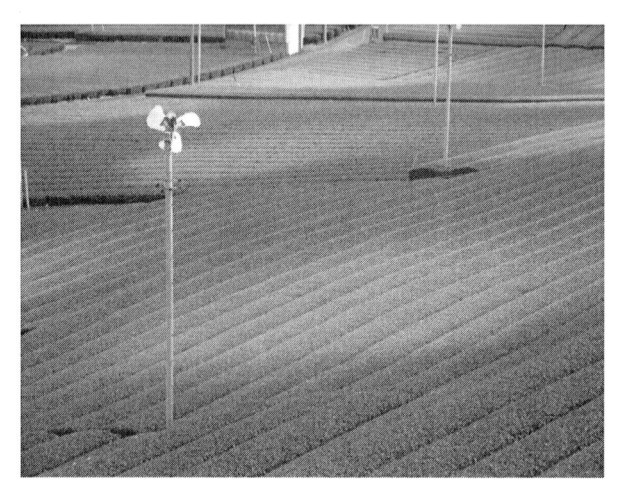

図2.3　凍霜害後の茶園
(防霜ファン直下は被害軽)

いわれている．また，年平均気温が17～18℃を超す暖地では，冬季に十分な低温に遭遇しないため休眠が浅く，新芽生育が不揃いになりやすくなる．一番茶新芽生育期においては，-2℃以下の低温下で凍霜害を受け，新芽が枯死し甚大な被害を蒙る（図2.3，口絵2参照）ため，大部分の茶園では防霜ファン（図2.7参照）を設置している．

なお，年平均気温が14℃を下回るような比較的寒冷な地域では茶樹の生育は劣り，生産力も低くなる．さらに，冬季の最低気温が-13～-14℃以下になる地域では，枝枯れなどの寒害が発生し，栽培には不適である．また，根の耐凍性は地上部に比較して著しく低く，厳寒期でも-5℃で明らかな被害を生じる．そのため，寒冷地では根域の浅い幼木期に枯死することが多い．

b. 降水量

チャの生育や樹体の維持にとって，降水量は年間1,500 mm程度以上，特にチャの新芽が生育する3月から10月に1,000 mm以上が必要とされる．

チャは，萌芽から新芽の生育期間に適度の降雨がないと，新芽の生育が遅れ，伸長も抑制される．さらに，乾燥が続くと新芽の枯死，成葉の萎凋や落葉，枝の枯死に至ることもある．

茶園では，図2.4にみられるように，茶樹の葉や土壌面から水分を蒸散している．蒸散量は主に気温と日射により影響され，夏季の気温が高いときには1日当たり7 mm程度の蒸散がみられ，多くの水分が必要となる．冬季の気温が低いときには蒸散量1 mm以下となる．最近では，異常気象により夏季の高温乾燥によ

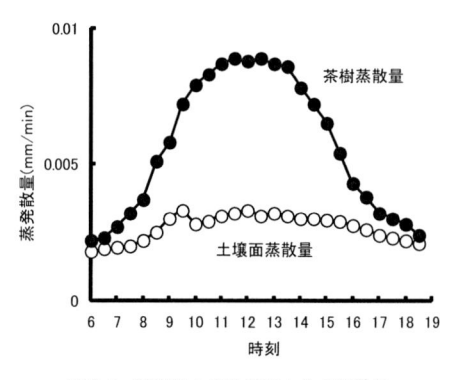

図2.4 茶樹および土壌面からの蒸散量

る干害が生じることも多く,かん水の重要性が増している.

c. 土壌条件

日本でチャが栽培される土壌は,地質的には古生層,中生層,第三紀層,洪積層および火山灰土などがある.古生層,中生層は山間傾斜地に分布し,一般的に透水性がよく,理化学性,物理性とも良好であり,古くから銘茶産地と呼ばれる地域も多い.いずれの土壌においても茶園造成を行い,土壌改良を重ねることで土壌の理化学性は大きく変化する.一般的にはチャの栽培年数が長くなるほど酸性化は進み,土壌上層部の塩基飽和度は低下する.また,土壌ではアルミニウムが溶出し,リン酸は土壌上層部に固定,蓄積される量が増大するようになる.

チャの根は個体の維持,養水分の吸収のみならず,品質に関与する呈味成分の生成の場としても重要である.そのため,茶園の土壌は,栄養分に富んだ壌土あるいは埴壌土が好ましい.また,根が1m以上にも伸長するため,耕土が深く,土壌中に岩盤や不透水層がなく,硬度が小さく,土壌の固体,液体,気体の三相

表2.4 土壌の種類別 茶園の土壌改善基準

土壌の性質 \ 土壌の種	黒ボク土	(細粒) 褐色森林土 赤色土 黄色土 灰色台地土	(中粗粒,礫質) 褐色低地土 赤色土 黄色土 灰色台地土
作土のpF 1.5の気相		18 % 以上	
主要根群域の深さ		60 cm 以上	
有効根群域の深さ		100 cm 以上	
透水係数		10^{-4} cm/sec 以上	
適水分域		pF 1.5〜2.3	
主要根群域最大ち密度		20 mm 以下(山中式硬度)	
pF H_2O		4.0〜5.0	
HCl		3.5〜4.5	
腐植(乾土)	8 %	5 %	3 %
陽イオン交換容量(乾土 CEC)	20 me 以上	20 me 以上	15 me 以上
塩基含量(乾土) CaO	100〜200 mg	100〜150 mg	60〜100 mg
MgO	25〜50 mg	20〜40 mg	20〜40 mg
K_2O	25〜75 mg	25〜75 mg	20〜50 mg
CaO飽和度(乾土)		15〜25 %	
塩基飽和度(乾土)		25〜45 %	
有効態 P_2O_5	10〜30 mg	20〜50 mg	20〜50 mg
電気伝導度		1.0 mS/cm 以下	

分布が各々1/3程度であることが好ましい．さらに，チャの根は，過湿や乾燥に弱いため，透水性，通気性，保水性を兼ね備えていることが重要である．

化学的条件としては，土壌の種類によっても異なるが，pH 4～5の酸性土壌が適し，アルカリ性土壌は適さない．特に，pHが高い頁岩土壌などは，土壌改良を行う必要がある．地質的には古生層，中生層は褐色森林土が多く，第三紀層，洪積層には赤黄色土，黒ボク土などが多く，それらの土壌改善指標は表2.4に示すとおりである． 〔中村順行〕

文　　献

1) 静岡県茶業会議所 (1988)．新茶業全書，(社) 静岡県茶業会議所．
2) 静岡県産業部 (2008)．茶生産指導指針，静岡県産業部お茶室．
3) 此本晴夫他 (2006)．図解茶生産の最新技術―栽培編―，(社) 静岡県茶業会議所．

2.2.2 チャの栽培方法

a. 育苗と定植

1950年頃までは，日本の茶園の大部分が種子繁殖で形成されてきたが，近年では，挿し木繁殖法の実用化にともない，優良品種の増殖はすべて挿し木（栄養繁殖法）で行われている．現在，一般に行われている挿し木法は夏挿し(6月挿し)である．挿し穂は十分成熟した新梢を用い，二節二葉に調整した後，土壌消毒した床に挿す．挿し木後，発根は1ヶ月程度からみられるが，発根性には品種間差異が認められる．この発根率の差異は茎切片を培養したときの不定根分化率の品種間差異との相関が高い．挿し木床で2年間育苗すると樹高は1m程度となる．最近では本圃定植しやすいよう，挿し木2年目の春先にせん枝し，分枝数を増加させている．定植には挿し木2年目（生）の苗が用いられることが多いが，近年ではポット育苗による1年生苗の利用も増加している．

定植時期は3～4月である．苗の植え付け間隔は，株間30 cm程度，うね間1.8 m程度とし，10 a当たり約1,800本の苗を定植する．近年，乗用型茶園管理機の普及にともない，株間25 cm，条間45～60 cm程度の複条千鳥植えも増加している．この場合，苗の本数は10 a当たり約2,200本である．

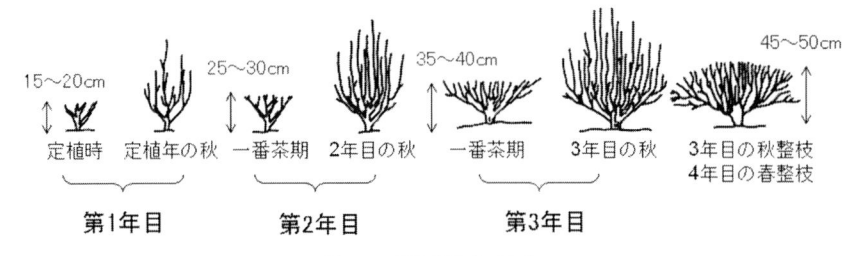

図2.5　年次別仕立て方法

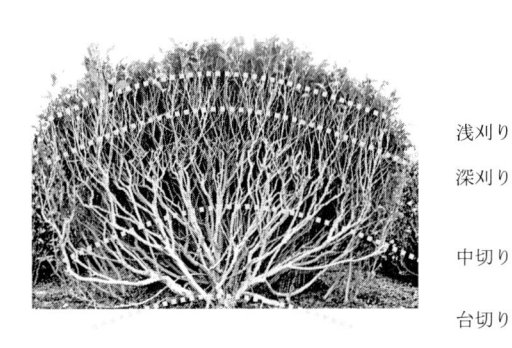

図2.6　更新の程度

b. 仕立てと更新

茶樹は収量を多くし機械摘採しやすくするために，図2.5に示すように，定植後3～4年かけ徐々に仕立てる．最初のせん枝は定植時に行い，定植2～3年目には一番茶期前後に行う．3～4年目の秋には茶株の幅が1m程度となるため，秋に整枝し成木茶園のようなかまぼこ状に仕上げる．茶樹は定植後5～6年で成木園となる．仕立てを行う幼木時にも一番茶を収穫できるが，量的にはわずかである．

新芽の摘採を繰り返すと樹冠面に細枝が多くなり新芽の生育が悪くなるとともに，少しずつ樹高が高くなり種々の管理作業がしにくくなる．そこで，樹勢の回復と作業の効率化を図るため，更新を行う．更新には，図2.6のように，浅刈り，深刈り，中切り，台切りがあり，せん枝する深さの程度が異なる．せん枝位置が浅いほど回復も早く，茶樹に対する影響が少ない．更新効果は浅刈りで1年程度，深刈りで2年程度，中切りでは4～5年程度である．更新の時期は，処理後の回復からみて一番茶後に行うのが適当であるが，温暖地で再生芽の生育期間がある

程度確保できる場合は二番茶後でも可能である．

c. 新芽の生育と摘採

チャの新芽は年間3〜4回生育する．一番茶の新芽は3月下旬頃から萌芽し始め，4月中下旬〜5月中旬に摘採される．萌芽から摘採までの所要日数は25〜30日程度でその期間の気温が高いほど短い．その後，新芽は再び生育し二番茶以降の摘採が行われる．一番茶から二番茶までの所要日数は45〜50日，二番茶から三番茶までは35〜40日程度である．南九州のような暖地を除くと最近では三番茶の摘採を行わない場合が多い．

一番茶の新芽生育期に低温に遭遇すると凍霜害が発生する．新芽は1〜2葉開葉期に最も耐凍性が低下し-2℃程度で枯死に至る．凍霜害は品質のみならず被害の大きい場合は収量も著しく低下することから，古くから被覆による防霜対策が講じられてきた．最近では地上6m付近の暖かい空気（逆転層）をファンで吹き下ろし茶株面温度の低下を防ぐ防霜ファン（送風法；図2.7）やスプリンクラーを利用した散水氷結法が普及している．

成木茶園の10a当たり生葉収量は，一番茶で600〜700 kg，二番茶で500〜600 kg，三，四番茶で300〜400 kg程度である．摘採はその時期や方法により品質や収量に大きく影響する．茶の新芽は萌芽後，日々生育し硬化するため，同じ茶期内では摘採時期が遅くなるほど収量が増加する一方，品質が低下する（図2.8）．摘採適期は品質があまり低下しない範囲で収量の多い時期である．一番茶では，出開き度（全新芽数に対する止め葉の出現した新芽数の割合）で50〜

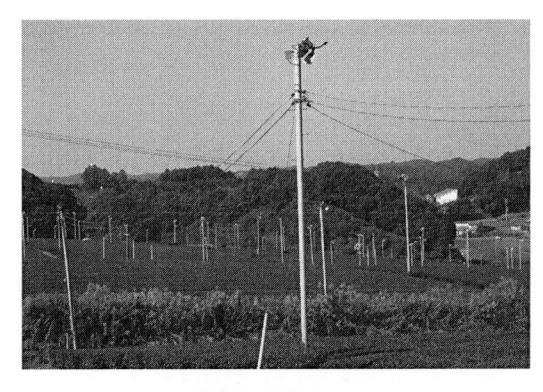

図2.7 防霜ファン

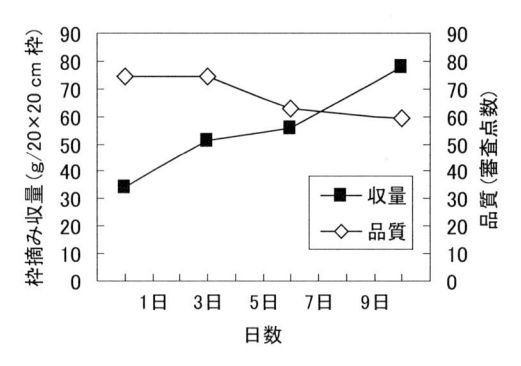

図2.8 収量と品質の関係

表2.5 摘採機械別の作業能率

摘採方法	型式	作業人員（人）	作業強度	1時間当たり作業面積（a）	1時間当たり生葉摘採量（kg）
手摘み		1	弱	0.1	1〜2
手ばさみ		1	弱	0.3	12〜25
携帯型摘採機		1	中	1	35〜60
可搬型摘採機		2	強	4	250〜370
乗用型摘採機		1	弱	10	600
レール走行式摘採機	半うね型	1	中	3.5	210
レール走行式摘採機	1うね型	1	弱	6	360

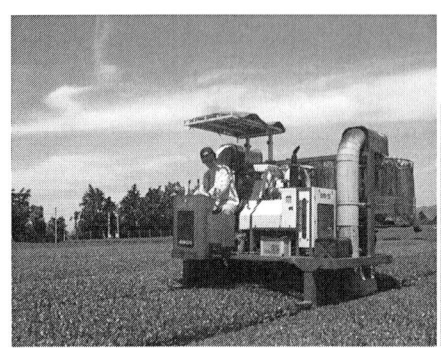

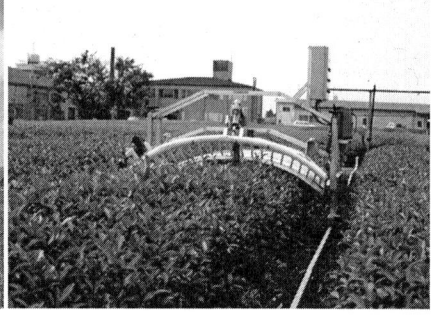

図2.9 乗用型摘採機（左）およびレール走行式摘採機（右）

80％，新芽の平均開葉数で4枚頃が適当である．

摘採方法は，手摘みと機械摘みの大きく2つに分けられる．現在，手摘みは品質を重視する上級茶のみに用いられ，一般的には摘採能率の高い機械摘みが行わ

れている.摘採方法と能率は,表2.5に示すとおりで,1人が1日に摘採できる量は,手摘みで10～15 kg程度であるのに対し,乗用型摘採機では5,000 kg程度と大幅な能率向上が可能である.

d. 茶園管理の機械化

乗用型摘採機の開発は1960年代から始まり,1969年に鹿児島県のメーカーが実用機を完成させた.その後,南九州を中心とした平坦地茶園に導入が進み,機械化栽培体系が確立された.静岡県など茶園の基盤整備が遅れた茶産地においても,1990年代後半に軽量小型のタイプの乗用型摘採機が開発され,小区画茶園や緩傾斜地でも使用が可能となったことから急速に普及が進んだ(図2.10).近年では,乗用型の防除機,中刈機,施肥機やアタッチメントを交換することによ

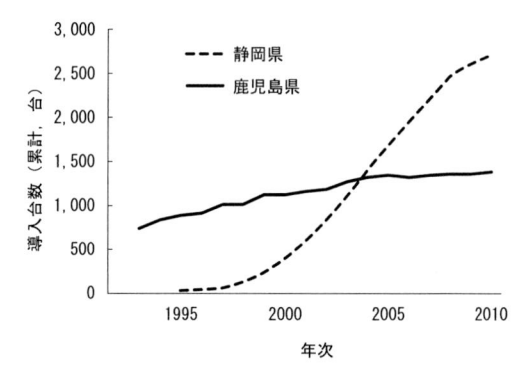

図2.10 静岡県と鹿児島県における乗用型摘採機の導入台数の推移
静岡県経済産業部茶業農産課および鹿児島県農政部農産園芸課資料.図中の年次以前はデータなし

表2.6 県別の乗用型茶園管理機の導入台数

都道府県	摘採機	防除機	中刈機	施肥機
静岡県	2,602	167	342	173
三重県	290	117	21	19
福岡県	202	82	51	21
宮崎県	241	207	73	33
鹿児島県	1,346	1,340	445	—
全国計	5,653	2,085	1,045	281

農林水産省平成21年度茶生産県会議資料,2010年1月現在

り1台で複数の作業を行うことができる複合管理機が開発され，平坦地茶園を中心に茶園管理の省力・効率化が進んでいる（表2.6）．乗用型摘採機の導入にともない，樹形は水平（刈刃3000R）に近くなることから，芽揃いがよくなる反面，株面の温度低下が大きくなり凍霜害を受けやすくなる．さらに，事前に，うね方向の統一，枕地の整備，運搬用車両の装備などが必要になる．また，うね間の土壌踏圧による土壌の硬化が懸念されるが，しき草や堆肥投入により緩和される．

レール走行式摘採機は，うね間に敷設したレール上を摘採機を懸架した台車が茶樹を跨ぐように走行するもので，電動モーターで自走するタイプが1980年代後半に実用化された．可搬型摘採機に比べ刈刃の高さが安定するため収穫生葉の品質向上が期待できる．しかし，導入に際してレール設置費用が導入面積に比例して増加するため，規模拡大により得られる経済的効果は小さく，近年では新規の導入は少ない．

e. 被覆栽培

被覆栽培は，凍霜害防止，品質向上，摘採期の調節などを目的として行われている．被覆資材には，古くはよしず，わら，こもが利用されてきたが，近年では化学繊維が普及し，目的に応じて遮光率や透過光質の異なる資材が利用されている．被覆方法には，茶園に専用の棚を設置して被覆する棚被覆（棚がけ），茶株の上にトンネル状の骨組みを作り被覆するトンネル被覆（トンネルがけ），直接茶株に被覆する直接被覆（直がけ）がある（図2.11）．

品質向上を目的とした被覆栽培には，古来から高級茶として生産されている玉露やてん茶がある．棚被覆による玉露やてん茶では，一番茶の1～2葉開葉期か

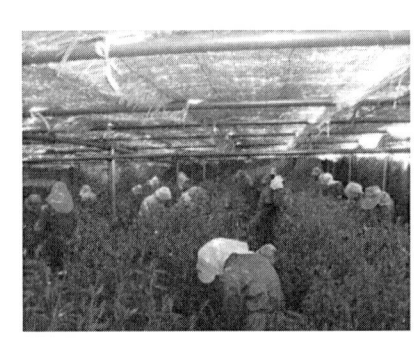

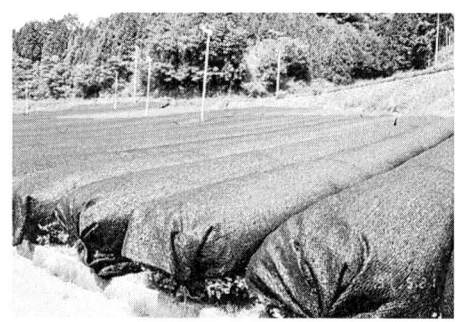

図2.11　棚被覆（左）と直接被覆（右）

ら遮光率70％内外で10日間，その後95〜98％程度の状態でさらに10〜20日間程度被覆することにより，新芽のアミノ酸含有率が高まり，葉色は光沢に富む濃緑色となる．また，近年増加している直接被覆では，遮光率60〜80％の被覆資材を1週間程度被覆することにより，色沢向上，旨味成分の増加，新芽の硬化抑制が期待できる．

〔鈴木利和〕

◀ 2.3 茶樹の植物栄養と茶園の土壌環境 ▶

　茶樹の植物栄養を理解するにあたって，永年性の樹木であること，生理的特性を有すること，収量向上に加え良質茶生産を目標としていることの3点の特殊性を考慮する必要がある．このことを前提に，栽培管理の基本となっている茶樹の植物栄養生理的な特性と茶園の土壌環境について述べる．

2.3.1　茶樹の生育史と養分吸収，移行

　茶樹は，地上部と根部の比をほぼ1:1に保ちながら生長する．定植後，根は漸次生長し，深さ1m程度まで伸び，養分吸収を担う細根はうね間へと広がり，定植4年目以降になると，株元直下に直径10mmを超える太根がみられるようになる[1]．

　気候や品種で多少異なるが，まず早春に，太根などに集積していた貯蔵炭水化物を使って根の活動が開始し，養分を吸収し始める．次に新芽，新葉が生長し，光合成産物が新芽に移行し，根の活動は停滞する．その後，新芽が出開くか，摘採されると，光合成産物が根に移行し，発根生長が再び起こり，養分吸収も高ま

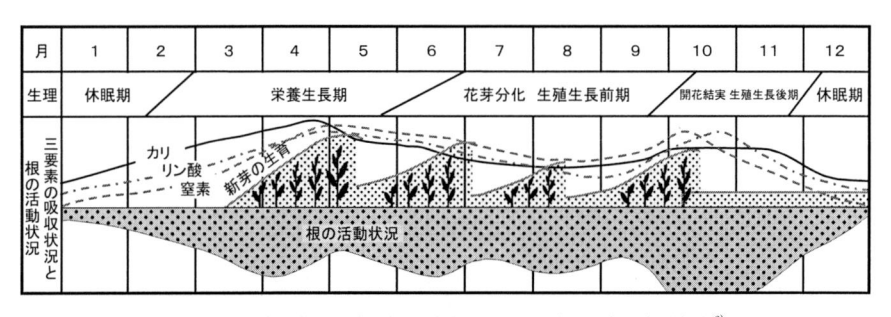

図2.12　茶樹の新芽生育と根の活動および三要素の吸収の年間推移[2]

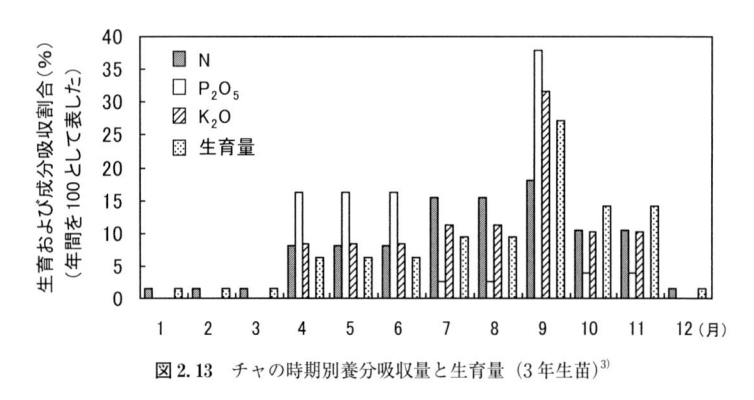

図2.13 チャの時期別養分吸収量と生育量（3年生苗）[3]

り，二番茶生育への準備が進む．同様にして三番茶，四番茶と繰り返される（図2.12）．一番茶は，前年の秋冬から蓄積された養分の供給を受けるため品質面で優れる．一方，二番茶以降は短い期間の蓄積養分に依存するため，品質面で劣る．

窒素（N），リン酸（P）およびカリウム（K）の吸収をみると，いずれも主に生育期間中の4～11月までに吸収される（図2.13）．Nはこの間ほぼ一様に吸収され，4～9月までは主に地上部に，10月以降は地下部に移行する．Pは4～6月と9月に多く吸収され，7～8月はあまり吸収されない．Kは，9月の吸収割合が大きい．

2.3.2 茶樹のpHに対する応答特性

茶樹を水耕栽培して好適pHを調べてみる[4]と，アルミニウム（Al）無施与の場合（図2.14上），pH 3.5～4.5で良好に生育し，茶樹が酸性を好むことを示す．また，Alを施与（図2.14下）すると，好適pH域が広がり，特にpH 4.0～5.0で良好な生育を示す．Alを加えた水耕液は，茶園土壌と似た環境条件にあると考えられ，一般の茶園土壌好適pH域は4.0～5.0とされる[4]．茶園土壌は，茶樹による養分吸収，雨による溶脱，肥料や硝酸化成に由来する硝酸の増加などにより，pHが年間1.0～1.5程度漸次低下する．このことから，土壌改良剤の施用によるpH矯正時にpH 5.0，1年後の矯正前にpH 4.0となる範囲が土壌pHの改善基準値とされるようになった．

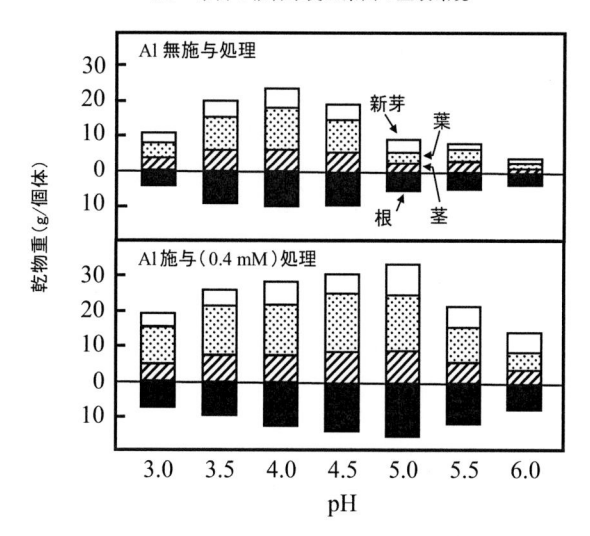

図 2.14 茶樹の生育に及ぼす pH の影響[4]

表 2.7 茶葉の元素組成と含有量[*5]

必須元素			必須元素以外の元素	
	元素名	含有量（乾物当たり）	元素名	含有量（乾物当たり）
多量必須元素	N	3.5〜7.1　（％）	Al	420〜3,500　（ppm）
	P	0.2〜0.7	As	0.20〜0.42
	K	1.6〜2.5	Ba	1.3〜5.1
	Ca	0.12〜0.57	Br	7.8〜25
	Mg	0.12〜0.30	F	17〜260
	S	0.24〜0.48	Na	20〜33
微量必須元素	Fe	100〜200　（ppm）	Pb	2.2〜6.3
	Mn	500〜3,000	Rb	8〜44
	Cu	15〜20	Sc	0.2
	Zn	45〜65	Se	1.0〜1.8
	Mo	0.4〜0.7	Si	220〜580
	B	20〜30		
	Cl	2,000〜6,000		
	Ni	1.3〜5.9		

＊ 葉齢によって異なる．

2.3.3 茶樹の栄養特性

茶葉中には，炭素，水素，酸素の他，多くの無機元素が含まれている（表 2.7）．必須元素では，N とマンガン（Mn）が多いこと，またそれ以外では Al とフッ素（F）

が多いことが特徴である．これらの特徴は，酸性を好む性質と関係している．

a. 窒素に対する特性

茶樹は窒素（N）に対して強く，そして繊細に応答する．茶樹は，Nの中でもアンモニア態窒素（NH_4-N）を好む（好アンモニア性植物）[6]．NH_4-N施与の方が硝酸態窒素（NO_3-N）施与より生育に優れ，全N含量も高い．また両形態が共存した場合には，先にNH_4-Nを吸収し，消失後NO_3-Nを吸収する．^{15}Nで標識した$^{15}NH_4$-Nと$^{15}NO_3$-Nを同時に与えると，明らかに$^{15}NH_4$-Nの吸収，移行が速やかで，根の蓄積量も大きい（図2.15）．また，NH_4-N施与量の増加にともない新芽のアミノ酸類,特にテアニン含量が増大する．つまり，アンモニア吸収後，

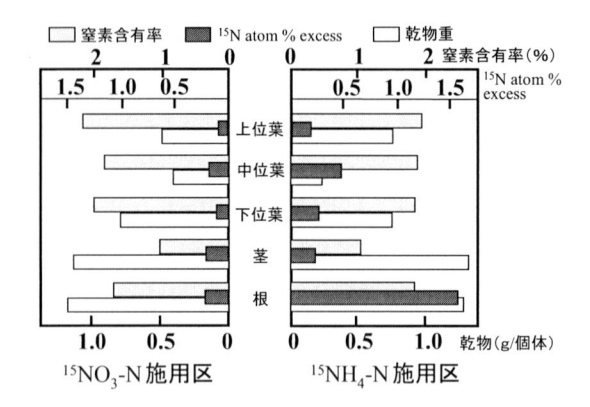

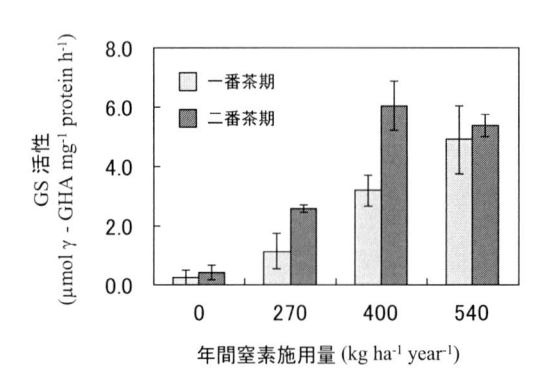

図2.15 茶樹に吸収された^{15}N-アンモニア態窒素と^{15}N-硝酸態窒素の分布（24時間供与）[7]

図2.16 窒素施用量の違いが一番茶と二番茶の生育期のチャの細根のグルタミン合成酵素の活性に及ぼす影響[8]

2.3 茶樹の植物栄養と茶園の土壌環境

根でアミノ酸同化とテアニンの生成が高まり,次いでこれらの地上部への移行が高まることを示す.このことは,吸収したアンモニアをアミノ酸に同化するグルタミン合成酵素(GS)活性(細根)がN施用量にともない高まること(図2.16)からも支持される.一方,NO_3-Nの利用性が乏しいことは,茶葉の硝酸還元酵素活性が弱い(ミカン葉の約1/4)ことに起因すると思われる.

また,茶樹はきわめて大きなN貯蔵プールを持っていることが知られている.N施与量を変えて水耕栽培すると,生育量は20 ppmでほぼ一定となり,新芽のアミノ酸含量は20 ppmで一度平衡に達した後,80 ppmで再度上昇する(図2.17).一方,不溶性Nは20 ppmまで増加するが,その後ほぼ一定の値で推移する.これは,茶樹の生育のためのN量とアミノ酸含量の高い品質を高めるN量との間には隔たりがあることを示唆している.茶栽培でみられるNの多施用はこれらの特性をうまく利用しているといえる.

一方,尿素は,一番茶に比べて品質が劣る二,三番茶の品質改善を目的に,葉面散布剤として広く利用されている.葉面散布された尿素は,葉のクチクラ層を通って柔細胞に到達し,酵素(ウレアーゼ)により分解されアンモニアとなり,その後アミノ酸に同化され,利用される.

水耕栽培したチャに^{15}Nで標識したアミノ酸を与えると,施用直後から速やかに吸収される[10].その吸収と転流は硫酸アンモニウムよりも速い(図2.18).しかし,実際の土壌に施用する場合には,微生物による分解と競合によりその利用効率はかなり小さくなることに留意する必要がある.

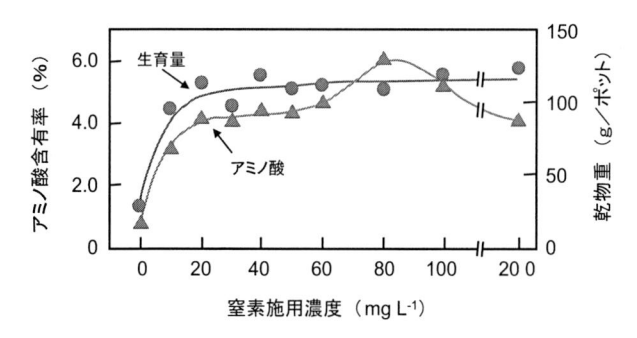

図2.17 窒素施与量の増加にともなう生育と一番茶新芽の全アミノ酸含量の変化[9]

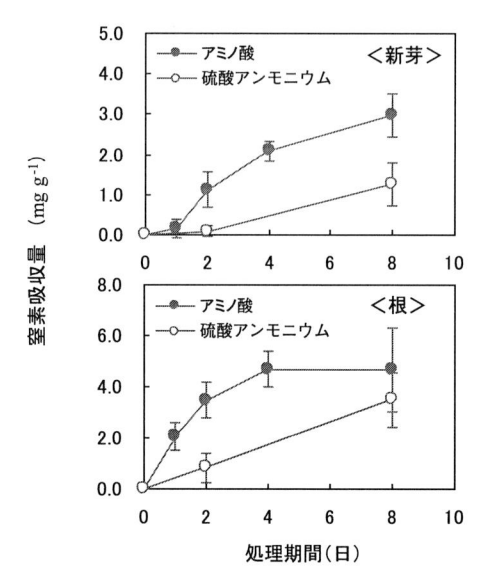

図 2.18 施用したアミノ酸または硫酸アンモニウム由来の窒素の吸収量[10]

b. リン酸に対する特性

茶樹は，強酸性でP吸収係数が高い赤黄色土や火山灰土壌で多く植栽され，良好な生育を示す．これは，酸性土壌で形成される難溶性のリン酸アルミニウムからリン酸を吸収利用できる[11]ためである．その機構として根からリンゴ酸放出が提案されている[12]．また，茶樹のP吸収にはAMF（arbuscular mycorrhizal fungi）やリン酸溶解菌の関与も指摘されている[4]．

茶樹を水耕栽培し，好適P施与量を調べると，野菜などの1/10以下である1～3 ppmと低濃度域にあり，しかもその好適域は狭い（図2.19）．最近，茶園土壌中の有効態リン酸含量が高いことが指摘されているが，過剰になると葉に黄白色の斑点が生じる亜鉛欠乏がみられることがある（口絵4参照）．

c. アルミニウムに対する特性

土壌のpHが5.0を下回るようになると，土壌溶液中にアルミニウムイオン（Al^{3+}）が溶出してくる．一般作物にとってAl^{3+}は生育阻害因子となるが，茶樹はこのような低pH・Al^{3+}存在下でむしろ良好な生育を示す（口絵5参照）．

1955年，Chenery[13]は土壌に硫酸アルミニウムを与えると，茶樹の生育がよ

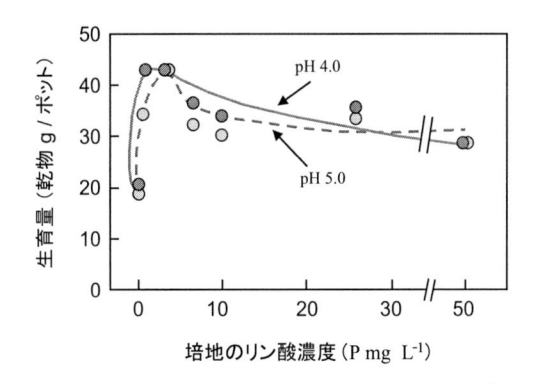

図 2.19 茶樹の生育に対する培地のリン酸濃度の影響[9]

くなり，葉色が濃くなるなどの Al の施与効果を示した．一般に，Al は P が共存すると，難溶性のリン酸アルミニウムを形成し P 欠乏症を引き起こす．水耕栽培で，P と Al の沈殿を避けるために，Al と P を 1 週間ごとに交互に与えた場合（交互系）と Al と P を一緒に与えた場合（共存系）を比較した．その結果，生育は明らかに共存系で優れ，P（0.1 mM）に対して 4 倍の Al（0.4 mM）を与えたときに最大となった．これは，茶樹にとって Al が有用元素であることを示す．Al の役割としては，低 P 条件下では P 吸収促進，P 過剰条件下では P 吸収抑制する P 吸収調節機能[4]，同族元素であるホウ素の代替機能，さらに独自の植物栄養的な機能などが指摘されている．

茶樹体内での Al の形態を ^{27}Al-核磁気共鳴装置（NMR）を用いて測定したところ，細根では Al-シュウ酸[14]，導管液では Al-クエン酸（図 2.20），葉では Al-カテキン類での存在が推定されている．茶樹は，体内でこれらの複合体を形成することで Al を無毒化していると考えられている．

d. その他の多量必須元素に対する特性

茶樹はカリウム（K）に対して贅沢吸収を示し，その好適域は広い[9]．適量の施与は，テアニン生成を高める．K の増施は，タンニン含量を減少させ，糖含量を高め，葉の耐寒性を高める．一方，NH_4-N の吸収を抑制し，新芽のアミノ酸含量が減少する場合がある．

茶樹の生育に対するカルシウム（Ca）の好適量は低く，水耕栽培下では 10～20 ppm である[9]．これ以上に施与量を高めると，生育が抑制され，根から Ca の

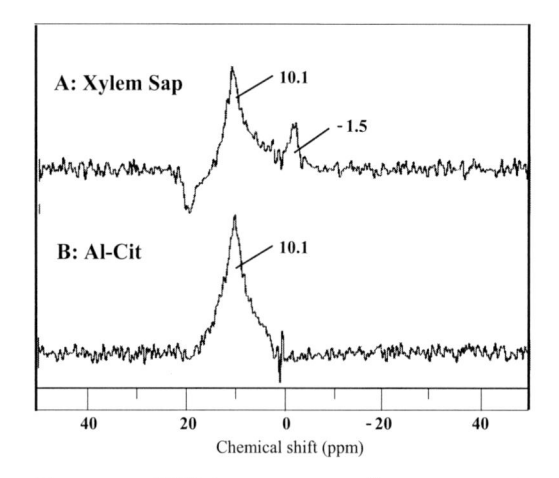

図 2.20 チャ導管液中の Al についての ^{27}Al-NMR スペクトル[15]
A：導管液，B：Al-クエン酸複合体（2 mM AlCl$_3$, 2 mM Citrate at pH 5.5）

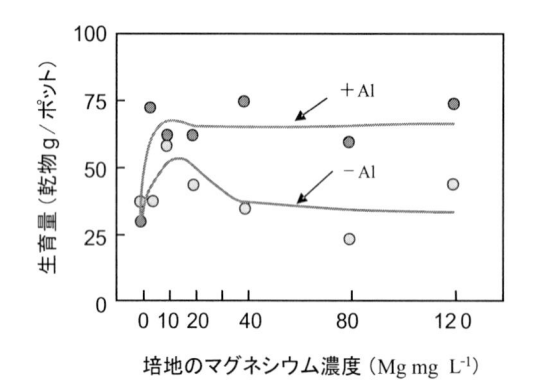

図 2.21 チャの生育に対する培地のマグネシウム濃度の影響[9]
＋Al は Al を 0.4 mM 含み，－Al は Al を含まない．

排出現象がみられる．

　マグネシウム（Mg）の好適量も低く，水耕栽培下で 10 ppm 前後であり，茶樹は Mg 過剰にきわめて弱い（図 2.21）．しかし，Al 存在下では，Al が Mg 過剰吸収を抑制し，過剰症状はみられない．

　イオウ（S）は，茶葉中の Ca や Mg と同程度で含まれている．硫酸イオンの

形で吸収され，その後葉に移行し，光エネルギーを利用してアミノ酸や脂質に同化される．新茶のアオノリ様の香りはS化合物(ジメチルスルフィド)に由来する．Sは生育だけでなく茶の品質にも影響する重要な栄養素であるが，その代謝に関しては未解明な点が多い．

e. 微量必須元素などに対する特性

酸性の茶園土壌では，MnがAlと同様に可溶化し，土壌からMnが十分に供給され，根から吸収後主に地上部に蓄積し，茶葉のMn含量は約2,000 ppmにも達する．水耕栽培下では，1～50 ppmで良好に生育し，茶樹がMnを好む特性を持つことを示す．また，排水不良茶園では，過剰に可溶化したMnがFe吸収を抑制し，クロロフィルの生合成を阻害し，葉は黄化する（口絵6参照）．

茶樹では，Alの共存下でBの生育促進効果が増大する．良質な緑茶ではCu，ZnおよびNiが多く含まれることが指摘されている．また，蛇紋岩地帯では，Ni過剰症（口絵6参照）がみられる．しかし，これら微量必須元素に対する茶樹における栄養生理的な知見はほとんどない．

茶樹は必須元素以外に，前述のAl他，Fを多く含む．これは，*Camellia*属植物の特徴であり，その含量は新葉より古葉で高い．FはAlに対する親和性が高く，複合体を作りやすい．このため，茶樹のFとAlの吸収形態として，Al-F複合体の存在が指摘されている．

2.3.4 茶樹の栄養診断

作物を健全に保ち，収量と品質を高めるために，外観や成分含量，生化学的な指標を用いて栄養診断が行われる．

茶栽培では，萌芽期前に新芽のN栄養状態や品質を診断する方法が提案されている．成葉(越冬葉)と新芽のアミノ酸含量の間には正の相関関係が成り立ち(図2.22)，越冬葉の値から新芽のアミノ酸含量を予測できる．したがって，摘採前の越冬葉のアミノ酸含量が低い場合，芽だし肥の施与量を増やすことで，新芽の品質を高めることが可能である．

また，新芽生育期間中に真空採血管により採取した樹液（導管液）の遊離アミノ酸濃度は新芽生育にともない上昇し，また施肥量が多いほど高くなる傾向がみられる（図2.23）．このため，導管液中のアミノ酸量を指標として新芽のN栄養

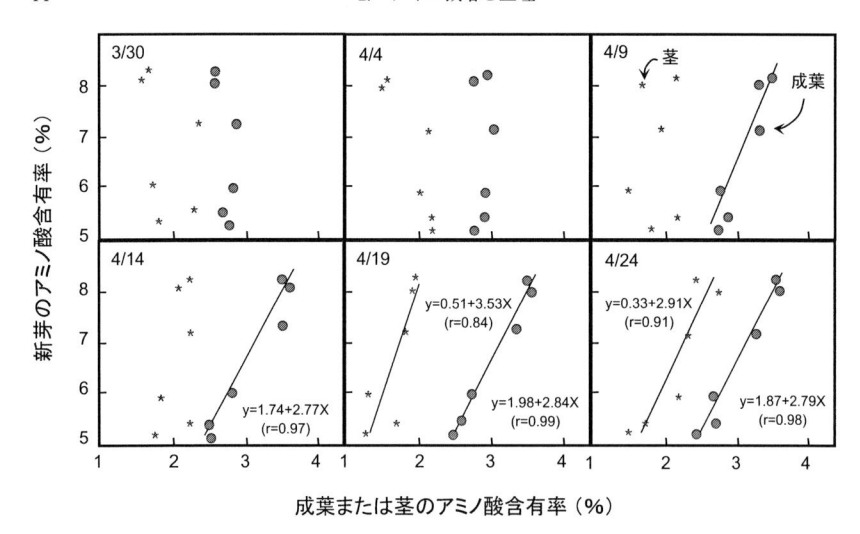

図 2.22 チャ新芽の窒素栄養，品質の成葉または茎による診断予測[2]

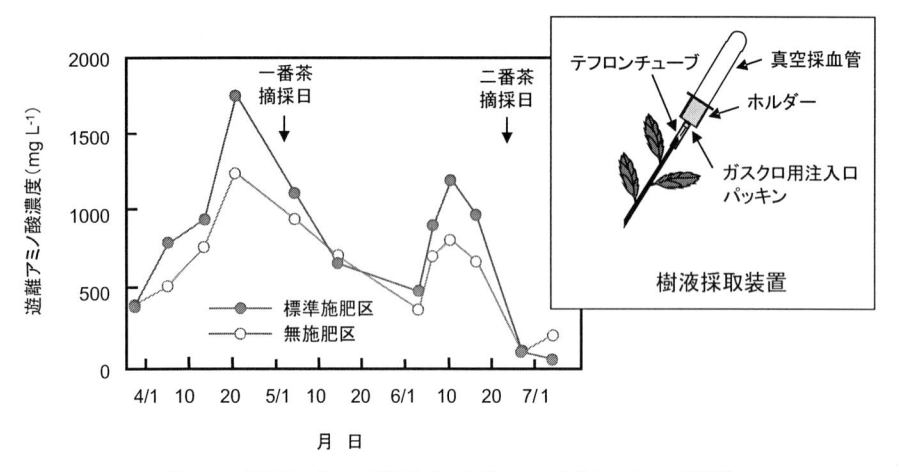

図 2.23 施肥量の違いが導管液中の遊離アミノ酸濃度に及ぼす影響[16]
試験ほ場は 16 年生「やぶきた」．標準施肥区の年間施肥窒素量は 54kg/10a．

状態を予測しようとする試みもなされている．　　　　　　　　　　　〔森田明雄〕

文　献

1) 青野英也他（1980）．茶試研報，**16**, 191-317．

2) 小西茂毅（1984）．作物の栄養診断（日本土壌肥料学会編），p.113, 博友社．
3) 高橋　薫・石間　尚（1938）．茶業試験場彙報, 14, 1-30.
4) 小西茂毅（1987）．農業技術体系，土壌・肥料編 1, p.177, 農文協．
5) 角田欣一他（1979）．ぶんせき, 1, 38-42.
6) 石垣幸三（1978）．茶業試験場研究報告, 14, 1-152.
7) 小西茂毅（1980）．重窒素利用研究法（三井進午編），p.111, 学会出版センター．
8) Maeda, S. et al. (2004). *Proceedings of 2004 International Conference on O-CHA (tea) Culture and Science*, pp 319-320.
9) 小西茂毅（1989）．植物生産システム実用事典（高辻正基編），pp.779-789, フジ・テクノシステム．
10) 森田明雄他（2004）．土肥誌, 75, 679-684.
11) 小西茂毅・宮本倉文（1984）．土肥誌, 55, 29-35.
12) Jayman, T. C. Z. & Sivasubramaniam, S. (1975). *J. Sci. Fd, Agric.*, 26, 1895.
13) Chenery, E. A. (1955). *Plant Soil*, 6, 174-200.
14) Morita, A. et al. (2004). *Phytochemistry*, 65, 2775-2780.
15) Morita, A. et al. (2008). *Phytochemistry*, 69, 147-153.
16) 森田明雄（1989）．静岡県茶業試験場研究報告, 15, 20.

2.3.5　茶園の土壌環境

a.　施肥管理

　一般的なチャの栽培において，隣り合う2本のうねの間隔は約150～200 cmである．肥料はうねとうねの間の幅20～30 cmの作業道（うね間）に施用されるが，その面積は茶園全体の面積の1/6程度にすぎない．この狭い面積に施肥を行うことが，以下に述べる土壌の強酸性化や窒素成分の環境負荷などの問題を生じさせる1つの要因となっている．

　緑茶の品質は新芽中の窒素成分と深い関係がある．チャの栽培においては，新芽中の窒素含量を高めることを目的に，多くの窒素が施用されてきた．また，無機態窒素として，硝酸態窒素よりもアンモニア態窒素を与えた方が生育がよくなることが報告されており[1]，アンモニア態窒素が硫酸アンモニウムなどの形で多く与えられている．

b.　土壌 pH

　チャは酸性土壌を好む作物で，適正な土壌 pH は 4.0～5.0 とされている（2.3.2 項参照）．実際の茶園を調査してみると，pH 4 以下の強酸性の茶園土壌が多く存在しているが，このような茶園でもほとんどの場合，生育に障害はみられない．むしろ，pH が適正値よりも極端に高くなると生育不良などの目にみえる症状が現れることがある．硫酸アンモニウムなどの肥料として，うね間に施用された多

量のアンモニア態窒素が微生物の働きによって硝酸態窒素に変化する過程（硝酸化成（硝化））で水素イオンが生成すること，硫酸イオンが塩基類を溶脱させることなどが，茶園土壌のpHを低くしている主な原因と考えられる．多くの独立栄養硝化細菌は低pH環境では活性が低下するが，わが国の茶園土壌では低いpH環境に適応した独立栄養硝化細菌の働きにより硝化が起こることが明らかにされている[2]．

c. 窒素施肥に起因する環境負荷

農地において，肥料として施用された窒素のうち，植物に吸収されなかったものの大部分は，主に硝酸態窒素として降雨により下方へと溶脱し，地下水に達する．単位面積当たりの収量は窒素施肥量の増大にともなって，昭和40年頃までは増加してきた．その後も，窒素施用量の増加傾向は続いたが，収量はほぼ横ばいであった．これは，新芽中の窒素含量を高めることをねらいとして，茶園への施肥量の増加が進んだものと考えられる[3]．この結果，窒素施用量と収穫物として茶園の外へ持ち出される窒素量の差は大きくなり，茶栽培地域周辺の地下水中の硝酸態窒素濃度の上昇が報告されるようになった[4]．過剰な窒素成分の溶脱は，周辺水系が富栄養になることにより，生態系に影響を及ぼす可能性があることに加え，硝酸態窒素濃度の高い水の飲用は，人体へ悪影響を及ぼす可能性も指摘されており，茶園土壌からの窒素溶脱量の低減が求められている．

施肥に起因するもう1つの環境負荷物質として，亜酸化窒素（一酸化二窒素）があげられる．亜酸化窒素は温室効果ガスの1つで，二酸化炭素の約300倍の地球温暖化効果を持ち，オゾン層の破壊にも寄与することが知られている．茶園土壌は，前述のとおり窒素施肥量が多く，土壌pHが低いため，発生する亜酸化窒素の量が他の作物畑と比較して多いことが知られている[5,6]．

近年，茶園における効率的な施肥技術の開発が進められ，肥効調節型肥料の利用やかん水同時施肥法などにより，茶の収量・品質の維持と環境負荷の低減の両立が可能であることが示されてきた．また，茶の生産現場において，環境負荷を低減するために施肥法の改善や施肥量の削減に取り組まれた結果，周辺の地下水や河川水中の硝酸態窒素濃度に改善傾向が確認された[7]．このような地域レベルでの取り組みが周辺水系の水質改善につながったことは，わが国ではほとんど報告されていない貴重な事例である．

d. 土壌水分管理

　降雨により土壌中に供給された水の一部は，速やかに根域外へと排水され，残りが土壌中に保持される．土壌中に保持された水は，茶樹に吸われたり，土壌面から蒸発したりすることにより消費され，徐々に量が減る．茶樹が消費する水の量（降水量については2.2.1項を参照）は，年間700～800 mm前後と考えてよい．わが国の主な茶産地の年間降水量は，茶樹の年間必要水量を大きく上回るが，降水量の時期変動が大きいため土壌水分量の過不足が生じ，過湿や乾燥の被害が出る．土壌が過湿の場合，根の生育が劣り，乾燥すると根の生育はよいが地上部の生育が劣る[8]．また，冬から春に土壌からの水分供給が不十分な場合，春芽の生育の遅れや収量減などの影響が出る[9～11]．これらの被害を避けるために，かん水やマルチにより土壌が乾燥するのを防いだり，余剰な水を速やかに排出するために暗渠などを設置し，排水性を高めることにより，茶園土壌中の水分量を適切な状態に維持する必要がある．　　　　　　　　　　　　　　　　　　〔廣野祐平〕

文　献

1) 石垣幸三（1971）. 茶研報, **35**, 57-64.
2) Hayatsu, M. & Kosuge, N. (1993). *Soil Sci. Plant Nutr.*, **39**, 209-217.
3) 保科次雄（1985）. 茶試研報, **20**, 1-89.
4) 永井　茂（1991）. 地下水学会誌, **33**, 145-154.
5) Tokuda, S. & Hayatsu, M. (2001). *Soil Sci. Plant Nutr.*, **47**, 637-642.
6) Akiyama, H. *et al.* (2006). *Soil Sci. Plant Nutr.*, **52**, 774-787.
7) Hirono, Y. *et al.* (2009). *Soil Sci. Plant Nutr.*, **55**, 783-792.
8) 原田重雄・三ツ井稔（1957）. 東近農試研報（茶），**5**, 56-76.
9) 渕之上弘子・丸山徹三（1964）. 日作紀, **32**, 379.
10) 塘　二郎・渡辺　明・三ツ井稔（1965）. 茶技研, **30**, 23-30.
11) 中山　仰・酒井慎介（1972）. 茶技研, **44**, 1-7.

◀ 2.4　茶樹の生化学 ▶

　茶樹は，一般作物と異なり，テアニンやカフェインを含む特異な作物であり，またカテキン類を多く含むことも大きな特徴である（図2.24）．これらは，茶が嗜好飲料であることと深く関係し，それぞれ旨味，苦味，渋味をかもし出す物質である．ここでは，これら3つの物質の生合成，代謝などについて述べる．

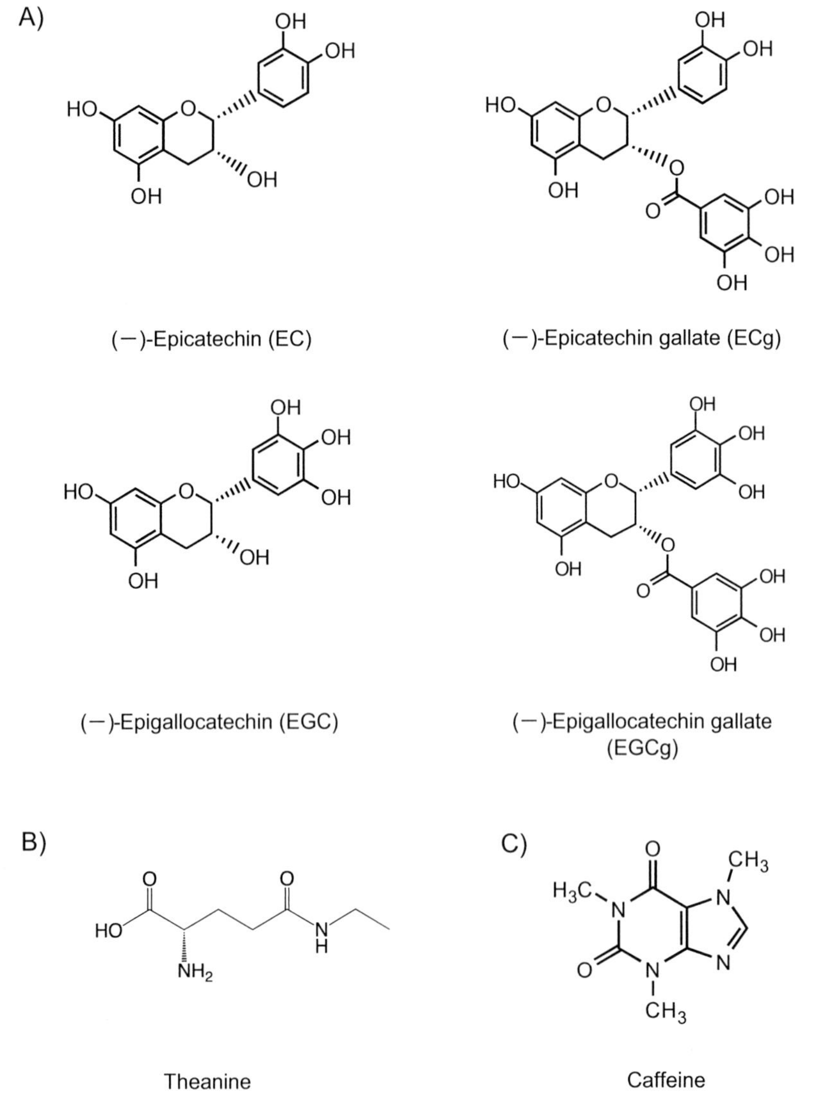

A)

(−)-Epicatechin (EC)

(−)-Epicatechin gallate (ECg)

(−)-Epigallocatechin (EGC)

(−)-Epigallocatechin gallate (EGCg)

B)

Theanine

C)

Caffeine

図 2.24　茶葉中に特異的に含まれる化合物

2.4.1　テアニンの生合成，代謝

酒戸[1] は被覆栽培のもたらす茶葉成分の変化を調べ，被覆により蓄積する窒素成分の1つとして γ-glutamylethylamide を見出し，これをテアニンと命名した．

テアニンは，茶葉の遊離アミノ酸の過半を占め，旨味を有し，緑茶の滋味の主成分とされる．また，テアニンは苦味やえぐ味を抑える効果があり，呈味改善剤として食品加工時に利用されている[2]．新芽のテアニン含量は，葉位が下がるほど，また生育が進むほど低くなる．また，一番茶が二，三番茶より多い．茶以外には，近縁種のサザンカの他，マッシュルームの一種 *Xerocomus badius* や細菌にわずかに含まれている．

テアニンは，次式のようにグルタミン酸とエチルアミン（$EtNH_2$）から生合成される[3]．このことは，茶の実生に ^{14}C-$EtNH_2$ を与えると，ほぼ100％がテアニンに取り込まれることからも支持される．

$$\begin{array}{c} COOH \\ CH_2 \\ CH_2 \\ CH\text{-}NH_2 \\ COOH \end{array} + NH_2CH_2CH_3 + ATP \underset{\text{テアニン合成酵素 (TS)}}{\overset{Mg^{2+},\ K^+}{\rightleftarrows}} \begin{array}{c} CONHCH_2CH_3 \\ CH_2 \\ CH_2 \\ CH\text{-}NH_2 \\ COOH \end{array} + ADP + Pi$$

グルタミン酸　　エチルアミン　　　　　　　　　　　　　　テアニン

この反応は，グルタミン合成酵素（GS）による反応とよく似ており，γ-L-グルタミン酸エチルアミンリガーゼ（テアニン合成酵素：TS）により触媒される．テアニン合成酵素遺伝子は，*TS1*（Accession number：DD410896）と *TS2*（DD410895）の2つが単離されている．同じく茶から単離された GS 遺伝子である *CsGS1:1*（AB115183），*CsGS1:2*（AB115184）および *CsGS1:3*（AB117934）と *TS2* との塩基配列の相同性はそれぞれ97％，86％，83％と高い．また，$EtNH_2$ を与えるとエンドウの GS の他，Glutaminase や γ-Glutamyltranspeptidase によってもテアニンが合成されることが報告されている[4,5]．これらのことから，TS は $EtNH_2$ への基質親和性が高くなった GS の一種ではないかと考えられている．

$^{14}CO_2$ を葉に吸収させ，24時間後にアミノ酸への ^{14}C の取り込みを調べたところ，根では，葉の20倍以上の ^{14}C-テアニンがみられ，テアニンの合成部位が主に根であることが明らかとなった[6]．また，$EtNH_2$ を実生の葉に吸収させると，合成速度は根より遅いが，テアニンが合成されることが明らかとなった（図2.25）．さらに，*TS1* と *TS2* の部位別転写量をみると，根での転写量が最も高かったが，

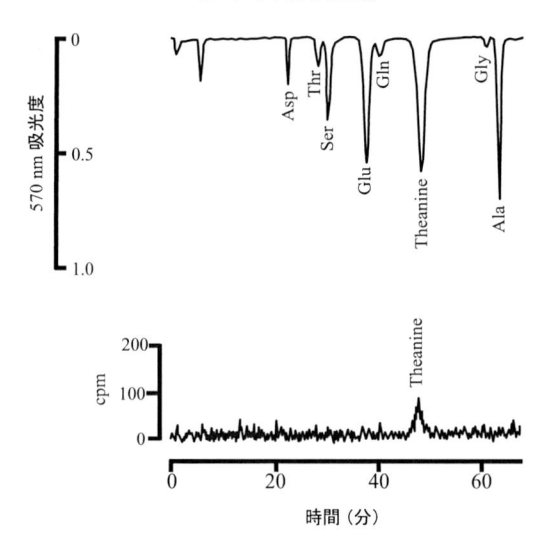

図 2.25 茶葉による [U-^{14}C] エチルアミンの吸収と代謝[7]

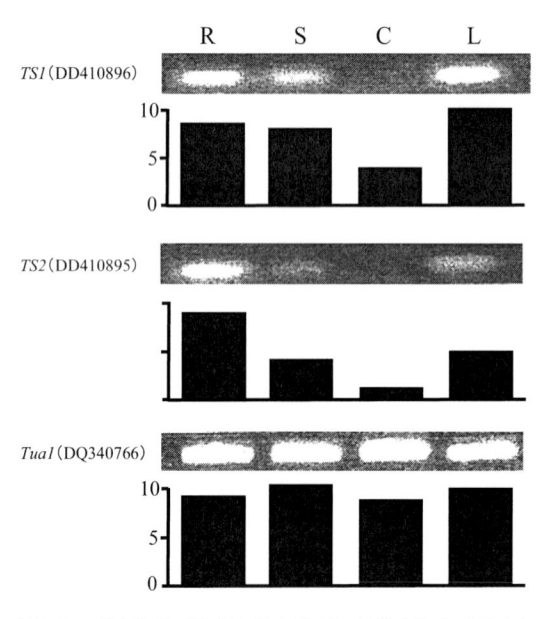

図 2.26 茶実生苗の根 (R), 地上部 (S), 子葉 (C) と成葉 (L) での *TS1* と *TS2* の転写量[8]
R, S, C は 3 週間令, L は 3 ヶ月令の茶実生苗から採取した.

成葉においても転写が認められた（図2.26）．これらのことは，テアニン合成の場が根である理由が，TSの局在によるものではなく，$EtNH_2$合成経路の局在に支配されていることを示す．

植物における$EtNH_2$の合成経路は，アラニン脱炭酸酵素（ADC）によりアラニンから生成する経路とアセトアルデヒドとアンモニアから生成する経路が知られている[9]．茶では，^{14}C-アラニンを与えると$EtNH_2$に取り込まれたことからADCによる経路の存在が示された[10]．しかし，比放射能を比べるとGABA＞Glu≧テアニンとなっており[7]，他の経路の関与も示唆される．しかし，アセトアルデヒドとアンモニアからの$EtNH_2$の生成はみられない．茶の$EtNH_2$生成経路はいまだ解明されていない点が多い．

茶の葯由来の培養細胞でのテアニン合成を調べたところ，Nを除いた培地で前培養するとテアニン含量が増加することが明らかとなった．また，シロイヌナズナのDNAチップを用いてマイクロアレイ解析を実施したところ，$EtNH_2$の施用がN代謝関連遺伝子だけでなく，C代謝に関係する遺伝子の発現も促進していることが明らかとなった．茶のテアニン合成は，N栄養とともにC栄養とも密接に関連し制御されていると考えられる．この他に，グルタミン酸濃度[11]，グルタミン濃度[12]，植物ホルモンの2,4-D濃度やベンジルアデニン濃度[13]がテアニン合成に影響することも報告されている．

根で合成されたテアニンは地上部に移行する．この移行はグルタミンやアスパ

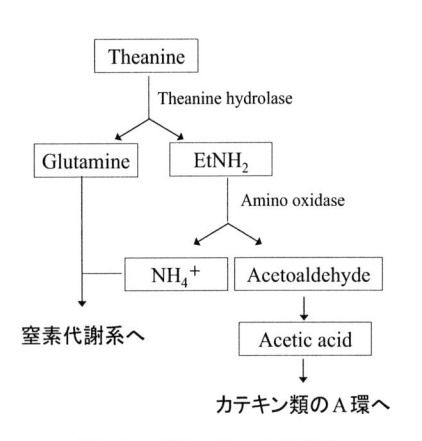

図2.27　茶樹のテアニン代謝系

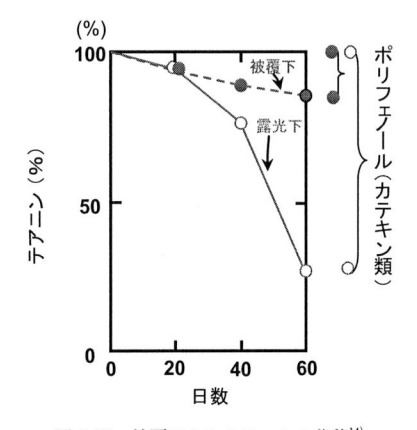

図2.28　被覆によるテアニンの蓄積[14]

ラギンより速やかで，他の物質にほとんど代謝されない．つまり，テアニンは吸収したNの移行形態としての役割を担っている．

葉に入ったテアニンは速やかに分解される．分解は生成反応の逆反応により行われ，グルタミン酸と$EtNH_2$が生成する．その後，$EtNH_2$はさらに分解され，生成したアンモニアがN代謝に再利用される一方で，炭素はカテキン類，さらにポリフェノール類に取り込まれる（図2.27）．

このようなテアニンの代謝は，光と温度によって大きく影響される．テアニンの分解は被覆下で著しく抑制される（図2.28）．したがって，玉露などの覆下栽培ではテアニンの分解が低く抑えられ，茶葉中のテアニン含量が高く維持される．また，テアニンの分解は気温が高いほど促進される（図2.29）．温度が10℃上がれば，約10日速く分解が進み，テアニン量が減少しポリフェノール量が増加する．古くから「良質茶の著名な産地は河川流域で，朝霧が深い山間である」といわれている．これはテアニンの分解が朝霧による自然の遮光と冷涼な気候により遅くなり，テアニン含量が高く維持されるためと考えられる．

茶葉には，テアニンと構造のよく似たγ-glutamyl methyamide（GMA，図2.30）も存在する[16]．GMAは特有の旨味を呈し，茶の品質に関与する．テアニンと同様に，GAMも明所下で速やかに分解するが，その炭素はカフェインに取り込まれる．また，その役割は，テアニンと同様に，主にNの移動形態であると考えられるが，詳細は不明である．

〔森田明雄〕

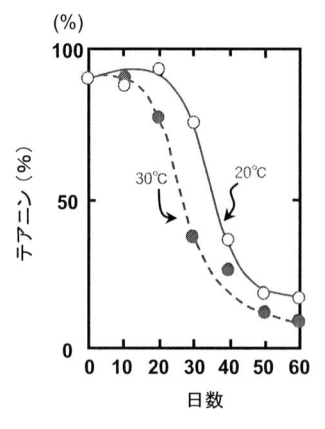

図2.29 テアニンの代謝と温度の関係[15]

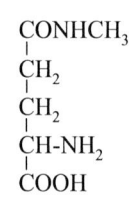

図2.30 γ-glutamylmethylamide（GMA）の構造

文　　献

1) 酒戸彌二郎 (1950). 農化誌, **23**, 262.
2) 堀江秀樹他 (1996). 茶研報, **83**, 29-36.
3) 佐々岡啓 (1995). 農化誌, **39**, R1.
4) Sasaoka, K. et al. (1964). *Agr. Biol. Chem.*, **28**, 318-324.
5) Tachiki, T. et al. (1998). *Biosci. Biotechnol. Biochem.*, **62**, 1279-1283.
6) 小西茂毅・葛西善三郎 (1968). 土肥誌, **39**, 439-443.
7) 森　敏・保科次雄 (1983). 土肥誌, **54**, 109-116.
8) Deng, W. W. et al. (2008). *Phytochem. Letters*, **1**, 115-119.
9) Takanobu, T. (1978). *Phytochem.*, **17**, 313-314.
10) Takanobu, T. (1974). *Phytochem.*, **13**, 1401-1406.
11) Matsuura, T. et al. (1992). *Biosci. Biotech. Biochem.*, **56**, 1179-1181.
12) 渡辺育夫 (2001). 茶研報, **90**, 19-23.
13) Takihara, T. et al. (1994). *Biosci. Biotech. Biochem.*, **58**, 1519-1521.
14) 小西茂毅・高橋英一 (1969). 土肥誌, **40**, 479-484.
15) 小西茂毅 (1969). 第9回日本アイソトープ会議報文集, 423-425.
16) Zaprometov, M. Z. & Kursanov, A. L. (1958). *Figiologiya Rastenii*, **5**, 310.

2.4.2　カフェインの生合成，代謝

　カフェインは，プリン塩基であるキサンチンにメチル基が3つ付加した1,3,7-トリメチルキサンチンである．メチルキサンチンやメチル尿酸は，プリンヌクレオチドに由来し，プリンアルカロイドと総称される．カフェインは，チャのほか，コーヒー，マテ，ガラナなどの植物由来の飲料にも含まれている．また，テオブロミン (3,7-ジメチルキサンチン)，テアクリン (1,3,7,9-テトラメチル尿酸) は，カカオや特別な中国茶に蓄積されている[1]．チャにおいては，若い葉が主要なカフェイン生合成の場であるが，若い果実，花でも合成がみられる．カフェインの生合成経路を図2.31に示す．いくつかの経路があるが，主要経路は，プリンヌクレオシドであるキサントシンのメチル化で開始する（反応1）．S-アデノシル-L-メチオニン (SAM) がメチル基供与体となり，7-メチルキサントシンシンターゼ(キサントシン N-メチルトランスフェラーゼ)により触媒される．次に，リボースが除去され，7-メチルキサンチンが生じる（反応2）．この反応は，チャでは，N-メチルヌクレオシダーゼが関与するという報告がある[2]．生じた7-メチルキサンチンは，さらに3位 N 原子にメチル基が導入され（反応3），テオブロミンが生じ，最後に，1位の N 原子にメチル基が導入されてカフェインが生じる（反応4）．反応3, 4には，カフェインシンターゼ (N-メチルキサンチンメチルトランスフェ

ラーゼ）が関与する．カフェインシンターゼは，非常に不安定な酵素で精製が困難であったが，1999 年に初めてチャからアフィニティークロマトグラフィーなどを用いて高純度の精製標品が得られ[3]，2000 年にこの遺伝子のクローニングが成功した[4]．カフェインシンターゼは，$N3$ のメチル化の方を，$N1$ のメチル化より迅速に行うため，テオブロミンがカフェインの前駆体として生じる経路が主要なものとなる．コーヒーでは，プリンアルカロイド合成の3つのステップにかかわる複数のメチルトランスフェラーゼ遺伝子が 2003 年以降明らかにされている[5~7]．チャについては，カフェインシンターゼ以外の N-メチルトランスフェラーゼ酵素の遺伝子は，まだクローニングされていない．^{14}C-前駆体のトレーサー実験からカフェイン合成経路には主要経路以外の経路があることが推定される（図 2.31）．これらの副反応は，複数の N-メチルトランスフェラーゼのあまり厳密ではない基質特異性や，基質の濃度などの要因により生じる可能性がある．ココアチャ（*Camellia ptilophylla*），イラワジエンシス（*Camellia irrawadiensis*）などテオブロミンを蓄積する *Camellia* 属の種では，最後のテオブロミンからカフェインができる反応が欠損しているか，きわめて低活性である．苦茶（*Camellia*

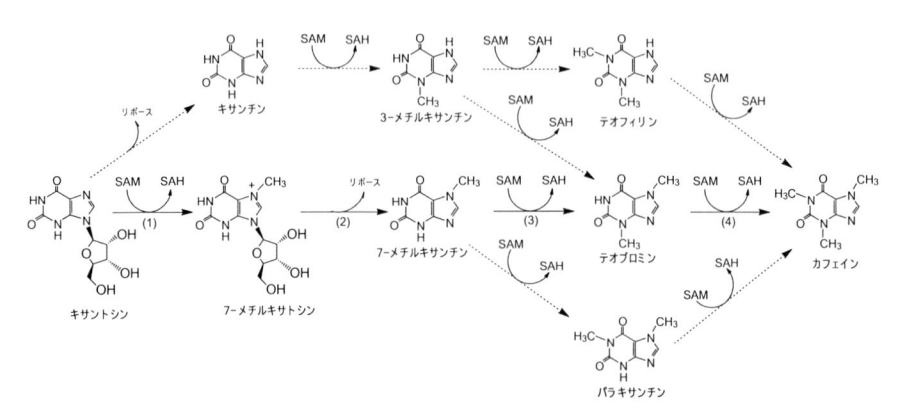

図 2.31 カフェインの生合成経路

実線の矢印は主要経路（反応 1～4），破線の矢印は，副反応を示す．(1) 7-メチルキサントシンシンターゼ（EC 2.1.1.158），(2) N-メチルヌクレオシダーゼ（EC 3.2.2.25），(3) カフェインシンターゼ（EC 2.1.1.160）または，テオブロミンシンターゼ（EC 2.1.1.159），(4) カフェインシンターゼ（文献6を改変）．

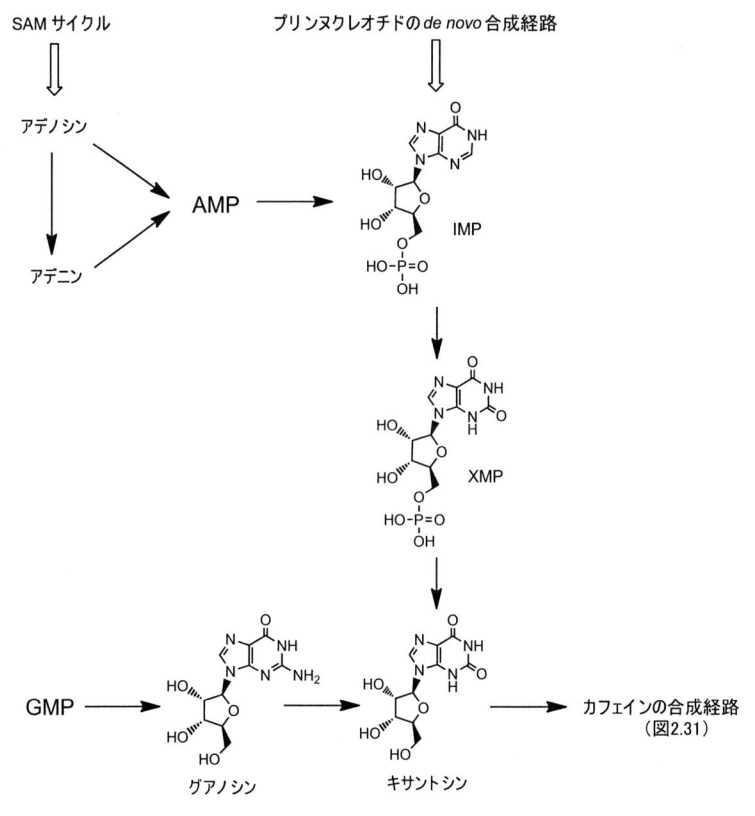

図 2.32 カフェイン生合成のためのキサントシンの供給経路
細胞内の AMP, GMP プール,プリンヌクレオチドで生成されるイノシン-5′-モノリン酸 (IMP), SAM サイクルで放出されるアデノシンから供給される（文献 1 を改変）.

assamica var. kucha）に蓄積されるテアクリン（1,3,7,9-テトラメチル尿酸）は,カフェインから合成される[5].

　カフェインの直接の前駆体であるキサントシンは,プリンヌクレオチドから生じるが,主要な生成経路は,(i) プリンヌクレオチドの de novo 生合成経路由来のイノシン-5′-モノリン酸（IMP）,(ii) SAM サイクル経由の AMP,(iii) 細胞内のアデニンヌクレオチドプール,(iv) 細胞内のグアニンヌクレオチドプールである（図 2.32）. SAM サイクル経由の場合,SAM がカフェイン合成などのメチル基供与につかわれると,SAM 自体は,S-アデノシル-L-ホモシステイン

(SAH) になるが，これから SAM が再生される過程でアデノシンが放出される．これが直接あるいはアデニンに加水分解された後に，サルベージ酵素（アデノシンキナーゼや，アデニンホスホリボシルトランスフェラーゼ）により，AMP が合成され，これがカフェイン合成に利用される[8]．コーヒーのカフェイン合成系の N-メチルトランスフェラーゼ遺伝子の発現を，アンチセンス法や RNA 干渉法により低下させたデカフェコーヒーや，これらの遺伝子を，カフェインを含まないタバコなどに導入して，防虫植物の作出が行われている[5,7,9]．最近，遺伝子組換えによる低カフェイン茶の作出が報告された[10]．

カフェインは，成熟にともない蓄積されるが，葉の老化に伴い一部は分解される．カフェインの分解の主要経路は，カフェイン→テオフィリン→3-メチルキサンチン→キサンチンであり，脱メチル反応の順番は合成経路の逆ではない．カフェインからテオフィリンができる反応が律速反応であり，テオフィリンからは容易にメチル基が除かれ，キサンチンになる．キサンチンは，一般の植物にみられるプリンの異化経路により，尿酸，アラントイン，アラントイン酸を経由し，最終的にはグリオキシル酸，アンモニア，CO_2 になる[5,7]． 〔芦原 坦〕

文　献

1) Ashihara, H. & Crozier, A. (2001). *Trend. Plant Sci.*, **6**, 407-413.
2) Negishi, O. *et al.* (1988). *Agric. Biol. Chem.*, **52**, 169-175.
3) Kato, M. *et al.* (1999). *Plant Physiol.*, **120**, 579-586.
4) Kato, M. *et al.* (2000). *Nature*, **406**, 956-957.
5) Ashihara, H. *et al.* (2008). *Phytochemistry*, **69**, 841-856.
6) Ashihara, H. *et al.* (2011). *Handb. Exp. Pharmacol.*, **200**, 11-31.
7) Ashihara, H. *et al.* (2011). *Plant Metabolism and Biotechnology*, pp. 163-189, John Wiley & Sons.
8) Koshiishi, C. *et al.* (2001). *FEBS Lett.*, **499**, 50-54.
9) Ogita, S. *et al.* (2005). *Plant Biotechnol.*, **22**, 461-468.
10) Mohanpuria, P. *et al.* (2011). *Plant Mol. Biol.*, **76**, 523-534.

2.4.3　カテキン類の生合成，代謝

チャには，カテキン類（フラバン-3-オール）が多量に含まれている．茶葉に含まれる主要なカテキン類は，(−)-エピカテキン（EC）と (−)-エピガロカテキン（EGC）と，その没食子酸エステルである (−)-エピカテキンガレート（ECg），(−)-エピガロカテキンガレート（EGCg）である（表 2.8）．カテキン類生合成

2.4 茶樹の生化学

表2.8 チャの実生におけるカテキン類(フラバン-3-オール)の分布(1g生重量当たりのμモル)

化合物	若葉	成熟葉	茎	主根	側根	子葉
(−)-エピガロカテキンガラート (EGCg)	87	60	9.5	nd	nd	nd
(−)-エピカテキンガラート (ECg)	23	12	2.2	nd	nd	nd
(−)-エピカテキン (EC)	3.9	4.9	2.1	1.3	0.7	0.2
(+)-ガロカテキン	6.2	8.8	1.4	nd	nd	nd
(+)-カテキン	0.3	0.4	0.5	0.2	0.1	0.02
プロシアニジンダイマ-B2	0.1	0.1	0.2	0.3	0.1	0.02
プロシアニジンダイマ-B4	0.2	0.2	0.4	0.2	0.1	0.01
プロシアニジントリマ-C1	0.01	0.03	0.1	0.1	0.1	0.02
総量	120	87	16	2	1.1	0.3

「やぶきた」種のチャから得た種子の8週間目の実生を用いて HPLC-MS/MS 分析から得られた. nd, 不検出. 文献1から抜粋.

の前駆体であるフェニルアラニンの芳香環を ^{14}C で標識して,実生の各部分の切片に投与すると,葉と茎では,EC, ECg, EGC, EGCg に取り込まれるが,根ではわずかに EC に取り込まれる以外は他のカテキン類への取り込みはみられない[1]. これらのカテキン類は,カフェインと同様に,葉で合成・集積されており,根で合成され,葉に転流するテアニンとは異なる(2.4.1 項参照).

これまでにカテキン類は一般のフラボノイド合成系とそれから派生する反応により合成されることが明らかになっている[2]. フラボノイドの基本骨格,C_6-C_3-C_6 は,2つの異なる生合成経路から供給される. フラボノイドの2つのベンゼン環(C_6)は,それぞれ,A環,B環,カテキン類のように中央部分が環になる場合は,C環と呼ばれる. フェニルプロパノイド経路で合成された4-クマロイル CoA は,B環の C_6 骨格と,C環を作る C_3 の架橋になる. マロン酸・酢酸経路で作られた3分子のマロニル CoA は縮合して,A環の C_6 骨格になる. この反応はカルコンシンターゼ(CHS)によって触媒され,ナリンゲニンカルコンが生成される(図2.33). カルコンイソメラーゼ(CHI)による異性化反応によってカルコンはナリンゲニンになる. フラバノン3-ヒドロキシラーゼ(F3H)で,-OH 基がC環に導入されてジヒドロケンフェロールになる. フラボノイド3′-ヒドロキシラーゼ(F3′H)によりB環の3′位にOH基が付くとジヒドロクエレセチンに,フラボノイド3′,5′-ヒドロキシラーゼ(F3′5′H)によりOH基が導入されると,ジヒドロミリセチンになる. これらのジヒドロフラボノールは,ジヒドロフ

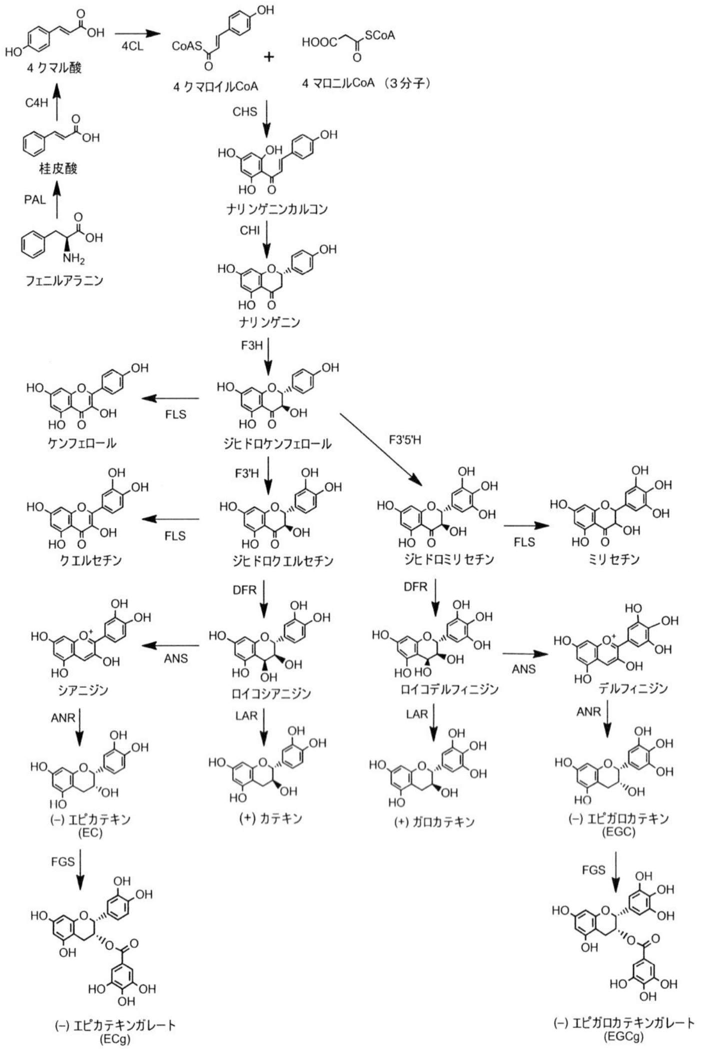

図 2.33　カテキン類の生合成経路

各反応を触媒する酵素の略号は，以下のとおり．PAL，フェニルアラニンアンモニアリアーゼ；C4H，桂皮酸 4-ヒドロキシラーゼ；4CL，4-クマロイル-CoA リガーゼ；CHS，カルコンシンターゼ；CHI，カルコンイソメラーゼ；F3H，フラバノン 3-ヒドロキシラーゼ；F3′,5′H，フラボノイド 3′,5′-ヒドロキシラーゼ；F3′H，フラボノイド 3′-ヒドロキシラーゼ；FLS，フラボノールシンターゼ；DFR，ジヒドロフラバノール 4-レダクターゼ；ANS，アントシアニジンシンターゼ；ANR，アントシアニジンレダクターゼ；LAR，ロイコシアニジンレダクターゼ；FGS，フラバン-3-オールガラートシンターゼ（文献1を改変）．

ラボノール4-レダクターゼ（DFR）により，C環4位にOH基が付き，ロイコシアニジンとロイコデルフィニジンになる．次に，アントシアニジンシンターゼ（ANS）により4位のCにOH基が除かれると，有色のシアニジンとデルフェニジンが生成される．これらの物質は，アントシアニジンレダクターゼ（ANR）によりそれぞれ，ECと，EGCになる．C環3位に没食子酸がエステル結合すると，ECgと，EGCgが生成する．なお，微量成分である（+）-カテキンと（+）-ガロカテキンは，ロイコシアニジンとロイコデルフィニジンからロイコシアニジンレダクターゼ（LAR）によりC環4位のOH基がはずれ生成される．

カテキン類生成に関与する遺伝子はチャでクローニングされている．チャでは，3種のカルコンシンターゼ遺伝子（*CHS1, CHS2, CHS3*）がある[3]．いずれも各器官で発現するが，葉や茎で，また若い組織で発現量が多い．カルコンイソメラーゼからロイコアントシアニジン生成までの酵素の遺伝子，*CHI, F3H, F3'H, F3'5'H, DFR*は，ほぼ葉，茎でのみ発現しており，他の器官における発現量はきわめて限られている[1,3,4,5]．EC, EGCの生成に関与するアントシアニジンレダクターゼ遺伝子（*ANR*）は，葉，茎での発現量が多いが，（+）-カテキンや（+）-ガロカテキンの合成に関与するロイコシアニジンレダクターゼ遺伝子（*LAR*）は，すべての器官で発現がみられる．カテキン類の生合成経路の制御は，転写レベルにおける制御が主要なものであると推定されている[1,3,4,5]．没食子酸エステルの生成酵素であるフラバノン3-オールシンターゼの性質も報告されている[6]が，この遺伝子はまだクローニングされていない．チャの生葉中では，EGCはただちにEGCgに変換されるので，この酵素がチャにおけるカテキン類合成の律速反応とはなっていないようである．EGCgは，チャ（*Camellia sinensis*）のほか，*Camellia taliensis*や*Camellia irrawadiensis*でもみられる．一方，ツバキ（*Camellia japonica*）や*Camellia pitardii*では，ECは蓄積するが，その没食子酸エステルはみられない[7]．これらの植物では，没食子酸合成系かこのエステル化酵素が欠損している可能性が高い．

〔芦原　坦〕

文　献

1) Ashihara, H. *et al.* (2010). *Phytochemistry*, **71**, 559-566.
2) Punyasiri, P. A. N. *et al.* (2004). *Arch. Biochem. Biophys.*, **431**, 22-30.

3) Takeuchi, A. et al. (1994). *Plant Cell Physiol.*, **35**, 1011-1018.
4) Eungwanichayapant, P. D. & Popluechai, S. (2009). *Plant Physiol. Biochem.*, **47**, 94-97.
5) Mamati, G. E. et al. (2006). *J. Sci. Food Agric.*, **86**, 459-464.
6) Saijo, R. (1983). *Agric. Biol. Chem.*, **47**, 455-460.
7) Nagata, T. & Sakai, S. (1984). *Jpn. J. Breed.*, **34**, 459-467.

2.5 茶樹の病虫害と防除

2.5.1 チャにおける病虫害の特性

わが国においてチャを加害する病気は約40種類[1]，害虫は約100種類[2]が知られている．これらのうち，発生が普遍的で被害の大きな種は，病気では，炭疽病，輪斑病，もち病，網もち病，赤焼病などであり，害虫では，チャノコカクモンハマキ，チャハマキ，チャノホソガ，チャノミドリヒメヨコバイ，チャノキイロアザミウマ，カンザワハダニ，コミカンアブラムシ，クワシロカイガラムシ，ヨモギエダシャク，ナガチャコガネなどである．なお，近年，中国から侵入したチャトゲコナジラミの被害が急増している．

チャは常緑の永年性作物で，1年に数回の摘採を行うことにより，収穫部位である新芽が数回伸びる．また，チャは特殊な樹型に整えられる．すなわち，葉層が厚く，摘採面付近は葉がきわめて密に茂り，枝も複雑に伸び，さらに樹冠内部にも葉が存在する．通常の薬剤散布は摘採面の上から行われるため，摘採面には十分量の薬剤がかかっても樹冠内部には薬剤は十分にはかからない（表2.9）．このため，株の内部に薬剤散布などの人為管理の影響の少ない空間が存在し，害虫とその天敵，病原菌とその拮抗微生物が保存される空間となってい

表2.9 摘採面上から散布した農薬の葉層各部への薬剤到達量[3]

薬剤名	薬剤到達量		
	摘採面	葉層中央部	葉層最下部
NAC水和剤	100	18.9	2.6
ブプロフェジン水和剤	100	23.4	1.1
イソキサチオン乳剤	100	15.3	1.1

葉層約15 cmの茶園で試験を実施．背負い式噴霧器により200 l/10a相当を散布．摘採面，葉層中央部，葉層最下部はそれぞれの部位にある葉表面への薬剤の付着量（摘採面を100とした場合の相対値）

2.5 茶樹の病虫害と防除

る．つまり，茶園生態系はわが国の作物生態系の中で最も複雑で安定的な生態系である．チャの病害虫管理を考える上でこの茶園生態系の特性を考慮する必要があり，在来天敵保護の重要性は他の作物に比べ高くなる．

近年，ダニ類の天敵であるケナガカブリダニは多くの薬剤に抵抗性を獲得し，慣行防除茶園においても有効に働くようになった．この抵抗性系統は感受性系統に比べ10～100倍の抵抗性比を示すが[4,5]，50％致死濃度は実用濃度と同程度かやや低い程度であり，摘採面付近に生息するケナガカブリダニは薬剤散布の影響によりかなりの部分が死亡する．しかし，樹冠内部の薬剤の影響を受けにくい空間では大部分が生き残るため，この程度の抵抗性系統であっても茶園全体として薬剤散布下でもカンザワハダニの密度を抑制できる．他にも多くの天敵類が樹冠内部で働いているものと考えられ，その解明と保護が重要である．

わが国における主要な茶害虫の特性を表2.10に示した．大きくは収穫対象である新芽を加害する害虫（チャノホソガ，コミカンアブラムシ，チャノキイロアザミウマ，チャノミドリヒメヨコバイなど）と，収穫対象以外（葉，茎，根）を加害する害虫に分けられる．寄主範囲の広い害虫もいるが，ヨモギエダシャクを除きすべての害虫は周年茶株内に生息し，茶株内で生活史を完結させている．移動性はきわめて低く，圃場での薬剤抵抗性の発達程度は過去の散布経歴でよく説明できる．休眠については，休眠種と非休眠種の両方がいる．また，インド，スリランカなど，他のチャ生産国の害虫との共通種は少なく，これは人工度の最も高い施設野菜で重要害虫種の大部分が世界共通であることと対照的である．

表2.10 日本における主要茶害虫の生態的特性

	加害部位	休眠	移動性	発生の特徴
カンザワハダニ	葉	有	低	—
チャノキイロアザミウマ	新芽	無	低	—
コミカンアブラムシ	新芽	有	低	—
チャノミドリヒメヨコバイ	新芽	無	低	—
クワシロカイガラムシ	茎	有	低	年次間差大
チャノホソガ	新芽	無	低	—
チャハマキ	葉	無	低	—
チャノコカクモンハマキ	葉	無	低	—
ヨモギエダシャク	葉	無？	高	—
ナガチャコガネ	根	有	低	局地的発生

新芽を加害する害虫は，きわめて低密度でも新芽の生育を阻害させるために収量に影響を及ぼし，また品質も低下させるため，被害許容水準はきわめて低くなる．一方，その他の部位を加害する害虫では，被害は主に次の茶期以後の新芽の生育抑制という形で表れ，被害許容水準は高くなる．

チャ病害を病原でみると，多くの病害，すなわち炭疽病，輪斑病，もち病，網もち病などは糸状菌病であり，細菌病としては赤焼病など，ウイルス病としては黄萎病などがある．発生部位でみると，大部分の病害が葉と枝条に発生し，幹部や根部に発生する重要病害は少ない．葉と枝条に発生する病害の多くは、収穫の対象となる新芽に感染する．チャでは新芽がそろって伸び，ほぼ完全に摘採されたり，刈り落とされるため感染部も一斉に切除されることになり，潜伏期の長い炭疽病や網もち病などでは発病前に切除される場合もある．一方で，切れ葉の増加が傷口から感染する輪斑病の発生を助長する．

もち病などは新葉に発生し品質に与える影響が大きいが，炭疽病，輪斑病など，他の主要病害の多くは成葉への発生による樹勢低下が主に問題となり，被害許容水準は高くなる． 〔河合　章〕

文　献

1) 江塚昭典・安藤康雄 (1994). チャの病害, 日本植物防疫協会.
2) 刑部　勝 (1986). 茶研報, **64**, 45-54.
3) Kawai, A. et al. (1999). *Appl. Entomol. Zool.*, **34**, 387-389.
4) 浜村徹三 (1986). 茶試研報, **21**, 121-201.
5) 望月雅俊 (1990). 応動昆, **34**, 171-174.

2.5.2　チャにおける病気の特徴と防除

a.　病気の特徴

・炭疽病（病原菌：*Disucula theae-sinensis*）

病原菌は糸状菌の一種で，2009年に菌の分類の見直しが行われ，属が *Colletotrichum* から *Disucula* に移された[1]．普及品種「やぶきた」がこの病気に罹病性であり，気象的にもほとんどの茶栽培地帯で発生する重要病害である．発病葉は落葉しやすくなり，発病葉の葉腋から出た新芽も悪影響を受ける．秋に多発すると発病葉が越冬して翌年の伝染源になるだけではなく，一番茶の減収を引

き起こす．

　感染は病斑に形成された胞子が周囲に飛散し，葉の裏側にある毛茸（長さ1 mm 前後の細い毛状の器官）に付着することで始まる．胞子から伸びた菌糸が毛茸内に侵入し，毛茸基部の壁孔より葉身組織に達する．毛茸基部に直径 1 mm くらいの小病斑を形成し，そこから維管束に沿って菌糸が進展して大型の褐色病斑を形成する．病斑は小病斑からの進展時には茶褐色の葉脈と葉身組織およびその周囲の黄変部の入り交じった状態となる．拡大すると不整形から円形に近い茶褐色の大型病斑となり，古くなると黒褐色の縁取りのある灰褐色病斑に変化する．胞子の付着から毛茸内への感染には 3～4 日を要するとされていたが，最近の研究で 12 時間前後で侵入していることが明らかとなった[2]．胞子付着から小病斑の形成までには約 2 週間，そこから褐色病斑形成までに約 1 週間と長い時間を必要とする．このため感染していても病斑が形成される前に収穫時期を迎える新芽の先端部分については防除の必要はない．胞子の飛散に降雨が必要で，胞子の発芽・侵入にも葉の濡れが必要なことから，感染は主として降雨時に起きる．平均気温が 22 ℃以上になると発病の増加することから，病気の発生時期はおよそ 5 月～10 月となる．特に梅雨と二番茶新芽の生育時期が重なる 6 月～7 月および秋雨と重なる 9 月の秋芽生育期に発生が多い．胞子の感染は展開して間もない上位の第 3 葉目くらいまでの新葉のみで起こり，硬化した葉では起こらない．

・**輪斑病**（病原菌：*Pestalotiopsis longiseta*）

　病原菌は糸状菌の一種で，かつては発生は少なかったが，1970 年代初頭に静岡県で本病菌の中から品種「やぶきた」に強い病原性を示す系統が出現し，「やぶきた」の普及にともなって輪斑病も全国に広がった．

　感染は，主に摘採時に生じた葉や枝の傷口から行われる．発病すると葉では傷口から同心円状に褐色の紋様が認められる円形の病斑を形成し，枝では傷口に暗褐色の壊死部が生じる．高温時に発病が多くなるため，7 月～9 月の二番茶および三番茶摘採後の発生が多い．近年は秋整枝後に発生していることも多い．多発すると枝枯れなども多くなり，その後の新芽の生育や収量に悪影響を与える．8～10 月に生育してきた新梢基部の包葉や不完全葉の脱落時の傷口から輪斑病菌が感染すると新梢枯死症状を引き起こす．新梢基部が壊死し，上部への水分供給が絶たれることから，次第に衰弱して新梢全体が枯死する．新梢枯死症は雨よけ

栽培すると発病が少なくなることから，新芽の生育初期の降雨が発病を助長するとされている．

・**赤焼病**（病原菌：*Pseudomonas syringae* pv. *theae*）

病原菌は細菌の一種である．全国的に発生するものの，発生量の年次変動が大きく，発生面積も炭疽病や輪斑病に比べて少ない．しかし，一番茶の萌芽時期に多発すると発病葉の落葉や新芽の枯死を引き起こし，収量に悪影響を与える[3]．

病斑は葉身部分にできる場合と葉の主脈に沿って広がる場合がある．発病初期では周辺部が水浸状で暗紫色を呈する円形の病斑が，やがて葉の半分近くの大きさを占める褐色から暗褐色の不整形の病斑となる．発病葉は落葉しやすくなる．新芽にも褐変や枯死を引き起こす．感染は葉や枝の傷口や気孔から降雨時に病原細菌が侵入することで起きる．このため葉が風で傷つきやすい幼木での発生が多く，周囲の成木園への伝染源となるほか，多発すると幼木の生育が悪化して成園化が遅れる．

発病は夏の高温時期を除いた秋から翌年初夏まで報告されているが，通常は早くて12月頃から認められ，3月〜4月頃に増加して，5月頃に一番茶を摘採したあとにはほとんど病葉は認められなくなる．

b. 防除とIPM

主要な病気に対する防除手段は化学農薬が主体で，病気により炭疽病にはステロール脱メチル化阻害剤（demethylation inhibitor；DMI剤），輪斑病にはストロビルリン系殺菌剤，赤焼病には銅剤と特定の系統の薬剤が多用され，輪斑病ではストロビルリン系殺菌剤耐性菌の発生[4]が問題となっている．

炭疽病では刈り残されて次の茶期の伝染源になる新梢下部の葉における発病を防ぐことを目的とし，新芽の萌芽〜3葉期頃までの間に1〜2回の農薬散布が行われている．農薬は病原菌に感染する前に散布することが基本だが，降雨により炭疽病菌に感染した茶園でも，降雨後にDMI剤を散布することで防除が可能である．輪斑病では摘採終了後になるべく早くに農薬散布を行う必要があるが，摘採作業の都合や周囲の摘採前の茶園へのドリフトの懸念から摘採直後に農薬散布を行えない場合が多い．この場合，農薬散布が可能になった時点で摘採面から数cm下の枝条部を病原菌が感染しているとみなして浅く刈り落とし，その後に農薬散布を行うことで対応できる．新梢枯死症に対する農薬防除は新芽の萌芽期か

ら開葉期に行う．赤焼病に対しては常発茶園や発生の懸念される茶園で防除を行う．初発生が確認されたらすみやかに防除することが重要だが，発生の少ないうちは気づくのは難しい．このためスケジュール散布的な対応として，散布時期は秋10月および翌年2月～3月に1～2回とされている．

環境保全の視点から，チャにおいてもIPM (integrated pest management；総合的病害虫管理) 技術の開発が行われている．近年育成されてきた炭疽病および輪斑病に対する病害抵抗性品種の利用は効果的である．耕種的防除法としては赤焼病では防霜ファンや被覆資材による凍霜害予防，秋整枝頃に多量の施肥をしない，マシン油乳剤の散布を避ける[3]などがあり，炭疽病では整せん枝による感染危険時期の回避がある．チャでは栽培管理上，定期的に摘採と整せん枝が行われるが，これが結果的に病原菌感染部位の物理的除去になっている．〔園田亮一〕

文　　献

1) Moriwaki, J. & Sato, T. (2009). *J. Gen. Plant Pathol.,* **75**, 359-361.
2) 山田憲吾他 (2009). 茶研報, **107**, 71-79.
3) 富濱　毅 (2009). 鹿児島農総セ研報 (耕種), **3**, 225-282.
4) 富濱　毅他 (2009). 九病虫研会報, **55**, 83-88.

2.5.3 チャにおける害虫の特徴と防除
a. 害虫の特徴
1) 新芽を加害する害虫

・チャノミドリヒメヨコバイ (*Empoasca Onukii*)

　黄緑色のヨコバイで成虫の体長は約3 mm，俗にウンカと呼ばれる．年8～9世代（静岡県では年8世代）発生し，成虫で越冬する．新梢の木質部に産卵し，幼虫と成虫が新芽や新葉を吸汁する．加害を受けた新葉では葉脈が赤褐色になって葉が黄化する．被害が激しい場合には，新芽は萎縮して生育が止まり，さらに赤葉枯病の発病を誘発して枯死する．

・チャノキイロアザミウマ (*Scirtothrips dorsalis*)

　黄色の微小なアザミウマ類で成虫の体長は約0.9 mm，俗にスリップスと呼ばれる．年7～8世代の発生で，卵は葉肉に産下され，枝幹表皮の隙間や落葉中などで越冬する．若い新芽に寄生して吸汁し，加害を受けた新芽では，葉裏が硬化・

褐変し，奇形化する．被害の激しい場合には，新芽は萎縮して生育が止まる．本種は広食性で，カンキツなど様々な作物で被害が発生する．

・チャノホソガ（*Caloptilia theivora*）

ホソガ科の小型の蛾で成虫の体長約6 mm，新葉を三角形に巻くことから俗にサンカクハマキと呼ばれる．年6～7世代（静岡県では年6世代）発生し，蛹で越冬する．新葉の葉裏に産卵し，ふ化後は皮下潜孔期～葉縁巻葉期～三角巻葉期を経て，老熟幼虫は古葉に移動して葉裏で蛹化する．

・その他

コミカンアブラムシ（*Toxoptera aurantii*），ツマグロアオカスミカメ（*Apolygus spinolae*），チャノホコリダニ（*Polyphagotarsonemus latus*），マダラカサハラハムシ（*Demotina fasciculata*）などがある．マダラカサハラハムシは，近年，被害が散見されるようになり，不明であった発生生態も解明されつつある[1]．

2) 葉を加害する害虫（口絵7参照）

・チャノコカクモンハマキ（*Adoxophyes honmai*），チャハマキ（*Homona magnanima*）

チャノコカクモンハマキは雌成虫の体長約9 mm，チャハマキは雌成虫の体長約15 mmのハマキガで，俗にハトジと呼ばれる．ともに年4～5世代発生し，幼虫で越冬する．幼虫が葉を綴って食害し，巻葉の中で蛹化する．前者は葉裏に，後者は葉表に卵塊を産む．前者は新葉を好んで食害し，後者は成葉を好んで食害して坪状の被害が発生することもある．両種の性フェロモン剤（誘引用および2種共通の交信攪乱剤）が実用化されている．

・カンザワハダニ（*Tetranychus kanzawai*）

雌成虫の体長約0.5 mmのハダニ類で，俗に赤ダニと呼ばれる．成虫態で休眠越冬し，2月下旬頃から産卵を始める．休眠雌は体色が朱色になる．近年，温暖な平坦地では5月下旬～6月上旬頃がピークとなる一山型の発生パターンが多い[2]が，8月下旬頃～9月上旬にも発生する．例年，6月中旬以降になると天敵のカブリダニ類の活動により急激に減少する．

・その他

ヨモギエダシャク（*Ascotis selenaria*）などチョウ目害虫や，チャノナガサビダニ（*Acaphylla theavagrans*），チャトゲコナジラミ（*Aleurocanthus camelliae*）

などがある．チャトゲコナジラミは2004年に京都府で初めて確認された侵入害虫で，静岡県でも2010年に発生が確認され，全国に拡大しつつある．

3) 枝幹を加害する害虫（口絵7参照）

・クワシロカイガラムシ（*Pseudaulacaspis pentagona*）

白い丸型の固着性のカイガラムシ類で雌成虫の介殻の体長は約2mm．近年，各地で被害が問題となっている．温暖な平坦地では年3世代，標高の高い山間地では年2世代の発生で，雌成虫で越冬する．介殻の中に100～120個の卵を産む．チャの枝幹に寄生して吸汁するため樹勢が損なわれ，寄生された部位では葉色が黄化し，寄生密度が高い場合には枝や株が枯死する．

4) 根を加害する害虫

・ナガチャコガネ（*Heptophylla picea*）

茶色の小型のコガネムシ類で成虫の体長は11～14mm，3齢幼虫は体長約20mm．成虫は6～7月に羽化し，土壌中に産卵する．幼虫がチャの根を食害し，食害された株では一番茶芽の生育が遅れ，収量が大幅に減少する．静岡県のほとんどの個体群では，雌成虫は飛翔筋を持たず飛翔できない[3]．土壌中における幼虫の垂直および水平分布には季節変動がみられ，晩秋期に浅い位置に集まる傾向はみられるものの，ほ場間差が大きい[3]．

b. 防除とIPM

主要害虫に対する防除手段は化学農薬が主体であるが，近年はその多くがIGR（昆虫成長制御）剤やジアミド系剤などの選択性殺虫剤となっており，以前の薬剤体系に比べると土着天敵類に対する農薬の悪影響は大幅に低減されつつある[4]．

新芽害虫では各茶期の萌芽～開葉期が散布適期で，ハマキガ類やクワシロカイガラムシでは，フェロモントラップの誘殺消長や有効積算温度によるふ化最盛日予測[5]に基づいて防除適期が決定される．カンザワハダニでは，越冬後の春防除など年1～3回程度の殺ダニ剤の散布が行われる．チャ害虫では，薬剤抵抗性の発達が従前より問題となっており，近年は，クワシロカイガラムシ[6]やチャノミドリヒメヨコバイ[7]でも抵抗性が顕在化している．

薬剤に依存した防除には抵抗性やコストなどの問題があるため，チャにおいてもIPM（総合的病害虫管理）技術が開発され，推進されている．例えば，ハマキガ類の交信攪乱剤（トートリルア剤）を基幹とした減農薬防除体系の現地実証

も行われ，農薬散布回数の低減とともにクワシロカイガラムシなどに対する土着天敵の保護と活用が確認されている[8]． 〔小澤朗人〕

文　献

1) 小澤朗人・吉崎真紀（2010）．植物防疫，**64**，541-545．
2) 小澤朗人他（2006）．茶研報，**102**，31-40．
3) 片井祐介・吉崎真紀（2008）．静岡農林研研報，**1**，45-51．
4) 小澤朗人（2008）．バイオコントロール，**12**，4-8．
5) 小澤朗人・鈴木智子（2006）．植物防疫，**60**，369-373．
6) 小澤朗人（2010）．応動昆，**54**，205-207．
7) 小澤朗人他（2009）．関東病虫研報，**56**，107-109．
8) 小澤朗人（2009）．生物機能を活用した病害虫・雑草管理と肥料削減：最新技術集（宮井俊一他），pp. 179-184，（独）農研機構　中央農業総合研究センター．

3 茶の加工科学

● 3.1 荒茶の製造 ●

茶葉は成分変化を防ぐため,摘採後できるだけ迅速に長期保存が可能な状態まで乾燥する必要がある.この茶葉の一次加工を茶の製造または製茶と呼び,この段階の茶を荒茶と呼ぶ.荒茶は選別や火入れなどの工程を経て仕上げ茶となる.

3.1.1 茶の種類

茶の製造においては,摘採した生葉を嗜好性に富んだ飲料となるよう加工することが重要で,世界中の国々で長い歴史を経て,多種多様な生葉の加工法が創り出された.茶の種類は,栽培方法,摘採時期,製造方法,色,形,産地などで分類できるが,ここでは,製造方法の違いによる分類を示す(図3.1).茶の製造では古くから,紅茶の製造の特徴である酵素による酸化に発酵という言葉が使われてきた.発酵とは本来は微生物発酵を意味する言葉で,茶葉に含まれる酵素による酸化に使うことは学術的には誤用であるが,ここでは従来どおりの不発酵茶,半発酵茶,発酵茶という表現を用いた.ただし,酵素酸化と微生物による発酵を明確に区別するため,後者を微生物発酵茶とした.

不発酵茶: 製造の第一段階で,加熱によって生葉の酵素活性を失わせ,成分の酸化を防いで製造する茶で,一般的には緑茶と呼ばれる.加熱方法に蒸気を使う蒸し製と"釜"で"炒る"釜炒り製がある.蒸し製緑茶は,製造方法や製造時期,栽培方法の違いにより,煎茶,玉露,てん茶(抹茶の原料),玉緑茶,番茶に細分される.

発酵茶: 茶葉を萎凋させてよく揉み,生葉から茶汁を絞り出して空気に触れ

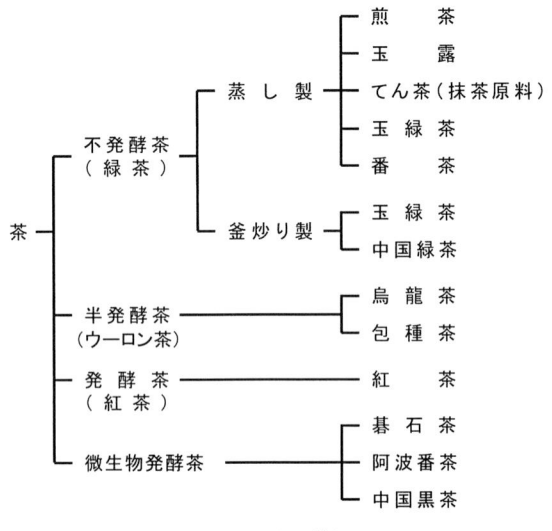

```
茶 ─┬─ 不発酵茶 ─┬─ 蒸し製 ─┬─ 煎   茶
    │ (緑茶)    │         ├─ 玉   露
    │           │         ├─ てん茶(抹茶原料)
    │           │         ├─ 玉 緑 茶
    │           │         └─ 番   茶
    │           └─ 釜炒り製 ─┬─ 玉 緑 茶
    │                       └─ 中国緑茶
    ├─ 半発酵茶 ─┬─ 烏 龍 茶
    │ (ウーロン茶) └─ 包 種 茶
    ├─ 発 酵 茶 ──── 紅   茶
    │ (紅茶)
    └─ 微生物発酵茶 ─┬─ 碁 石 茶
                    ├─ 阿波番茶
                    └─ 中国黒茶
```

図3.1 茶の種類

させ,生葉中の酸化酵素の働きによって茶葉成分の酸化を進めた茶で,紅茶のことを指す.

半発酵茶: 茶葉を萎れさせながら軽く刺激(萎凋)し,茶葉成分の一部を酸化させたものを"釜炒り"して製造する茶で,緑茶と紅茶の中間の性質を持つ.いわゆるウーロン茶である.

微生物発酵茶[1]: 後発酵茶とも呼ばれる.加熱によって生葉の酵素活性を失わせた後に,茶葉を堆積して微生物の繁殖を促して製造する茶で,荒茶の色は黒色に変わり独特の風味を有する.中国黒茶ではプーアル茶が有名である.

〔角川 修・山口優一〕

3.1.2 緑茶の製造
a. 煎茶[2]

煎茶は蒸し製緑茶に分類される茶で,現在日本で製造されている茶のほとんどを占めている.蒸熱した茶葉を終始揉みながら35℃前後で乾燥し,精揉と呼ばれる工程によりその形状を針状に伸ばしたものである.緑茶生産量が世界で最も多い中国でも,今日そのほぼすべてが釜炒り製緑茶であり,蒸し製緑茶を主に生

産・消費しているのは日本のみである．しかしながら，中国の唐代（8世紀）に記された『茶経』によれば，当時の茶は蒸し製緑茶の一種と考えられるものであり[3]，日本茶は，その頃の製法を今に残す貴重なものともいえる．

煎茶の製造方法は，17世紀前半に京都の宇治で確立されたとされており，元々は独特の手揉み製法により製造されていたものである．今日，ほぼすべての煎茶生産は機械製茶に変わっているが，それも明治以降，手揉み製法を徐々に機械に置き換えたものであり，その品質要件の基本は手揉み製法にあるといってよい．良質の煎茶は，針のように細く真直ぐに伸びた形状で，濃緑もしくは鮮緑でつやがあり，浸出後は明るい黄緑色の水色と，若芽特有の新鮮な香味，そして，バランスのよい旨味と苦渋味を有するものである．また，一煎目，二煎目で多くの成分が溶出する特徴があるが，これはその製造工程で終始茶葉が揉まれることによるものである．このような煎茶の特徴は，日本人の伝統的な嗜好によるものと考えられ，製造工程はその要件を満たす上できわめて理にかなったものである．すなわち，蒸熱は伝熱が非常に早いため，きわめて短時間の処理で発酵を生じさせる各種酵素の失活が可能であり，そのため，クロロフィル，カテキン類，アミノ酸などの茶葉成分の変化が生じにくい．また，その後の乾燥工程は，茶葉を揉むことにより茶葉表面が湿った状態での，いわゆる恒率乾燥が保たれるため，茶葉の温度は終始40℃より低い温度に保たれる．このような乾燥方法では，工程終了までに時間を要するが，香味の変質は最小限に抑えることができる．

煎茶の一般的な機械製造工程は，蒸熱，粗揉，揉捻，中揉，精揉，乾燥の6工程からなる．これは，煎茶の伝統的な品質を得る上で，必要最低限の工程と考えてよく，よい品質の荒茶を製造するためには，各工程終了時の標準的な茶葉水分（湿量基準〔%，W.B.〕）に従うことが肝要である．以下に，各工程について解説する．

1）蒸熱

摘採直後の生葉に蒸気をあて，ポリフェノールオキシダーゼなどのいわゆる発酵の原因となる酵素を失活させる工程である．また，この間，青葉アルコールをはじめとする香気成分の減少もみられることから，生葉の持つ過度な青臭みを蒸気によって除く効果もあるものと考えられる．蒸熱が不十分であると，酵素が完全に失活しないため，あとの工程中に酸化反応が起こり，茶葉が一部褐変・赤変

するとともに，香味もウーロン茶様，甚だしい場合は，紅茶様となり，煎茶としては著しく品質を落とすことになる．また，蒸熱時間が長くなると，茶葉組織が軟化して破砕されやすくなり，最終的な荒茶の外観も細かいものとなる．さらに，蒸熱はクロロフィルのフェオフィチンへの変化を生じさせる．そのため，蒸熱時間が長いほど，蒸し葉の色が緑色からやや褐色に変化し，これは製造された荒茶の色沢にも影響する．

　蒸熱時間は，いわゆる普通蒸し煎茶の場合，概ね 25 秒から 60 秒程度である．一般的には，新鮮で上質な香りを有する若い芽（いわゆる「みる芽」）では，その香りを損なわないよう，蒸し時間を短く（浅蒸し）することが多い．逆に，摘採の遅い成熟した芽（いわゆる「こわ葉」）や番茶では，特有の青臭みや茎臭を低減するとともに，最終的な荒茶が大柄になるのを避けるため，やや蒸し時間を長くする（強蒸し）．

　一方，静岡県中部地方などでは，蒸し時間を普通煎茶より長くしたいわゆる「深蒸し茶」の生産が盛んである．深蒸し茶について，特に厳密な蒸熱時間の基準はないが，概ね 120 秒以上の蒸熱時間のものが多いものと思われる．十分に蒸された深蒸し茶は，外観の形状が細かく，濃黄色の色沢で，香りは穏やかであるが，滋味は濃厚である．これは，1960～1970 年代に水道水の水質が劣っていた関東地方の嗜好に合わせたものとされている．

　上記のように，蒸熱時間は最終的に製造される煎茶の品質に大きく影響する工程である．実際の製造現場では，原葉の特性や，購入者の要望に合わせ，熟練者の判断で作業が行われる．

　蒸熱時間と並んで重要な要因として，蒸気量があげられる．茶葉の蒸熱は，単に高温の水蒸気に接触して熱が伝わるのではなく，気体の水（すなわち水蒸気）が冷却されて液体の水となるときに発生する潜熱（水 1 kg 当たり約 540 kcal）が瞬間的に茶葉に伝わり，急速にその温度を上昇させるものである．したがって，茶葉の温度を 100 ℃付近まで上げるためには，茶葉の重量の 30 % 程度の蒸気を供給する必要があり，それに応じた能力のあるボイラーが必要である．また，蒸しを強くすることを期待して，高温の蒸気を供給したり，蒸気流量を多くしても，茶葉上で蒸気の凝縮が生じなければ逆に蒸しが不十分となり，部分的に蒸しが弱くなる，いわゆる「むら蒸し」などが生ずることもある．

蒸熱工程で用いられる蒸機には，網胴回転攪拌式蒸機と送帯式蒸機の2種類があり，いずれも連続的に茶葉を蒸す装置である．前者は，金属網が裏打ちされた胴を回転させ，その中に茶葉と蒸気を通して，蒸熱を行うものである．蒸熱時間は，胴の傾斜角度や生葉の投入速度により調節する．また，胴内には，胴よりも高速で回転する攪拌羽根があり，これにより蒸熱が均一になるように工夫されている．本蒸機では，生葉の動きが複雑なため，蒸熱時間の正確な把握は困難であるが，運転条件（胴と攪拌軸の回転数，胴傾斜角度，生葉投入速度など）が不適切な場合は，投入から蒸熱終了までの時間に大きな分布が生じ，その結果蒸熱程度が不均一になる．また，極端な深蒸しでは，攪拌による機械的な作用により軟化した茶葉が細かく葉切れし，胴内に詰まるなどのトラブルが生ずることがある．しかしながら，機械の大きさの割に処理能力が高いことから，多くの製茶工場で用いられている．

一方，送帯式蒸機は，金属網でできたベルトの上を流れる茶葉に，上下のノズルから蒸気を噴射して蒸す構造のものである．内部での攪拌がないため，投入から終了までの蒸熱時間が均一で，葉切れがまったく生じないという特徴がある．また，ベルトの速度を変えることで蒸熱時間を容易に調節できるため，特に深蒸し茶の製造に適しているとされる．

2) 粗揉

蒸し葉を揉みながら熱風乾燥する工程であり，製茶における最初の乾燥工程である．手揉み製法においては「露切」「回転揉」と呼ばれる段階に相当する．蒸し葉の水分は，概ね70～80％程度で，茶葉の摘採期，熟度により若干異なるが，粗揉工程を終了した粗揉葉の水分は50％程度とする．例として，粗揉に投入した蒸し葉の水分を80％，重量を100 kgとし，粗揉葉の目標水分を50％とすると，粗揉葉の重量は40 kgとなる．すなわち，粗揉工程で60 kgの水を蒸発させる必要がある．粗揉機による粗揉工程は45分前後であり，その間にこれだけの水を蒸発させるため，その構造は独特のものとなっている（図3.2）．

粗揉機は底（揉底）が半円筒状の揉室に，葉ざらいと揉み手の付いた回転軸が備え付けられている．投入された蒸し葉は，1分間に40回転前後で回転する，フォーク状の葉ざらいにより手前から奥へと攪拌されるとともに，揉底に落ちた茶葉は同じ回転数で回転する揉み手により揉み込まれる．また，揉室の奥（背面）

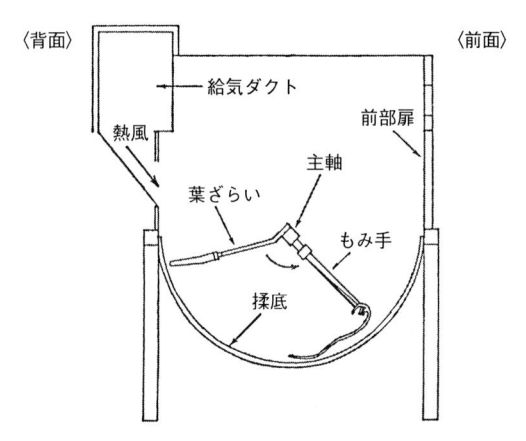

図3.2 粗揉機の構造

から火炉で加熱した熱風を送り込み，茶葉を撹拌・揉みながら乾燥してゆく．粗揉工程において最も重要な点は，茶葉の温度を34～37℃という低温に保つことであり，そのためには，茶葉表面を湿潤状態に保ったまま乾燥を行う必要がある（茶葉表面が湿っていることを，製茶の用語では「しとりがある」と表現する）．しとりがある状態では，茶温は湿球温度に保たれる，いわゆる恒率乾燥条件となっており，100℃以上の熱風をあてても低い茶温での乾燥が可能である．しとりを保つためには，内部の水分を表面に移動させることが必要であり，揉む操作はそのための機械的圧力を与えている．また，熱風量が過度であると，乾燥速度が内部からの水分の移動速度を上回るために茶葉表面が乾燥して減率乾燥と呼ばれる状態になる（このような状態を「上乾き」と表す）．上乾きが甚だしく，茶温が40℃以上に上昇したような場合は，製造された荒茶に外観・水色の赤み，むれ臭などの欠点が生ずることが多い．

恒率乾燥が保たれていれば，茶温は熱風の湿球温度と等しいため，湿り空気線図などの熱力学的手段により熱風温度を求めることができる．ただし，そのためには，外気（工場内）の湿度も観測する必要がある．雨天の場合など，湿度が高い条件下では，熱風の湿球温度（すなわち茶温）も高くなるため，熱風温度を低めに制御する必要がある．

実際の粗揉工程の制御では，水分が高く上乾きしにくい初期段階は，揉み込むことよりも迅速な乾燥を目的として多めの軸回転数，風量で乾燥を行う．近年で

は，この工程を行うために，「葉打機」と称する別の機械に分けることも多い．一方，工程の後半で乾燥がすすむと上乾きが生じやすくなるため，熱風温度，風量，軸の回転速度を段階的に下げ，適切な乾燥速度を保ち，揉み込みも強くする．今日の粗揉機では，茶温の計測などによる自動制御がある程度可能であるが，上乾きを予測することは難しく，熟練した作業者の手触りによる調整が必要である．前述のように，粗揉取り出し時の水分は通常50％前後であるが，これが粗揉機で恒率乾燥を保つことができる限界の水分と考えられる．

3) 揉捻

茶葉に加重をかけながら15〜30分程度「こねる」操作を行う工程である．揉捻機は，揉盤の上で回転運動をする円筒状の胴と，その中に投入した茶葉に加重をかける分銅で構成される装置である（図3.3）．この工程の目的は，粗揉葉の水分を均一にすることである．粗揉葉でも，部位により若干の水分の違いがある．例えば，茎の部分は水分が葉と比べて高いし，粗揉工程で注意を払っても一部には上乾きを生じている場合もある．このような水分むらを持ったまま次の乾燥工程に進むと，先に乾いた部分が破砕するなどにより，最終製品が不均一な形状になったり，一部茶温が上昇して内質を損ねるおそれもある．揉捻操作を十分行うことにより，減率乾燥に入りかけた茶葉表面に「しとり」をもどし，次の中揉工程での，さらなる恒率乾燥につなげることが可能となる．

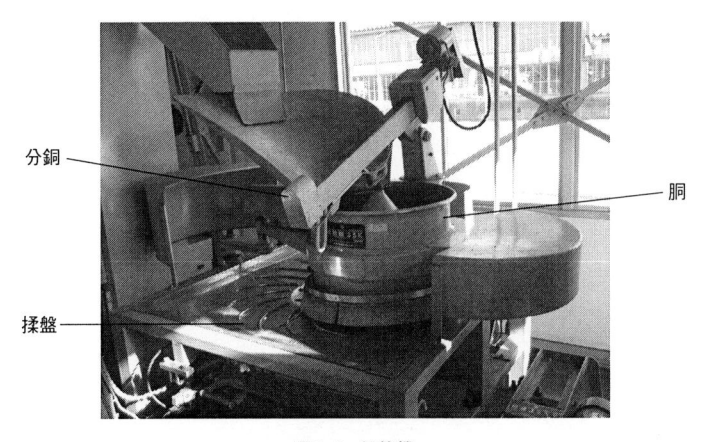

図3.3 揉捻機

4) 中揉

回転する円筒ドラムの中で，再び茶葉を30～40分程度熱風乾燥する工程である．中揉機も胴内に回転軸に取り付けられた揉み手があり，胴よりも早く回転することにより，茶葉を揉みながら乾燥する．その点では，粗揉機と同様の原理の装置であり，制御方法として恒率乾燥の状態を保つという点も同様である．しかしながら，茶葉の水分は低くなっているため，粗揉機と比べて供給熱風量，揉み手の強さなどを低く設定する．中揉の段階でも茶温を35～38℃程度に保つことが肝要であり，茶温が40℃を超えれば，粗揉と同様に荒茶に欠点が生じる．通常，中揉後の茶葉（中揉葉）の水分は26％程度で，終了時にまだ茶葉に若干の弾力がある状態が理想である．

5) 精揉

中揉の段階で茶葉はかなり細くよれているが，形状は曲がっている．そこで，これを真直ぐに伸びた形状に成形しながら30～40分程度乾燥する工程が精揉である．精揉機（図3.4）は，中心に揉盤とその上で往復運動する揉み手があり，茶葉は揉盤と揉み手との間で回転運動をしながら徐々に針状の伸びた形状に仕上げられていく．これは，手揉み製茶の仕上げ揉みにおける「転繰（でんぐり）揉み」「こくり」を機械に置き換えたものである．揉み手には，段階的に加重を調整できる分銅が取り付けられており，その加重のかけ方が製品の形状や色沢の良し悪しに影響する．加重の調整は茶葉の表面水分，形状の出来具合などから判断するが，熟練を要し，完全な自動制御は困難である．精揉機の下部にはバーナーを備えた火室があり，全体を加熱する仕組みとなっている．これにより，茶葉は

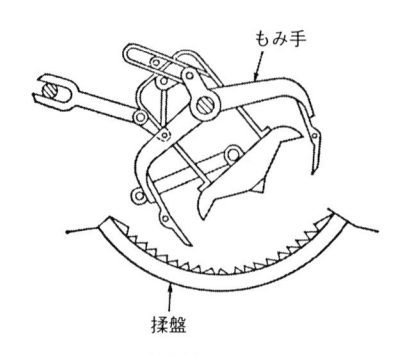

図3.4 精揉機のもみ手と揉盤

成形されながら乾燥され、精揉終了時には約13％程度の水分となる。

6) 乾燥

荒茶の水分は5％前後が理想であり、そのために最終的な熱風乾燥を行う工程である。一般的には、70～80℃程度の熱風で、30～40分ほど乾燥して仕上げる。

b. 玉露、てん茶（碾茶）

両者とも、摘採前に20日前後の遮光栽培を行った茶芽を原料とする高級茶である。玉露は、煎茶と同様の製茶法で製造するものであり、広義では煎茶の一種といえる。

てん茶は、蒸した茶葉を揉まずに乾燥したものであり、蒸熱後、茶葉は、重なり葉をなくすための冷却散茶機で処理された後、煎茶の製造工程とは異なるてん茶機に導入され乾燥される。てん茶機は、レンガなどで作られた大型の乾燥機であり、乾燥室内に3段あるいは5段の網製コンベヤベルトが設置された連続式の熱風乾燥機に近いものである。茶葉への伝熱には乾燥室内壁面からの放射伝熱が大きく働いているとされる。てん茶を石臼で粉砕したものが抹茶であり、伝統的に茶道で用いられてきたものであるが、近年では、菓子類など食品添加用の需要も増加している（図3.5）。

c. 蒸し製玉緑茶

蒸し製玉緑茶は、蒸し製という点で煎茶に近いものであるが、精揉を行わずに曲がった形状に仕上げたものである。現在は、佐賀、長崎、熊本、宮崎県など、主に九州地方で生産されている。製造工程としては、煎茶における精揉機のかわ

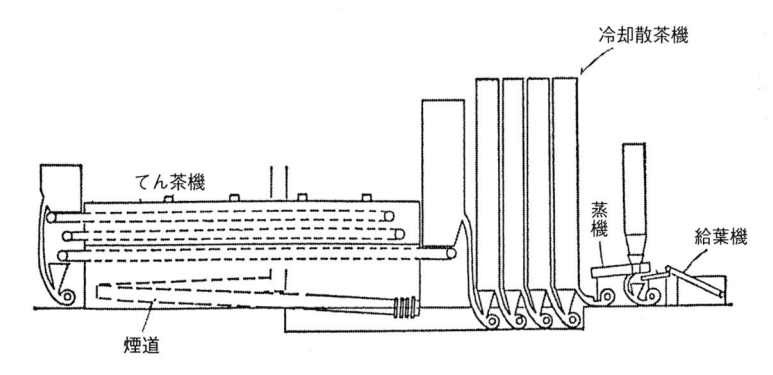

図3.5 てん茶製造設備

りに，再乾機を用いる．再乾機は中揉機と類似の構造の熱風乾燥機であるが，揉み手がなく，そのかわりに回転胴内に高さ2.5 cm程度の桟が取り付けられている．茶葉は再乾機内で相互に接触しながら捻れ，丸型に仕上げられる．

d. 釜炒り製緑茶

釜炒り製緑茶は，300℃以上の高温に熱した釜に摘採葉を投入し，加熱することにより，茶葉中の酵素を失活させ，その後揉捻，乾燥して製造される緑茶である．今日の中国緑茶はほぼすべて釜炒り製緑茶であり，地域ごとに製造方法が異なるものが数多くあり，その銘柄は数百種にも及ぶとされている．日本でも，佐賀，長崎，熊本，宮崎県などの九州各県には伝統的な釜炒り茶の製法が残されており，現在も生産が行われている．釜炒り製緑茶は，蒸し製緑茶と比べ，総じて軽くすっきりとした味わいと，釜炒り製緑茶特有の香り（日本では釜香（かまか）と呼ばれる）がある．中国，日本いずれも，伝統的には平釜や傾斜釜といった丸釜で，手炒り製法により製造されてきた．日本の釜炒り茶製造は機械化されている．一般的には炒り葉，揉捻，水乾，締め炒り，乾燥の工程がある．炒り葉機は，直火加熱した円筒の中で茶葉を加熱する連続式の装置である．炒り葉の工程は製品の品質を大きく左右する重要な工程とされるが，直火加熱のため茶温や水分管理が難しく，その制御には熟練を要する．水乾機は直火ドラム式の乾燥機であり，この工程も釜香の生成に関与しているとされる．近年では，より高品質で効率的な生産を目指して，煎茶と同様の粗揉機，中揉機を工程に加える工夫も行われている．

〔山口優一〕

3.1.3 紅茶の製造[4〜7]

紅茶は，茶葉に含まれる酸化酵素を働かせて製造する．摘採された茶葉に含まれる成分が酸化酵素の働きにより質も量も変化し，橙紅色の鮮やかな水色や爽快な渋味，紅茶特有のバラ様の花香あるいは果物様の甘い芳香などが生み出される．

オリジナルの製造法は，中国で考案された．その後，イギリス人がインドで紅茶の生産を始め，1800年代後半に製造工程の機械化が進められ，1907年に茶葉を揉んで茶汁を絞り出す揉捻機（Rolling Table）が開発された．この揉捻機を使った製造法がオーソドックス製法と呼ばれている．1931年に製造効率が高いCTC機（Crush（つぶす），Tear（引き裂く），Curl（丸める）の頭文字を取って呼ば

れている）が開発され，ティーバッグの普及にともなって CTC 製法の茶の需要が増加し，2009 年の統計データによれば，世界の紅茶生産量の 61.7 ％ が CTC 製法で製造されている．

一般的な紅茶の製造工程は，萎凋，揉捻，発酵，乾燥の工程からなり，工程中に茶葉のサイズを揃えるための篩分けも行われる．

a. 萎凋

萎凋の目的は 2 つある．紅茶の香りや味の発揚に必要な生化学反応を起こさせることと，茶葉を萎れさせて柔らかくして次の工程に適した状態まで水分を減少させることである．生化学反応については，呼吸作用による多糖類の減少，クロロフィルの分解，アミノ酸，カフェインおよび有機酸などの増加があげられる．また，ポリフェノールオキシダーゼ活性が上昇し，細胞膜の透過性が高まって発酵に適した状態になる．

萎凋の方法には，自然萎凋と人工萎凋の 2 種類がある．自然萎凋は，室内に張ったハンモック式の萎凋網や萎凋棚に茶葉を薄く広げ，空気の自然な流れによって萎れさせる伝統的な方法である．人工萎凋は，萎凋槽で行われる．通気孔を備えた平らな棚や網の上に茶葉を厚さ 20 cm（30 kg/m^2）で広げ，その下から送風機で葉層内に空気を送る．近年では，効率的に大量処理できることから，人工萎凋が中心になっている．萎凋工程の所要時間は 12～20 時間で，萎凋程度は次の揉捻工程で使われる機械によって異なり，オーソドックス製法の場合は茶葉水分が 60 ％ 以下，CTC 製法の場合 65～71 ％ が適当とされる．萎凋葉からは果物様の萎凋香が発せられ，柔らかな茎に皺がみられるようになる．

b. 揉捻

揉捻は，茶葉の組織を破壊して茶汁を絞り出す操作である．この操作により，酸化酵素が空気に触れて酸化しやすくなるとともに，飲用時に茶葉の成分が湯に溶け出しやすくなる．揉捻工程で使用される機械の違いにより，オーソドックス製法と CTC 製法に大別される．

オーソドックス製法で使用される揉捻機は，緑茶製造で使用される揉捻機と基本構造は同じである（口絵 9 参照）．揉捻機はリーフ型用とブロークン型用で揉盤の形状が異なり，ブロークン型用は揉盤の中央に円錐状の突起がある．揉捻工程全体の所要時間は 20～30 分で，揉捻葉の温度が高温にならないように蓋の開

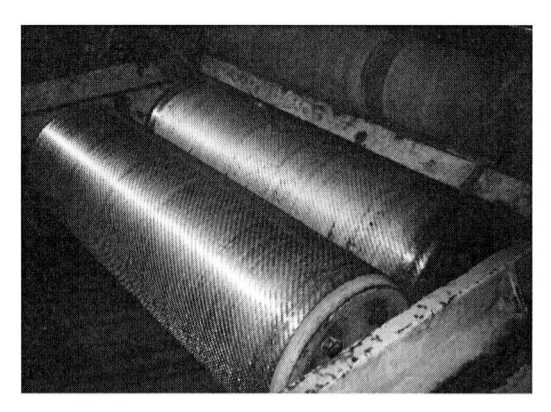

図 3.6 CTC 機のローラー（影山淳氏提供）

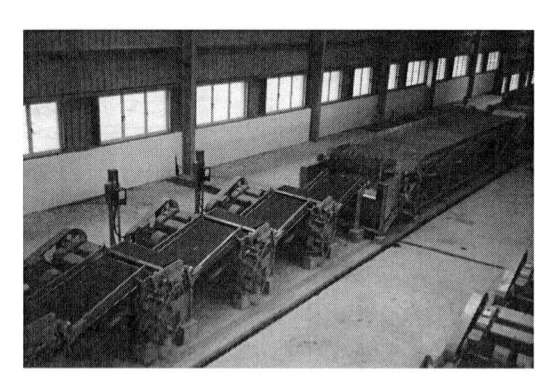

図 3.7 3 連の CTC 機（影山淳氏提供）

閉が行われる．揉捻工程後には塊になった揉捻葉が揺動ふるいにかけられて玉解きされ，ふるいの目を通過した小さな葉は発酵工程に移され，大きな葉は再び揉捻機に戻される．

　CTC 機は水平に配置されたステンレス製の 2 本のローラーから構成される (図 3.6)．2 本のローラーは茶葉がローラーの間を上から下に通過するように内向き回転し，回転数はそれぞれ 70 rpm と 700 rpm である．ローラー表面にはやすりのような無数の細かい歯が刻まれており，ローラーの間を茶葉が通過する際に，茶葉の組織が破壊されて，微細な粒になる．コンベアを介して複数台連結して使用されることが多い（図 3.7）．

　この他に，揉捻工程で茶葉を破砕する機械として，大型の肉挽き機のようなロー

ターバン (Rotorvane), 回転子に円形ナイフとビーターが取り付けられた LTP (Lawrie Tea Processor) などがある. 製造する紅茶の種類により, 揉捻機, ローターバン, CTC 機が組み合わされて使用される.

c. 発酵

カテキン類はポリフェノールオキシダーゼの作用により酸化され, 紅茶特有の赤橙色のテアフラビン類やテアルビジン類に変化する. この生化学反応は, すでに, 萎凋段階から始まっており, 揉捻工程により加速され, 最終的にこの工程で荒茶の品質が決まる. 最も重要なのは温度と湿度, 時間である.

伝統的な製茶施設では, 発酵室の磨かれた床の上に揉捻葉を 5~10 cm の厚さに堆積し, 室温 25 ℃ 以下, 湿度 90 % 以上で静置する. 生産効率を求める施設では, 堆積厚さを深くして送風機によって空気を通す発酵槽やコンベア上に茶葉を堆積する連続式発酵機が利用されている. 発酵中の茶葉の表面乾燥を防ぐため, 送風機による空気には加湿空気が使われる. 発酵工程に要する時間は 40 分~3 時間である.

d. 乾燥

乾燥の目的は, 茶葉を高温にして酸化酵素を失活させて酸化を完全に止め, 品質が劣化しにくい 3~5 % の水分まで乾燥させることである. 発酵工程で酸化が進みすぎると紅茶の香気が失われて水色も黒っぽくなるので, 最高の品質になった状態で酸化発酵を完全に止める必要がある. 乾燥機に投入される茶葉の水分は 73~60 % と多いので高温の空気を大量に送るが, 茶葉を焦がすような過度の高温は避けなければならない. 連続式の乾燥機の場合, 100 ℃ 前後の熱風を供給し, 排気温は 55 ℃ 前後である. 乾燥に要する時間は約 20 分である. 〔角川 修〕

3.1.4 ウーロン茶の製造[3, 8]

ウーロン茶は中国の福建省, 広東省および台湾などで伝統的に生産される半発酵茶であり, 福建省北部の武夷山地方が発祥とされている. その種類は, 生産地や用いる茶品種により非常に多種多様であるが, 大きく分けると, 武夷山をはじめとする福建省北部で製造される発酵度の強いもの (閩北ウーロン茶), 安渓県をはじめとする福建省南部で製造される, 発酵度の弱いもの (閩南ウーロン茶) に分類される. 前者としては, 武夷岩茶, 水仙など, 後者としては, 鉄観音, 黄

● コラム3　多田元吉と国産紅茶 ●

多田元吉は1829年に上総国富津村(現,千葉県富津市)に生まれ,徳川幕府崩壊後,徳川慶喜に従い静岡に赴き,丸子に茶園を開き,茶栽培を始めた.その後静岡にいた多田は明治政府に招聘され,茶の輸出の進展を図るため中国(1875年)やインド(1876年)に派遣され,紅茶の製造方法や栽培方法の調査を行った.その折,多田は中国やインドから各種資料の収集や紅茶製造技術とともに数多くの種子も導入し,日本における紅茶生産の礎を築いた(図参照).これらの種子は,東京新宿試験園内をはじめ静岡,三重,鹿児島など各地に配布され,それらを親とした実生茶樹からは発酵性に優れたものが選抜され,多収化や高品質化に貢献した.日本における紅茶生産は明治時代初期から輸出産品の一環として始まり,その後紅茶用品種の育成なども行われ,昭和30年代のピーク時には数千tも生産された.国は昭和34年には茶業振興調査会の答申に基づき昭和63年には栽培面積1万ha,国内消費量9,000 t,輸出量9,000 tの達成目標を掲げ,紅茶による海外市場の開拓と国内需要の喚起が行われた.しかし,昭和46年(1971)の紅茶の自由化とともに国内生産はまったく途絶え,折りしも自由化目前に行われた紅茶から緑茶への生産転換事業と,好景気による緑茶の内需拡大により,国内における茶の生産は緑茶一辺倒に変わった.

最近紅茶用品種はもとより,紅茶の生産加工技術もほとんど衰退したなかで,再び紅茶づくりブームが広まりはじめている.　　　　　　　　　　　　　　［中村順行］

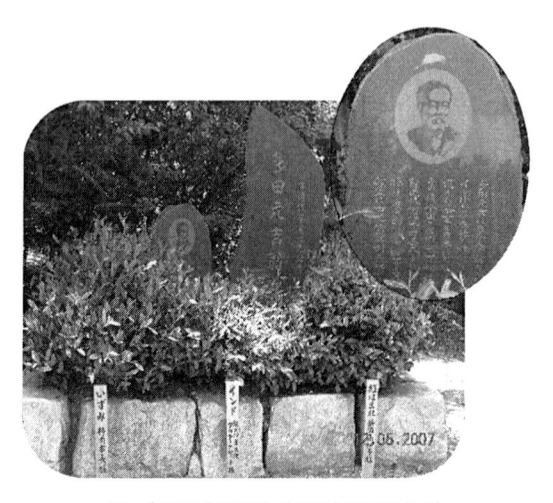

図　多田元吉顕彰碑（静岡市駿河区丸子）

金桂などといった銘柄が有名である．台湾には，さらに発酵度の強い高級ウーロン茶や，逆に発酵度が非常に弱い包種茶などの種類もある．ウーロン茶はその香りが重要であり，何煎も香りが楽しめるものが良質とされる．

ウーロン茶の製造工程は，摘採した茶葉を萎凋させる工程と，萎凋後の茶葉を釜炒り茶と同様に加熱，乾燥する炒り葉工程からなる．萎凋工程では，室内萎凋と日干萎凋が行われ，さらに，揺青と呼ばれる撹拌操作が加わる．これらの操作の組み合わせや回数は，同じウーロン茶でも茶種ごとに異なっており，それが発酵度の強弱や香味の多様さの要因となっている．

萎凋後の炒り葉工程では，今日ではドラム式殺青機が用いられ，さらに熱風や直火乾燥により仕上げられる．ただし，福建南部や台湾ウーロン茶の一部では，乾燥の間に包揉もしくは団揉と呼ばれる工程を何度か挟む．これは，茶葉を硬い布に包んで揉捻する操作であり，鉄観音など包揉されたウーロン茶では，小さな団粒状の形状となる． 〔山口優一〕

文　献

1) 呂　毅他 (2004). 微生物発酵茶中国黒茶のすべて, 幸書房.
2) 岩浅　潔編著 (1994). 茶の栽培と利用加工, 養賢堂.
3) 布目潮渢 (2001). 中国茶の文化史, 研文出版.
4) 岩浅　潔 (1991). 茶の科学 (村松敬一郎編), pp. 52-64, 朝倉書店
5) Hampton, M. G. (1992). *Tea : cultivation to consumption* (Willson, K. C. & Clifford, M. N.), pp. 459-500, Chapman & Hall.
6) Vijay Dudeja (1999). QUALITY PERCEPTION AND EVOLUATION OF TEA PROCESSING TECHNOLOGY, Global Advances in Tea Science, pp. 733-744, Aravali Books International (P) Ltd.
7) Ramaswamy, S. (1999). MANUFACTURE OF BLACK AND GREEN TEA IN INDEA, SRI LANKA AND AFRICA, Global Advances in Tea Science, pp. 745-760, Aravali Books International (P) Ltd.
8) 施海根主編 (2007). 中国名茶図譜：烏龍茶, 黒茶及圧制茶, 花茶, 特殊茶巻, 上海文化 出版社.

◀ 3.2　茶の仕上げ加工 ▶

荒茶は形が大きく不揃いであり，水分がやや多く貯蔵性に欠ける．また本茶の他に粉，古葉，硬葉，木茎が含まれており，青臭みがある．荒茶の持つ特性を活かして商品価値を高めるため，仕上げ加工が行われる．仕上げ加工は火入れ，篩

84   3. 茶の加工科学

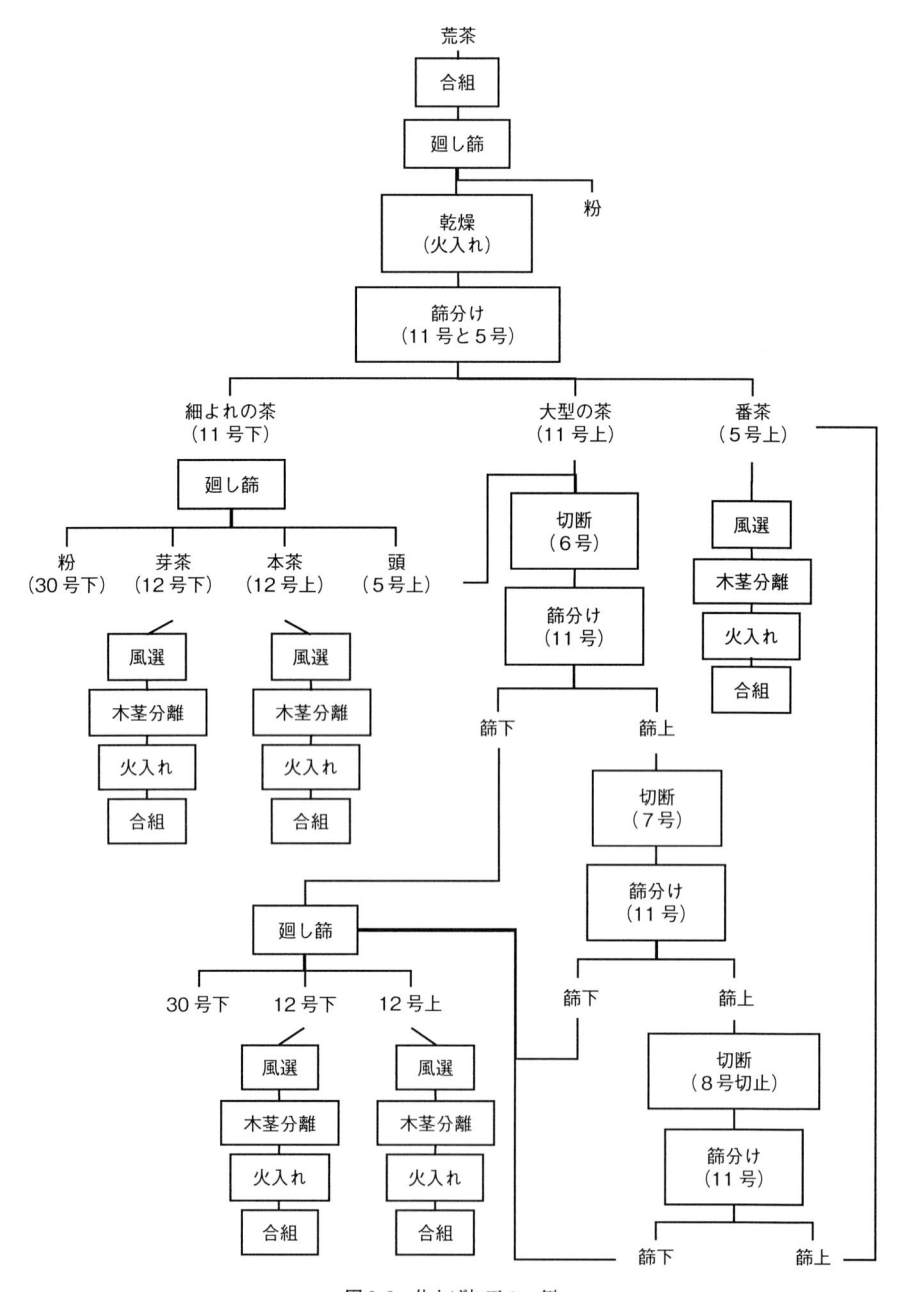

```
                          荒茶
                           │
                         ┌─────┐
                         │ 合組 │
                         └─────┘
                           │
                         ┌─────┐
                         │廻し篩│
                         └─────┘
                           │────────── 粉
                         ┌─────┐
                         │ 乾燥 │
                         │(火入れ)│
                         └─────┘
                           │
                         ┌─────────┐
                         │  篩分け  │
                         │(11号と5号)│
                         └─────────┘
        ┌──────────────────┼──────────────────┐
    細よれの茶            大型の茶            番茶
    (11号下)             (11号上)            (5号上)
```

図3.8 仕上げ加工の一例

(細よれの茶: 廻し篩 → 粉(30号下), 芽茶(12号下), 本茶(12号上), 頭(5号上)。芽茶・本茶: 風選 → 木茎分離 → 火入れ → 合組)

(大型の茶: 切断(6号) → 篩分け(11号) → 篩下/篩上。篩上: 切断(7号) → 篩分け(11号) → 篩下/篩上。篩上: 切断(8号切止) → 篩分け(11号) → 篩下/篩上)

(篩下をまとめて 廻し篩 → 30号下, 12号下, 12号上。12号下・12号上: 風選 → 木茎分離 → 火入れ → 合組)

(番茶: 風選 → 木茎分離 → 火入れ → 合組)

分け，切断，合組の工程に大別されるが，決まった順序はなく，用いる荒茶や仕上げる茶の内容によって異なる．ここでは煎茶の仕上げ加工の一例をあげて説明する（図3.8）．

まず，品質や産地，品種などが異なる荒茶を目的に応じて混ぜ形状や組成を均一にする．このことを合組と呼ぶ．次に茶を乾燥するために火入れを行うが，その前に粉は焦げやすく焦げた香りが本茶に移りやすいので廻し篩によって取り除かれる．最初の篩は振動篩や平行篩で細くよられた茶，大型の茶，番茶を分ける．11号篩下の細くよられた茶は廻し篩で長さを揃え，5号上の「とび」や「頭」（大型の茶葉）と呼ばれる長い茶は切断する．11号篩上の大型の茶は切断と振動篩を繰り返して形を整える．篩によって長さを揃えられた茶は風力選別機で浮葉や破砕葉を除き，木茎分離機で茎を分ける．仕上げ工程の終わりに再度火入れし，茶に焙せん香を与える．

3.2.1 火入れ

荒茶は火入れと呼ばれる加熱処理によって水分が減り，貯蔵性が高まる．火入れの温度が高くなると，日本茶特有の香ばしさが生じ青臭みが減る．火入れには，粉を除去後乾燥と火入れを行う先火入れと，茶を篩分け切断や木茎分離後に行う後火入れがある．また，これらを併用した前後火入れも行われている．

a. 火入れ機の種類

火入れ機の種類は熱風を利用する熱風式火入れ機，ドラムを回転させて茶を炒るように火入れする回転ドラム式火入れ機，トラフコンベアを振動させて茶葉を移動させながら火入れする遠赤外線振動式火入れ機がある．熱風式火入れ機では60℃から140℃程度の熱風を用いる．熱源は熱風の他，加湿熱風を利用した火入れ機もある．回転ドラム式火入れ機では直火，炭火，遠赤外線，マイクロ波あるいはこれらを組み合わせた火入れが行われている．この他ドラム内部に熱風を導入できる火入れ機や遠赤外線ヒーターを設置したものもある．回転ドラム式で高温短時間の火入れでほうじ茶を製造する場合，加熱むらが生じないよう砂を入れることもある．遠赤外線振動式火入れ機はトラフコンベアに取り付けられた温度計で温度を調節しながら上部に取り付けられた遠赤外線ヒーターで火入れを行う．

b. 火入れと品質

上級茶など新鮮さや色沢を重視する場合，熱風式火入れ機を用いて70℃程度の熱風で火入れを行う．茶温管理が容易で多用されている．中級茶や下級茶など火入れの香りを強くしたい場合，茶温が100℃以上となるように火入れする．回転ドラム式火入れ機では温度を120℃から140℃程度に調整する．ほうじ茶は高温で数分程度の火入れをするが，茶温が180℃から200℃程度になるよう機械を調整する．火入れは感覚に頼ることが多く，環境条件の影響をうける．したがって，仕上がりの品質を常に一定にするため，工場内の温度や湿度環境を調整して火入れを行う工場もある．

3.2.2 篩分け

篩は物の大きさや形状など物理的性質によって特定の形状の物を選別する機器の総称である．茶の場合，大型の茶や粉の分離，さらに茶の長さを揃えるために用いられる．

a. 篩の種類

篩には平面篩と振動篩がある．平面篩では往復運動型の平行篩と旋回運動型の廻し篩が行われる．平行篩で茶は垂直方向の振動が与えられ跳躍を繰り返し，細長い茶は篩い落とされる．廻し篩で茶は篩面上を横になった状態で滑って旋回し，長めの茶は篩面上に残り，短い茶は篩い落とされる．主に粉の分離や茶の長さを揃えるために行われる．振動篩は篩面が垂直方向に振動するため，茶葉は跳躍し細長い茶を選別するのに使われる．平行篩に比べ篩目に茶が詰まりにくく，多くの仕上げ工場で使われている．

b. 篩目

茶の仕上げ加工で扱う篩は一寸（約3cm）を区切った枡目の数で表している．10号篩であれば，一寸を10個の枡目に区切った篩である．したがって，数が大きいほど細かい篩である．

c. 篩による分級

仕上げ工程において最初の振動篩や平行篩では上級茶で11号から13号の篩を，中下級茶で10号前後の篩を選ぶ．廻し篩では4号および5号の篩上を「頭」に，30号から40号下を「粉」にするのが一般的である．茶問屋では1台で廻し篩，

平行篩あるいは振動篩を組み合わせ太い茶や長い茶，粉などを分け，切断機で切断して形を整える総合仕上げ機が利用されている．

3.2.3 木茎分離

茎は青臭みが強く，保存中に異臭が本葉より発生しやすい．また形状が葉と異なり，火が入りにくいことから選別される．木質化した赤茎は荒茶の製造工程で風力選別機により取り除かれる．仕上げ工程においても同様に風力選別機で赤茎が取り除かれる．それ以外の大部分の白茎は静電分離機と色彩選別機で分別する．

a. 静電分離機

よく乾燥した茶葉を高圧電場中に通すと，茎は電極のほうに引き寄せられる．これは茎と葉の水分差による導電率や葉と茎の摩擦によって生じる静電気の性質の違いを利用している．白茎の分離に適している．

b. 色彩選別機

色彩選別機は木茎をCCDカメラなどで色により識別し，圧縮空気で吹き飛ばして分離する．一つずつ選別する方式のため，静電分離機に比べ能率は劣る．

3.2.4 合　組

仕上げた本茶や芽茶，切断と篩によって成形された茶の混合と，産地や品種，製造法によって異なる味や香り，水色などを調整するために合組が行われる．合組は茶をドラムに入れ，破砕させないよう3分から6分程度でドラムを1回転させ，ゆるやかに行う．合組機のドラムに1度に入れられる処理能力は数百kgから5tが大半である．投入量は指定されている重量の約7割程度とし，ほうじ茶や下級茶では約半分の量を投入する．　　　　　　　　　　〔水上裕造〕

◀ 3.3　茶の包装と保蔵 ▶

昔から生活の知恵として，茶は冷蔵庫や下駄箱の臭い取りなどに用いられてきた．裏を返せば，茶はそれだけ臭いを吸着しやすいということである．また，茶葉成分は抗酸化能が高いことがよく知られているが，これも裏を返せば，茶が酸化しやすい成分を多く持つということである．

茶は臭いの吸着や成分変化をしやすい．品質を維持するためには，保蔵に十分な注意が必要である．

3.3.1　保蔵中の化学成分の変化

茶葉には多数の成分が含まれており，これら成分含有量が風味や品質を左右し，嗜好にも影響する．茶葉成分は保蔵条件や環境要因により変動しやすく，保蔵中の成分変動を最小限に抑えることが鮮度保持，品質保持につながる．

保蔵中の品質指標として用いられる成分としてアスコルビン酸がある．アスコルビン酸は抗酸化物質であり，自らが酸化することによって他の成分の酸化を防止する．このため，酸化防止剤として食品や飲料に添加されることが多い．茶の場合，アスコルビン酸が酸化することによってカテキン類やカロテノイド類などの酸化が抑制される．さらにアスコルビン酸の酸化が進むと，カテキン類などの酸化とともに茶の褐変が進み，品質の低下につながる．

茶の主要成分であり，苦渋味など風味や品質に大きく影響するのがカテキン類である．カテキン類も抗酸化成分として知られている．カテキン類は酵素による酸化を受けるだけでなく，酸素と接触することによって酸化する（これを自動酸化という）．カテキン類自体は白色から黄白色の成分であるが，この自動酸化により黄褐色に変わり，茶葉や茶浸出液の褐変や風味の変化をもたらす．緑茶の場合，カテキン類は茶葉 100 g 当たり 13〜17 %（乾物換算），浸出液 100 ml 中に 25〜30 %（乾物換算）と非常に多く含まれるため，カテキン類の変化は風味や品質に非常に大きな影響を与える．

緑茶の緑色を示す成分としてクロロフィルがある[1]．クロロフィルは非常に不安定な物質で，水分や pH，光線（主に紫外線），熱の影響を受けて速やかにフェオフィチンに変化する．保蔵中や流通段階においては湿度（水分），光線（主に店頭の照明用蛍光灯による紫外線），温度によってクロロフィルの減少，フェオフィチンの増加が起こりやすく，保蔵条件や包装資材の選定が重要となる[2]．

その他に，保蔵中の茶の品質に影響する成分として，脂溶性の色素であるカロテノイド類と脂質がある．茶葉に含まれるカロテノイド類は抗酸化機能を有する成分として注目されているが，分子内に不飽和結合を持っているため酸化されやすい．また，貯蔵臭に関与するとされるヨノン系の香気成分はカロテノイド類の

酸化生成物と考えられている．一方，茶葉に含まれる脂質にはリノール酸やリノレン酸などの不飽和脂肪酸が多く含まれる．不飽和脂肪酸は貯蔵中に酸化され，ヘプタジエナールなどアルデヒド類に変化し，貯蔵臭の原因となる[3]．

このように，茶葉成分は保蔵中においても変化しやすく，茶葉の色沢や浸出液の水色など視覚的な品質のほか，香気成分の変化を通じて風味を悪化させる．

3.3.2 品質変化に関する環境要因

茶の品質変化に最も大きな影響を与える要因は水分であり，続いて酸素，紫外線などの光線，温度などがあげられる[4]．

茶葉中に含まれる水分には，茶葉成分と物理的に結合している状態の「結合水」と物理的な結合をせずに遊離な状態で，乾燥により蒸発したり，低温で凍結したりする「自由水」がある．結合水が茶葉表面に1分子の厚さで膜のように並んだ状態の水分量を単分子層吸着水分量といい，この時空気との接触が阻止される．茶の単分子層吸着水分量は仕上茶の水分含量と同じ3％であり，仕上再生時の火入れおよび乾燥工程が安定した保蔵に役立っている．しかし，水分が3％以下になると，茶葉成分が空気に触れて酸化が促進され，品質低下が早まる．逆に，茶葉水分が6％以上になると，クロロフィルがフェオフィチンに変化して緑色が退色したり，非酵素的な成分変化が起きて褐変しやすくなり品質が大きく低下する．特に，緑茶は保蔵中に吸湿すると緑色が退色して褐変するため，見た目においても品質劣化が大きいと感じられる．このように，茶の製造過程での乾燥程度とともに，保蔵中の水分，湿度を適度に保つ必要がある．

酸素は，アスコルビン酸，カテキン類など茶の主要な成分の酸化に大きく関与し，褐変や風味の変化をもたらし茶の品質を低下させる．含気包装，脱酸素包装などによる保蔵条件の比較試験では，酸素が多い含気包装ではアスコルビン酸残存率が大きく低下し，品質劣化が著しいことが明らかとなっている[5]．

ガスバリア性の透明容器に窒素ガス置換して低酸素条件下で保存した茶葉でも直射日光を当てると数日間で風味の変化が起こり，品質は著しく低下する．また，透明容器に入れた茶葉を店頭で蛍光灯の光が当たる場所に置いておくと，色沢が赤黒みを呈して劣化する．これはクロロフィルの分解とともに，カテキン類やカロテノイド類などが変化するためと考えられる．

温度も風味や浸出液などの内質とともに外観に影響する．温度が30℃以上の高温になると，窒素置換して保蔵した場合でも外観の色沢に褐変が起こり，また，風味などの内質も劣化する．これもクロロフィルやカテキン類の分解，カロテノイド類や脂質類の変化が関与していると考えられる．

3.3.3 保蔵条件と品質管理指標

これまで述べたように，高温多湿で明所，そして酸素を含んだ含気条件は茶葉品質を著しく低下させることが明らかとなっている．つまり，茶の鮮度保持，品質保持はより低温の暗所で，できる限り酸素のない条件下で吸湿に注意して保蔵することが望ましい．

茶の製造において，緑茶は蒸気で，釜炒り茶やウーロン茶は炒り蒸しで，紅茶は高温乾燥で酵素を失活させる．しかし，完全に酵素活性がなくなるわけではなく，保蔵中に酵素が働くことがある．このため，-40℃以下の超低温で保蔵することにより茶に含まれる成分の変化，酵素による成分変化を防止することができる．しかしながら，コストを考えると，短期間の保蔵・貯蔵であれば0〜5℃

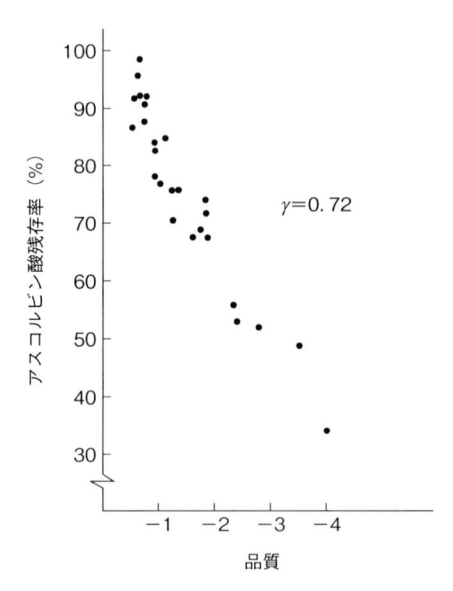

図3.9 官能検査品質とアスコルビン酸残存率との関係[6]

の冷蔵，長期間保蔵・貯蔵するのであれば-20～-15℃の冷凍が経済的な温度といえる．

保蔵中の茶の品質を判断する指標として，アスコルビン酸の残存率とクロロフィルのフェオフィチンへの変化率が用いられる．

深津ら[6]はこのアスコルビン酸の残存率が緑茶の品質と密接な関係があることを明らかにした．それによると，アスコルビン酸の残存率が80％以上の場合，茶葉の変質はほとんどなく，変質していたとしても官能評価では判別できない程度である．しかし，残存率が60％以下になると風味が悪くなりはじめ品質低下が目立つようになり，官能評価でも判別可能となる（図3.9）．また，クロロフィルのフェオフィチンへの変化率は，緑茶の表面色が良好のものが通常40％程度であり，褐変しているものだと70％程度になる[3,7]．これらの値を用いて，保存中の茶葉を定期的にチェックし，保存条件を適切に管理することが重要である．

3.3.4 茶の変質防止法

保蔵中の茶の品質に大きな影響を及ぼすのは水分，そして酸素，光線，温度である．そのため，第一に，荒茶では5％程度，仕上茶では3％前後と適正な水分に乾燥して保蔵することが重要である．また，保蔵の温度をより低温にして保蔵することにより，品質劣化をより小さくすることができる．

酸素による品質劣化は，脱酸素剤の封入による包装，真空包装，不活性ガス置換包装で保蔵することにより防止できる．このときの容器内の残存酸素濃度は3％以下に，直接光が当たるような条件の場合は容器内の残存酸素濃度を0.1％以下に保つ必要がある[8]．脱酸素剤は安価で，取り扱いが簡単で広く使われている．残存酸素濃度を低く保つためには，容器の大きさ（容量）にあった大きさのものを使用することが肝要である．また，脱酸素剤はその性質上水分を必要とし，この水分を茶葉が吸湿する可能性がある．このため，脱酸素剤を用いた長期間の保蔵では，不活性ガス置換に比べて品質の低下が進むので，注意が必要である[9]．真空包装の場合，茶葉の剣先によって包装資材にピンホールが空く場合があるので，保蔵前にチェックすることが望ましい．

一方，ガスバリア性の高い容器に不活性ガス置換して保蔵した場合，常温でもある程度変質を防ぐことができるが，30℃以上になると色沢の褐変を防ぐこと

ができない．不活性ガス置換した容器を開封していないからといって常温で放置しておくことは避けるべきである．

光線は特に紫外線がクロロフィルの光分解を促すとともに，カテキン類，カロテノイド類，脂質の変化をもたらす．このため，紫外線をカットするあるいは遮光性の高い容器に入れ，暗所で保蔵することが望ましい．

最近では茶葉を粉砕した粉末茶が商品として店頭に並ぶことが多い．粉末にすると茶の表面積が増え，湿気（水分）や空気（酸素）と多く触れ，変質しやすくなるため，普通の茶葉よりも保蔵には十分注意する必要がある．

3.3.5 茶の包装

茶の包装では，容器，フィルム，透明，遮光，不活性ガス置換，脱酸素剤封入など，それぞれ目的に応じて経済的な包装資材や方法を選択することが重要である．資材では，ガスバリア性よりも防湿性の高いものの方が品質低下を防ぐ傾向にある[8]．このため，まずは水分（吸湿）を防ぐ防湿性の高い包装資材（アルミ積層フィルム，アルミ蒸着フィルム）を用いて保蔵中の茶の変質を防止する．次に，酸素，光線の影響を防ぐことができるガスバリア性，遮光性が高いアルミ箔やセロハンなどのプラスチックフィルムを張り合わせた積層フィルム資材で包装して茶を保蔵することが重要となる．

荒茶の出荷や茶問屋での荒茶の保蔵では，クラフト紙2枚の間に防湿性を高めるポリエチレンを挟んだ三層袋の「大海」が主に使われているが，最近では鮮度保持のために不活性ガス充填が可能なアルミとクラフト紙などの積層フィルム「大海」も多く使われるようになってきている．

小売販売用の包装は防湿性，ガスバリア性，遮光性の高いアルミ箔の積層フィルムやアルミを蒸着したフィルムが用いられることが多い．アルミ箔積層フィルムは保存性が高く，-20℃以下に冷凍保蔵すれば長期間品質は保持され，官能的にも差は認められない．また，アルミ蒸着フィルムも多用される．アルミ蒸着フィルムは非常に薄く，扱いやすさはあるが，わずかながら酸素透過性，光透過性があること，また，茶の剣先によってフィルムにピンホールができることがあるので注意が必要である．

小売販売用では消費者から中身の茶がみえるようにして欲しいとの要望が出さ

れることあるが，鮮度保持力を考え，中身のみえないアルミ箔積層フィルムが主流であった．しかし，最近ではガスバリア性，防湿性が改良された新素材のフィルムも開発され，中身の茶がみえる透明フィルムを用いた商品も販売されるようになっている．ただし，これを用いる場合，賞味期限がやや短めに設定されている点に留意する必要がある．

〔佐田康稔〕

文　　　献

1) 和田光正他（1988）．茶研報, **68**, 22-32.
2) 増沢武雄（1974）．茶研報, **41**, 54-58.
3) 阿南豊正他（1982）．茶研報, **56**, 65-68.
4) 深津修一他（1970）．茶研報, **33**, 58-66.
5) 中村公一他（1981）．茶研報, **54**, 66-70.
6) 深津修一他（1971）．茶研報, **36**, 36-40.
7) 石谷孝佑（2008）．茶大百科〈I〉．農文協
8) 辻　顕光（2005）．茶研報, **100**（別), 154-155.

3.4　茶の二次加工：茶飲料の製造

　日常の生活において，お茶は茶葉をその場で淹れて飲むものであった．その一方で，食生活の簡便化や，屋外での飲用シーンが拡大するのにともない，緑茶飲料やインスタントティーとして簡便に飲める形態での需要が増大してきた．
　ここでは，お湯や水に溶解して飲用できる粉末インスタントティーとPETボトル飲料や缶飲料に代表される容器詰め茶飲料とその加工とについて紹介する．

3.4.1　粉末茶飲料

　粉末インスタントティーは，お湯や水に溶解して直ちに飲めるという利便性と，乾燥物であるために，携帯性が高いことや保管容積が少なく・茶殻がでないという利点から市場が拡大してきている．
　日本国内における粉末茶飲料は一般的に，図3.10に示すように，茶葉を抽出し，

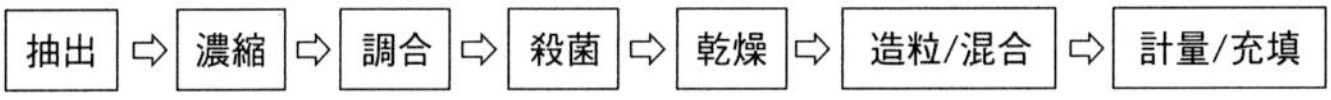

抽出 ⇨ 濃縮 ⇨ 調合 ⇨ 殺菌 ⇨ 乾燥 ⇨ 造粒/混合 ⇨ 計量/充填

図3.10　インスタントティーの製造工程

抽出液を濃縮，調合，殺菌，乾燥してインスタントティーを作る工程により製造される．

抽出液では，後述する容器詰め飲料の抽出と同様に，茶の特性を生かす抽出条件が設定される．

インスタントティーの製造では，乾燥に必要な溶液中の固形分量を得るために，抽出液を濃縮する．茶抽出液の濃縮には，減圧加熱濃縮やRO膜濃縮が用いられる．減圧加熱濃縮は濃縮能力は高いが，濃縮時の揮散による香気の減少や，濃縮時の加熱による香味変化が課題となる．RO膜による濃縮では，香気成分も同時に濃縮されることや，加熱による香味変化が少ないなどの利点がある．しかし，濃縮時のお茶同士の移り香を防ぐために膜濃縮設備を専用化する必要性や膜と茶成分の関係によっては目的とする濃縮効率が得られないなどの課題もある．

濃縮された抽出液は，乾燥に適した濃度に調合される．また，乾燥後の製品の保存性や使い勝手の面から，一般的に濃縮液にデキストリンが添加される．

インスタントティーの乾燥には，主として噴霧乾燥（スプレードライ）が用いられる．

インスタントティーはお湯や水で溶解しやすくするために，乾燥と同時あるいは乾燥後に増粒加工され，そのまま粉末茶飲料になる場合もある．

海外の茶産地では，茶抽出液のみをそのままスプレードライしたインスタントティーが製造され，国際的に流通している．これら海外産のインスタントティー製造の特徴は，製茶された茶葉を抽出加工するだけでなく，緑茶や紅茶の製造工程途中にある未乾燥の茶葉を抽出に使用する点にある．

また，インスタントティーを主原料として，砂糖などの甘味料や粉乳，香料，酸味料など加え，粉末ミルクティーや粉末レモンティーなどの粉末茶飲料が作られる．

なお，経時的な劣化など，保存性においては粉末茶飲料よりも劣るが，粉末茶飲料の乾燥工程を省いた，液体の濃縮茶飲料も上市されている．

3.4.2 容器詰め飲料

開封後直ちに飲用できる容器詰め飲料は，Ready-To-Drink（RTD）飲料とも呼ばれ，その利便性から，近年茶の飲用形態の主流になってきた．

3.4 茶の二次加工：茶飲料の製造

```
                                        金属缶容器
                                      ┌→ 充填 ⇒ レトルト殺菌
抽出 ⇒ 固液分離 ⇒ 清澄化 ⇒ 希釈・調合 ⇒ 濾過 ┤
                                      └→ UHT殺菌 ⇒ 充填
                                              PETボトル，紙容器
```

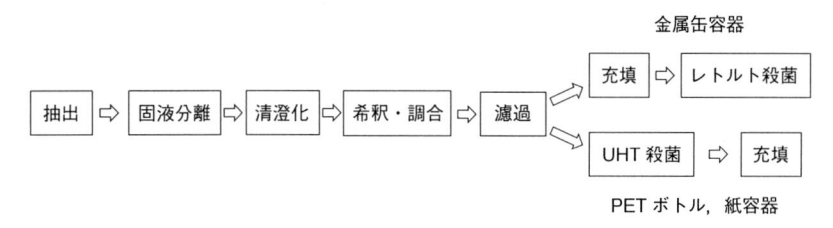

図3.11 容器詰め飲料の製造工程

　容器詰茶飲料は，図3.11に示すように，茶葉の抽出と固液分離による抽出液の回収，清澄化，希釈・調合，濾過，殺菌・充填の工程で製造される．また，容器詰め飲料の製造は，殺菌方法の違いにより，缶飲料とそれ以外の容器詰め飲料に大別される．

　缶飲料は，容器充填後に殺菌されるが，それ以外の容器形態では殺菌後に充填されるという違いを持つ．実際の容器詰め茶飲料の製造は，製造装置に依存するところが大きく，詳細は文献を参照されたい[1,2]．本書では，各工程における飲料製造技術や成分の変化について記述する．

　抽出では，目的とする製品の香味を再現するために，抽出温度，時間，茶葉とお湯の量，撹拌や循環などの抽出条件が設定される．一般的に緑茶は低めの温度で，紅茶やウーロン茶は高温の湯で抽出される．これは，急須やティーポットでの抽出と同様，緑茶は低温で旨味や味を生かすために，紅茶やウーロン茶は香りや特徴的な渋味を生かすための工夫である．

　固液分離した抽出液は，遠心分離などの清澄化工程を経て，調合される．最近の市販飲料は透明容器での販売が多いことから，沈殿や濁りが生じないように，清澄化工程が重要になる．

　調合では，抽出液を適当な濃度に希釈した後，目的とするpHや香味に調整するために，香料，甘味料，アスコルビン酸などが添加され，製品の特長が決定される．さらに，ミルクティーなど乳成分が入った茶飲料では，分離を抑制するために乳化剤などを添加し，ホモジナイザーにより均質化する．

　最近はPETボトルなど透明容器製品が多く，特に緑茶やストレート紅茶など，濁りがないことを求められる飲料に対しては，多段階のフィルター濾過や珪藻土濾過が用いられる．

調合液は，缶飲料ならば，予備加熱後に缶に充填，レトルト殺菌される．この時，缶の上部に残る空間に窒素ガスを流して置換することで，殺菌やその後の経時変化による褐変を防止する．一方，PETボトルや紙容器では，調合液をUHT（ultra high temperature，超高温）殺菌して，直ちに容器に充填される．

　容器詰め茶飲料の殺菌工程では，カテキン類が熱異性化するだけでなく，種々の反応が進行する．特に殺菌時の熱により茶に含まれる成分が変化して[3]，明らかに殺菌前とは異なる香味を与えるようになる．実際の茶飲料の製造では，殺菌工程での香味変化を考慮した上で，抽出用原料が選定される．

　種々の茶飲料が開発される中で，お茶の香味を生かし，より特徴づけるために，その製造技術が改良されてきた．例えば，抽出時に飛散する香気成分を回収・利用したり，加圧抽出することにより特徴的な成分を抽出するなど，抽出は目的とする製品の設計に対して重要な工程となってきている．

　また，透明容器においては飲料の澄明性・安定性の維持が課題となる．例えば，沈殿（クリームダウン）を生じやすいフルーツティーのような酸性紅茶飲料では，タンナーゼを用いてガレート型のポリフェノールを分解することにより，濁りや沈殿生成を抑制する場合がある．さらに，緑茶では，遠心分離や精密濾過などの処理を行っても，充填後の容器内で二次おりと呼ばれる綿状の浮遊物が生成することがある．この二次おりは，茶成分が加熱殺菌時に分解して，発生することが明らかにされており[4]，茶に含まれる成分の量を制御することにより二次おりの発生を抑制することなど[5]，緑茶飲料を安定化させるため技術も種々開発されている．

〔鈴木壯幸〕

文　献

1) 増本智司（2011）．紅茶の保健機能と文化，pp. 51-56，アイケイコーポレーション．
2) （社）全国清涼飲料工業会・（財）日本炭酸飲料検査協会監修（2003）．最新・ソフトドリンクス，pp. 452-475，光琳．
3) 熊沢賢二（2011）．食品化学工学会誌，81-87．
4) Niino, H. et al. (2005). *J. Agric. Food Chem.*, **53** (10), 3995-3999.
5) 北條　寛他．特許第4587873号

♠コラム4　食品素材としての茶♥

　茶は，人々の生活に深く溶け込んだ飲み物であるが，古くから食品素材としての利用例は多い．例えば茶粥では，カテキン類の働きで米のアミロースを凝集沈殿させ，デンプンの膨潤を抑え，表面がさらりとすることで食感を向上させるなどお茶の特性を食生活に活かす工夫をみることができる．

　近年，茶の食品素材としての需要が増加しているが，これは茶の各種の機能性が明らかになったことに発端し，「和」「伝統」というイメージが加わったものと考えられる．

　最もよく活用されているのは，「宇治茶」に代表される抹茶である．抹茶は，その形状が微粉末であるため，粉体でも液体とでも相性がよく，加工性に優れている．また，普段私たちが飲用している浸出液の茶と違い，茶葉自体を摂取することができるため，脂溶性のビタミンA，Eや不溶性の食物繊維，タンパク質などを効率的に摂取することができ食品素材としての価値は非常に高い．

　クロロフィルを豊富に含んだ抹茶の鮮やかな緑色は，人々の目を和ませ，気分を落ち着かせる長所を持つが，非常にデリケートなもので，紫外線を含んだ蛍光灯の照射下の室内でも退色がみられる．また，調理などでは50℃以下，15分以内の加熱で退色がみられる．この他，酸性でも退色が起こる．これらは，クロロフィルがフェオフィチンなどに分解されるためである．このため，調理に用いる場合には，食べる直前に使用することや，短時間の加熱ですませること，pHの低い食品とは組み合わせないことなどの注意が必要である．

　香味や色を強調するためには十分な量の添加が必要ではあるが，過度の添加は苦渋味が強調されたり，パンでは，カテキン類が生地の中の小麦グルテンに作用して生地の伸びが悪くなったりと，調理面ではかえって逆効果となることもある．風味と調理性のバランスのよい添加量を選択することもポイントである．

　最近は，抹茶となる新芽の葉部を選別した後に残る茎に，リラックス効果のある機能性成分「テアニン」が葉部よりも多く含まれていることが明らかとなり，その利用が期待されている．今後は機能性成分や，優れた味や香りそして色をはじめとしたお茶の特性を今日の生活に活かす創造や工夫をこらしたいものである．

〔矢野早希子〕

4 茶 の 化 学

4.1 茶の化学成分とその含有量

　茶は世界的な嗜好飲料として，現在でも世界のマーケットは拡大しつつあるが，嗜好品としての成功はその特異的な成分に起因するところが大きい．緑茶をはじめとして，紅茶，ウーロン茶，プーアル茶など世界中で飲まれているお茶は，*Camellia sinensis* の芽，葉，茎から作られることが ISO でも定義されている（ISO3720：2011, ISO11287：2011）．その一方で，各種の茶は，茶樹の品種とその製法の違いにより，成分が変化することにより特徴的な香味を形成する．

　第1章で紹介されているように化学の進歩に伴って，茶の成分に関する研究も盛んになり多くの化学成分が報告されている．さらに最近ではそれら成分の機能性も解明されつつあり，古来から茶の効能として知られる茶の機能性と化学成分の関係が明らかになってきている．ここでは茶および各種茶の成分とその存在について示す．

4.1.1　ポリフェノール成分
a.　カテキン類
　茶の苦渋味の主体であるポリフェノール成分は主としてカテキン類であり，日本の緑茶品種ではポリフェノール成分の9割以上を占めている．茶葉は図4.1に示す4種類の主要なカテキン類（（−）-エピガロカテキンガレート（EGCg），（−）-エピカテキンガレート（ECg），（−）-エピガロカテキン（EGC），（−）-エピカテキン（EC））とマイナーな2種類（（＋）-カテキン（（＋）-C）と（＋）-ガロカテキン（（＋）-GC））を含有している．カテキン類は，2, 3位に不斉炭素を有してお

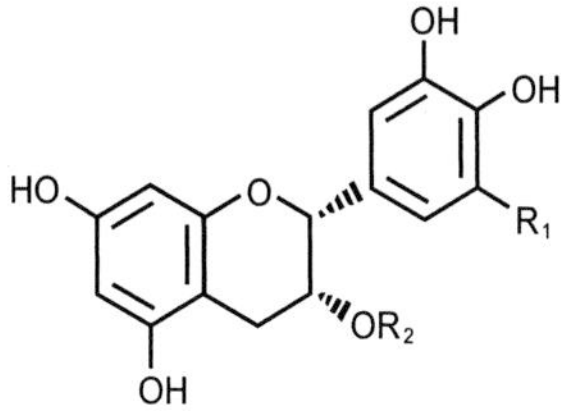

4.1 茶の化学成分とその含有量

化合物名	略号	R₁	R₂	2,3位の立体配置
(−)-Epigallocatechin gallate	EGCg	OH	Galloyl	2R, 3R
(−)-Epigallocatechin	EGC	OH	−	2R, 3R
(−)-Epicatechin gallate	ECg	H	Galloyl	2R, 3R
(−)-Epicatechin	EC	H	−	2R, 3R
(+)-Gallocatechin	(+)-GC	OH	−	2R, 3S
(+)-Catechin	(+)-C	H	−	2R, 3S

図4.1 カテキン類構造

り，光学活性を持つ．カテキン類の名前に付けられている（+）（−）は，それぞれのカテキンの旋光（性）を示すもので，その旋光性は3位の立体配置に依存している．

また，これらカテキン類は水溶液中での加熱により，2位の立体配置が逆転し，対応するエピマーを生じる[1]．

　　(−)-Epigallocatechin gallate → (−)-Gallocatechin gallate

　　(−)-Epicatechin gallate → (−)-Catechin gallate

　　(−)-Epicatechin → (−)-Catechin

　　(−)-Epigallocatechin → (−)-Gallocatechin

　　(+)-Catechin → (+)-Epicatechin

　　(+)-Gallocatechin → (+)-Epigallocatechin

製茶後の緑茶では，製造工程での加熱により，少量の熱異性体が検出される．さらに，茶飲料では，加熱殺菌工程において，それぞれのカテキン類の半量程度が熱異性化する[2]．

チャは紅茶用の大葉種（アッサム種, var. *assamica*）と緑茶向けの小葉種（中国種, var. *sinensis*）に大別されるが，大葉種が19～25％のカテキン類を含んでいるのに対して，小葉種のカテキン類量は10～17％程度である[3]．また，日本茶のかぶせ茶のように，遮光栽培するとカテキン類量はさらに少なくなり[4]，特

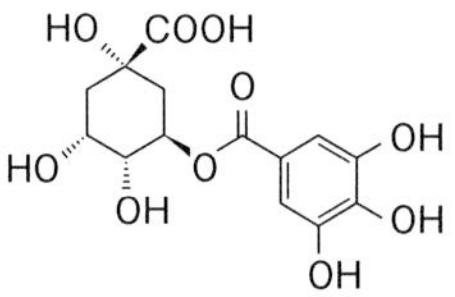

テオガリン (Theogallin) 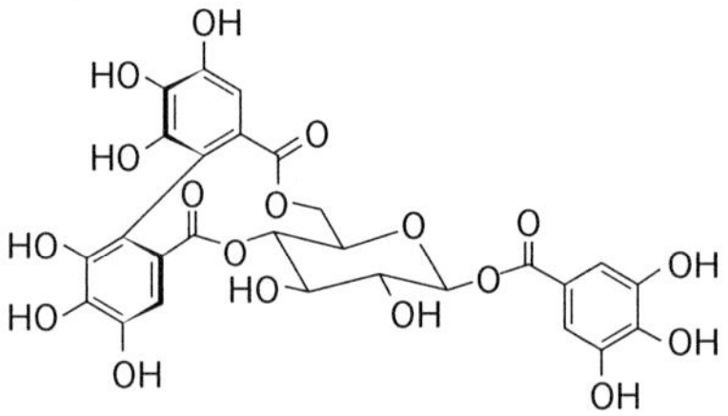　　ストリクチニン (strictinin),
(1-O-Galloyl-4, 6-(−)-hexahydroxydiphenyl-
β-D-glucopyronoside)

図 4.2　茶の 2 種の加水分解型タンニン

表 4.1　各種茶類のカテキン類の含有量 (%) (乾物中)

茶の種類		EC	ECg	EGC	EGCg	合計
玉露		0.36	1.35	1.68	6.65	10.04
煎茶		0.74	2.47	2.77	8.16	14.14
釜炒り茶		1.20	2.38	3.09	7.43	14.10
番茶		0.80	1.98	3.81	7.97	14.56
ほうじ茶		0.44	1.72	1.10	3.14	6.40
ウーロン茶		0.62	2.90	0.44	6.85	10.81
紅茶	ダージリン	0.67	3.92	tr.	4.02	8.61
	アッサム	1.35	4.56	0.80	5.36	12.07
プーアル茶		0.62	0.15	0.34	tr.	1.11
六堡茶		0.70	0.17	1.20	0.14	2.21
黒茶	富山	0.00	0.00	0.00	0.00	0.00
	湖南	0.98	0.91	3.39	3.20	8.48

に遮光期間の長い玉露では 7 % 程度のものもある．近年，茶葉中のカテキン類の含量に対する注目が国際的にも高まっており，世界の茶産地の茶葉中のカテキン類含量調査が試みられている[5]．

　製茶後の各種茶のカテキン類量は，製茶工程の違いにより変化する．緑茶は最初に酵素失活するために，生葉のカテキン類がそのまま維持されるが，紅茶やウーロン茶のような発酵茶では，酵素による酸化反応のためカテキン類量は減少する．また，プーアル茶では，後発酵工程で微生物により代謝されるため，カテキン類はほとんど検出されなくなる（表 4.1）[6,7]．

b. フラボノイド

　茶葉にはケンフェロール，ケルセチン，ミリセチンの配糖体が含まれており，

緑茶抽出液の黄色に寄与している[8,9].茶葉中には,小葉種で0.8%,大葉種では1.2%程度のフラボンやフラボノールが含まれている[10].

c. 加水分解型タンニン

茶葉中には,カテキン類やフラボノイドの他に,テオガリン,ストリクチニン(図4.2)など,加水分解型タンニンが,それぞれ1～20 mg/g, 1～10 mg/g程度含まれている[11].ストリクチニンは,機能性成分としての働きの他,緑茶飲料の二次おり生成の原因としても知られており,葉の成熟とともに減少する[12].

d. プロアントシアニジン類

プロアントシアニジン類はカテキンの2量体あるいは3量体で(図4.3),強い渋味を示す.茶葉中には,乾燥重量の1～2%含有されており,また,茶種を問わず,緑茶から紅茶まで広範に存在する[14].

e. 酸化発酵により生成するポリフェノール

緑茶は,摘採後に直ちに酸化酵素を失活させるため,茶葉に含まれるカテキン類は変化を受けずにそのまま存在する.その一方,茶葉の持つ酵素の力を利用し

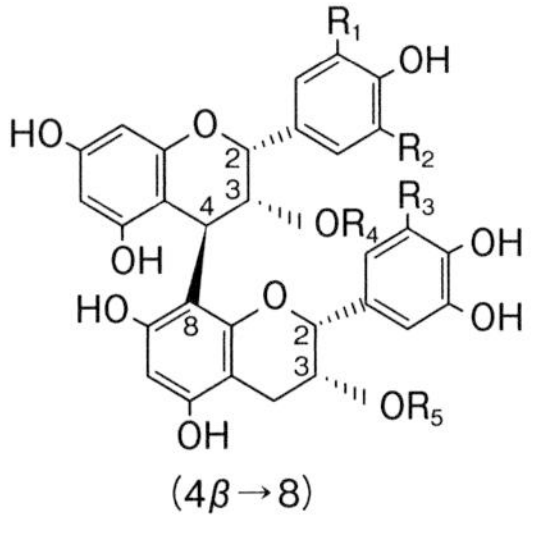

	R_1	R_2	R_3	R_4	R_5
Procyanidin B-2	H	OH	H	H	H
Procyanidin B-2 3, 3'-di-O-gallate	H	OH	H	G	G
(−)-EGC-(−)-ECg	OH	OH	H	H	G
Prodelphinidin B-2 3, 3'-di-O-gallate	OH	OH	OH	G	G

G：Galloyl

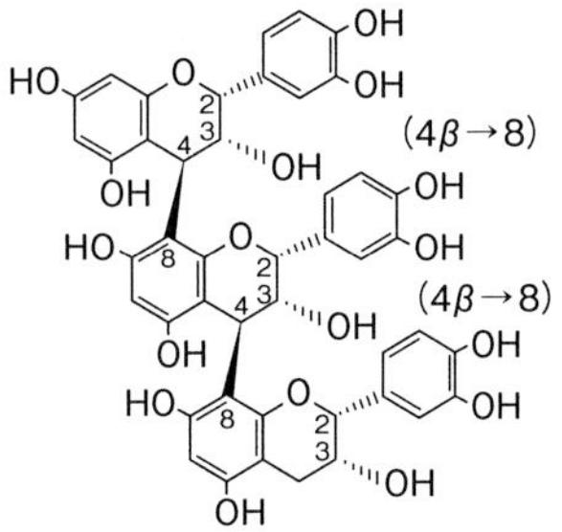

Procyanidin C-1

図4.3 緑茶で確認されているプロアントシアニジン類の構造[13]

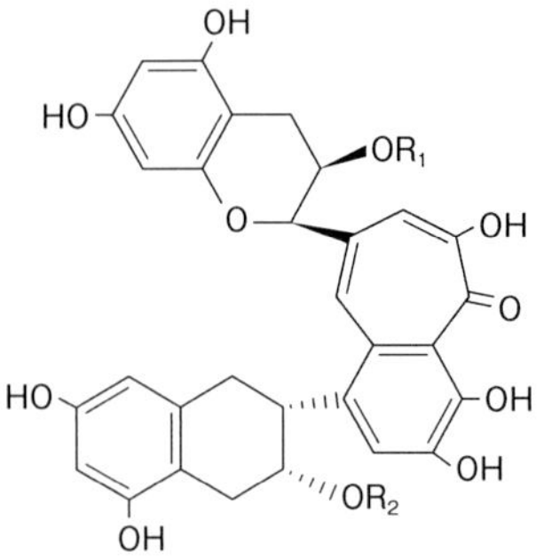

	R_1	R_2
Theaflavin	H	H
Theaflavin 3-gallate	H	G
Theaflavin 3'-gallate	G	H
Theaflavin 3, 3'-digallate	G	G
	G：Galloyl	

図4.4 テアフラビン類の構造

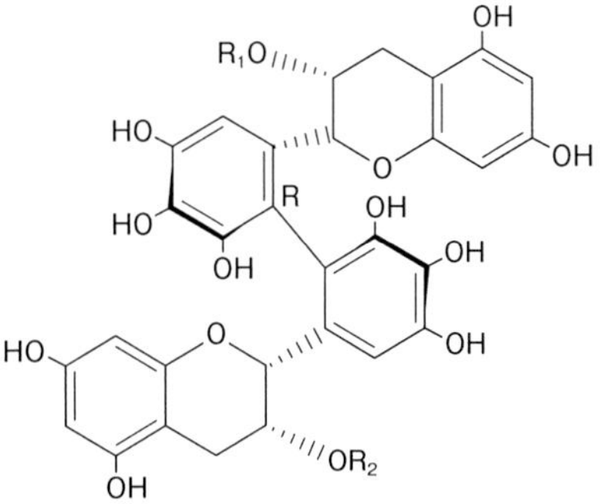

	R_1	R_2
Theasinensin A	G	G
B	G	H

G：Galloyl

図4.5 テアシネンシン類の構造

て，特徴的な香味を作り出す紅茶やウーロン茶のような発酵茶では，カテキン類を始めとするポリフェノール成分の酸化反応により，多種多様な反応物が生成する[15]．酸化反応における生成機構が追跡されているのは，紅茶の色調に影響を与えるオレンジ色のテアフラビン類（図4.4）と無色のテアシネンシン類（図4.5）で，紅茶では，ほぼ同程度の量が確認されている[11]．また，酵素を失活していないウーロン茶にもテアフラビンは存在する．テアフラビンは，アッサムで10.9～14.5 mg/gであるのに対し，ダージリンでは4.6～6.7 mg/g[16]と，その含量は製造工程での発酵度合いの強弱に影響することがわかる．ただし，テアフラビン類もテアシネンシン類も，酸化反応の最終産物ではなく，さらに酸化反応が進むため，発酵過程において生成と同時に他の化合物への変換が進行し[15]，一定量以上が蓄積することはない．

4.1.2 アミノ酸

茶葉に含まれるアミノ酸は，茶の味を決める上で大きな役割を占めている．茶のアミノ酸は，葉が成長するに従って含量が低くなる傾向にあるため，芽の若い時期に摘採する高級茶ほど，アミノ酸含量が高くなる．特に日本の緑茶では，旨味が好まれるため，アミノ酸含量を高めるために摘採前の一定期間を遮光栽培するものもある．このため茶の価格とアミノ酸含量はよい一致を示す（表4.2）[17]．

チャに含まれるアミノ酸全体の約半分をテアニンが占めている．その他，お茶の味に影響を与えるグルタミン酸，アルギニン，アスパラギン酸などが多く含まれている（表4.3）[17]．

4.1.3 ビタミン

市販茶のビタミンC, B_1, B_2 およびニコチン酸含有量を，食品成分表から引用

表4.2 主な価格別煎茶の遊離アミノ酸組成含量と全窒素量（1990年，静岡県産）

価格 (円/kg 荒茶)	アミノ酸 (mg/100 g)											全窒素 (%)
	Thea	Glu	Arg	Asp	Gln	Ser	Thr	Ala	Asn	Lys	Phe	合計*	
12000	2771.5	367.2	909.0	236.5	454.7	110.5	40.3	42.3	26.9	29.6	18.9	5077.9	5.78
10000	2294.3	320.3	739.7	222.4	359.2	98.8	36.2	36.3	22.9	34.3	19.4	4253.9	5.81
9000	2071.6	339.0	726.8	240.8	311.0	106.0	37.7	33.4	21.8	32.2	17.1	4000.7	5.78
7000	1649.3	238.6	541.5	161.0	228.8	75.0	31.2	27.7	19.7	32.3	18.8	3091.5	5.68
5000	1448.4	275.5	323.8	197.2	233.3	77.2	27.5	29.2	18.8	20.9	10.0	2708.9	5.71
4500	1672.6	441.1	245.5	352.0	396.8	102.0	27.9	30.2	18.2	5.5	7.4	3339.1	5.44
4000	1577.0	416.9	450.2	316.7	599.7	119.3	35.4	40.5	21.8	17.8	12.0	3673.1	5.72
3500	1521.0	252.1	325.3	311.2	285.3	95.4	34.8	30.2	23.7	15.7	20.6	3090.5	5.55
3000	1669.6	302.7	308.9	204.0	323.0	86.2	27.1	36.2	15.6	13.8	11.6	3053.2	5.28
2750	1551.4	328.1	242.7	242.2	214.2	69.0	32.7	22.7	23.8	31.3	38.5	2890.3	5.23
2500	974.9	253.1	117.0	191.1	158.7	63.6	24.1	20.8	14.3	14.9	18.7	1908.2	4.81
2100	1315.5	261.7	196.0	219.5	148.4	72.5	28.0	31.0	28.6	14.4	20.2	2405.6	4.88
1600	410.1	243.5	55.3	262.2	50.0	71.5	26.9	26.1	30.4	15.5	23.0	1306.6	4.56
1000	314.1	199.3	43.1	227.0	39.3	62.3	27.7	29.1	32.9	19.6	26.4	1119.6	4.44
560	227.9	190.1	23.4	207.7	37.0	51.7	27.4	29.1	21.3	28.4	24.0	949.2	4.14

Thea：テアニン，Glu：グルタミン酸，Arg：アルギニン，Asp：アスパラギン酸，Gln：グルタミン，Ser：セリン，Thr：スレオニン，Ala：アラニン，Asn：アスパラギン，Lys：リジン，Phe：フェニルアラニン

＊：表に記載した以外にチロシン，バリン，ロイシン，γ-アミノ酪酸，イソロイシン，メチオニンの含量を加えたアミノ酸の合計

表 4.3 価格別煎茶 (61 点) の遊離アミノ酸含量の範囲と平均値および組成比の範囲とその平均値

アミノ酸の種類	含量の範囲 (mg/100 g)	含量の平均値 (mg/100 g)	組成の範囲 (%)	平均組成比 (%)
テアニン	194.0〜2771.5	1201.9	24.0〜57.7	45.9
グルタミン酸	154.5〜 441.1	277.2	6.2〜22.7	12.7
アルギニン	16.3〜 909.0	265.0	1.3〜18.2	9.2
アスパラギン酸	131.0〜 352.0	226.6	4.2〜22.1	10.8
グルタミン	24.2〜 599.7	206.1	2.7〜16.3	7.5
セリン	43.1〜 282.2	83.9	2.0〜 8.4	3.8
スレオニン	16.5〜 80.9	30.4	0.8〜 2.9	1.4
アラニン	20.8〜 85.6	29.9	0.8〜 3.8	1.4
アスパラギン	3.1〜 45.0	23.2	0.1〜 2.9	1.2
リジン	5.4〜 42.2	21.2	0.2〜 3.0	1.0
フェニルアラニン	7.4〜 38.6	20.8	0.2〜 2.5	1.1
チロシン	6.6〜 61.7	19.8	0.2〜 2.5	1.0
バリン	4.6〜 137.2	14.7	0.1〜 3.5	0.7
ロイシン	5.8〜 43.7	14.4	0.2〜 1.9	0.7
γ-アミノ酪酸	5.6〜 23.3	12.6	0.2〜 1.6	0.6
イソロイシン	4.0〜 25.8	10.9	0.1〜 1.5	0.6
メチオニン	4.7〜 11.4	7.8	0.1〜 1.0	0.4

表 4.4 各種茶および茶浸出液のビタミン C, B_1, B_2, ナイアシン, B_6 量

	茶の種類	ビタミン C (mg/100g)	B_1 (μg/100 g)	B_2 (μg/100 g)	ナイアシン (μg/100 g)	B_6 (μg/100 g)
茶葉	玉露	110	300	1160	6000	690
	抹茶	60	600	1350	4000	960
	煎茶	260	360	1430	4100	460
	紅茶	0	100	800	10000	280
浸出液	玉露	19	20	110	600	70
	煎茶	6	0	50	200	10
	釜炒り茶	4	0	40	100	10
	番茶	3	0	30	200	10
	ほうじ茶	Trace	0	20	100	Trace
	玄米茶	1	0	10	100	10
	ウーロン茶	0	0	30	100	Trace
	紅茶	0	0	10	100	10

各種茶の浸出液は五訂食品成分表の浸出液調製方法に従って調整した.

して表 4.4 に示す[18]. ウーロン茶や紅茶は製造工程においてビタミン C が酸化されるため, 緑茶と比較してその含有量は低くなる.

また，茶には，ビタミンC以外にも抗酸化性を有するビタミンとして，生理活性の高いα-トコフェロールを主体とするビタミンEが含まれている．煎茶での含量は71.4 mg/100 gと高い[19]．

4.1.4 アルカロイド

茶葉には1～3％程度のカフェインと0.1～0.5％程度のテオブロミンが含まれている[20]．また，テオフィリンの存在に言及した報告もあるが，現在の分析手法においては，テオフィリンは検出されない．

4.1.5 糖

茶葉には5～10％程度の遊離糖が含まれている．その大半はスクロースで，次いで，フルクトース，グルコースを含んでいる．これらは，葉の成長に伴って増加し，同時にラフィノースやスタキオースも増加してくる[21]．

また，茶に特異的な2-O-β-L-arabinopylanosil-*myo*-inositolは，若葉の乾燥重

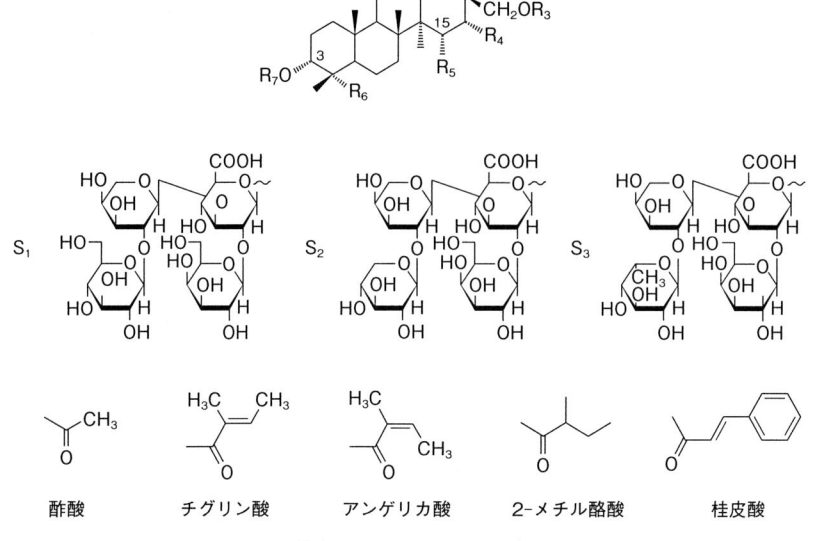

図 4.6 テアサポニンを構成するトリテルペンアグリコン，糖および有機酸

量に対して約1％と多量に検出されるが，葉の成長にともなって濃度が低下する[22,23]．

4.1.6 サポニン

茶種子から得られるサポニンが，乳化剤として使用されていたこともあり，茶にサポニンが含まれることは比較的古くから知られている．

最近になり，吉川らの精力的な研究により，茶の種子および葉，花に含まれるサポニンの構造が明らかになってきた[24〜27]．

種子，葉，花に含まれるサポニンはそれぞれの部位により異なっているが，共通して図4.6に示すトリテルペン骨格のアグリコンを有している．各部位ごとにアグリコンの R_7 に結合する糖が S_1〜S_3 と異なっており，さらに R_1〜R_6 には，水素あるいは水酸基，図4.6に示した有機酸のエステルのいずれかが結合している．

表4.5 茶に含まれる無機成分

茶の種類	範囲	P	K	Ca	Mg	Mn	Al	Fe	Cu	Zn	Na	Ni	B
		%	%	%	%	ppm	ppm	ppm	ppm	ppm	ppm	ppm	ppm
煎茶 (上級) ($n=16$)	最低 最高 平均	0.40 0.56 0.48	2.04 2.24 2.13	0.20 0.28 0.25	0.15 0.17 0.16	80 580 330	240 330 280	76 197 119	12 16 13	30 75 52	24 203 85	5 7 6	15 26 19
煎茶 (中級) ($n=20$)	最低 最高 平均	0.28 0.40 0.34	1.95 2.56 2.10	0.24 0.39 0.30	0.17 0.23 0.20	350 1,060 780	540 880 640	87 141 113	9 17 12	32 66 44	38 111 89	3 7 5	12 23 17
番茶 ($n=10$)	最低 最高 平均	0.18 0.24 0.20	1.24 1.79 1.42	0.61 1.05 0.78	0.14 0.24 0.18	70 390 240	2,340 4,260 3,160	76 148 112	7 11 9	6 27 15	tr 157 77	tr 4 1	19 34 27
中国茶 ($n=16$)	最低 最高 平均	0.21 0.53 0.33	1.58 2.47 1.96	0.23 0.46 0.33	0.17 0.25 0.20	50 810 270	200 1,380 760	64 382 211	10 23 18	13 65 30	9 222 109	tr 4 1	11 48 22
紅茶 ($n=80$)	最低 最高 平均	0.19 0.47 0.32	1.54 2.52 2.00	0.32 0.55 0.43	0.15 0.25 0.20	20 260 97	490 1,030 720	43 347 144	20 78 33	14 80 33	0 76 27	2 12 4	13 31 23

4.1.7 無機成分

茶に含まれる無機成分を表4.5[28]に示す.若い芽にはカリウムやリン酸が多く,アルミニウム,カルシウムは低級茶ほど多くなる.これは,アルミニウムやカルシウムが葉の熟度が増すに従って増加する[29]のと一致する.

また,フッ素の増加もアルミニウムの増加と同様に葉の熟度が増すに従って増加する[30〜32].

さらに,微量な金属成分の含量情報から,茶の産地を判断することができるよ

♠コラム5　カテキン類とタンパク質との相互作用♥

カテキン類とタンパク質との結合(相互作用)は,古くから知られている.口腔内の唾液,舌あるいは口腔粘膜のタンパク質とカテキン類の相互作用は,茶の苦渋味に関与する.食品のタンパク質とカテキン類の相互作用は,食品の物性や茶の機能性の増減に影響する.血液中のタンパク質とカテキン類の相互作用は,カテキン類の代謝や運搬およびその機能性の増減に影響する.では,細胞のタンパク質とカテキン類の相互作用は,生体にどのような影響を及ぼすのか? この疑問に対する答は,最近までほとんど得られていなかった.その1つの要因としては,カテキン類の抗酸化活性の存在がある.茶の機能性が注目されはじめた当初は,カテキン類の持つ強い抗酸化活性が様々な生理作用の発現に重要であり,疾患の予防効果に関与すると考えられていた.しかし,研究が進む過程で,抗酸化活性だけでは説明できない様々な生理作用が報告され,発現機構の解明が進められてきた.その過程において,カテキン類と親和性が高く結合しやすい様々な細胞タンパク質が発見され,それらのタンパク質に相互作用することでガン細胞増殖抑制作用や抗アレルギー作用などの生理作用が惹起されることが明らかになった.現在では,ラミニン受容体,ビメンチン,プロテアソームおよび熱ショックタンパク質などの様々な標的分子が発見され,新しい生理作用の発現機構が解明されつつある.最近特に注目されているのは,転写因子であるNrf-2の活性化を介した,抗酸化酵素や第二相解毒酵素の発現上昇をともなう抗酸化作用の発現である.Nrf-2は,普段はKeap-1タンパク質に結合し細胞質に存在しているが,Keap-1が酸化されると核内に移行して転写を誘導する.カテキン類は,自身が酸化されると酸化促進作用を示すが,その際にKeap-1に共有結合することが指摘されている.すなわち,カテキン類とタンパク質との相互作用が,生体内の抗酸化作用の発現までも制御している可能性がある.現在では,カテキン類と標的分子の結合部位や結合様式の解析が進められており,茶の生理作用発現のさらなる解明が期待される.　　　〔石井剛志〕

うになってきた[33]. 〔鈴木壯幸〕

文　献

1) Seto, R. et al. (1997). *Biosci. Biotech. Biochem.*, **61**, 1434.
2) 黄素梅 (2004). 日本食品化学会会誌, **11** (2), 99-102.
3) 中川致之・鳥居秀一 (1964). 茶業研究報告, **22**, 10.
4) 西條了康 (1981). 茶業研究報告, **54**, 40-46.
5) Obuchowicz, J. et al. (2011). *Journal of Food Composition and Analysis*, **24**, 411-417.
6) 池ケ谷賢次郎他 (1968). 野菜茶業試験場報告, B (金谷) 第 2 号, 47-80.
7) 將積悦子他 (1984). 茶業研究報告, **60**, 59-65.
8) 大島康義・中林敏郎 (1952). 日本農芸化学会誌, **26**, 377.
9) Roberts, E. A. H. et al. (1956). *J. Sci. Food. Agric.*, **7**, 637.
10) 中林敏郎 (1953). 日本農芸化学会誌, **27**, 274.
11) 橋本文雄 (1993). 学位論文「各種ポリフェノールに関する化学的研究」九州大学薬学部, 152.
12) 山本 (前田) 万里 (2006). 日本補完代替医療学会誌, **3** (2), 53-60.
13) Nonaka, G. et al. (1984). *Phytochemistry*, **23**, 1753.
14) 伊奈和夫 (2007). 緑茶・中国茶・紅茶の化学と機能, pp. 27-30, ケイ・アイコーポレーション.
15) 田中 隆 (2008). 薬学雑誌, **128** (8), 1119-1131.
16) Steinhaus, B. & Engelhardt, U. H. (1989). *Z Lebensm Unter Forsh*, **188**, 509-511.
17) 向井俊博他 (1992). 茶業研究報告, **76**, 45-50.
18) 五訂日本食品標準成分表
19) 池ケ谷賢次郎他 (1984). 日本食品工学会誌, **48** (7, 8), 253-261.
20) Friedman, M. et al. (2005). *Journal of Food Science*, **70** (9), C550-C559.
21) 阿南豊作他 (1985). 日本食品工学会誌, **32**, 43.
22) Maeda-Yamamoto, M. et al. (1996). *J. Jpn. Soc. Food Sci*, **43**, 1309-1313.
23) Suzuki, M. et. al. (1991). Proceedings of International symposium on tea science (Shizuoka, japan), p 135.
24) Yoshikawa, M. et al. (2005). *J. Nat. Prod.*, **68**, 1360-1365.
25) Yoshikawa, M. et al. (1994). *Chem. Pharm. Bull.*, **42** (3), 742-744.
26) Yoshikawa, M. et al. (1996). *Chem. Pharm. Bull.*, **44** (10), 1899-1907.
27) Sagesaka, Y. M. et al. (1994). *Biosci. Biotech. Biochem.*, **58** (11), 2036-2040.
28) 高柳博次・池ケ谷賢次郎 (1989). 茶業研究報告, **70** (別冊), 茶業技術研究発表会講演要旨, 123-124.
29) 木幡勝則他 (2005). 茶業研究報告, **99**, 31-36.
30) 山田秀和・服部共生 (1977). 日本土壌肥料学会誌.
31) 池ケ谷賢次郎他 (1989). 日本食品工業学会講演要旨集, p 59.
32) Farsam, H. & Ahmadi, N (1978). *J. Food. Sci.*, **43**, 271-275.
33) 木幡勝則・氏原ともみ (2008). 農林水産技術ジャーナル, **31** (4), 28-31.

❰ 4.2 茶の香気成分 ❱

茶の香気成分の研究は，紅茶の精油からサリチル酸メチルを単離したことに始まり，その後，紅茶から β, γ-ヘキセノールが単離された．わが国でも，生葉，緑茶，台湾産紅茶より，多くの香気成分が単離された．1960年ごろから，ガスクロマトグラフィー（GC），ついで GC-質量分析計（GC-MS）が導入され，さらに多くの成分が明らかにされている．1990年ごろから，香気に対する各成分の寄与度を測定する手法（GC のカラムから溶出される成分を人間の鼻を使って検出する GC-Olfactometry 法）が，様々な茶の香気にも適用され，大きな成果があげられている．

4.2.1 緑　茶
a. 煎茶

日本に特有の緑茶である煎茶は，日本で生産される茶の大部分を占め，日本人の日常飲料として広く普及している．このため煎茶の香気成分に関する研究は，日本の研究者を中心に展開され，特有のグリーンな香調に関与する成分をはじめ，多くの成分が明らかにされている．

新茶と古茶の香気差，品種あるいは製造条件の違いにより生じる香気差などの研究から，煎茶の香気には様々な成分の関与が指摘されている．煎茶特有のグリーンな香調の1つとして，ジメチルスルフィド（DMS）に由来するアオノリ様の香りがある．DMS はメチルメチオニンスルホニウム塩から主に製茶中の火入れ工程で生じ，その含有量は品質とも相関する．Shimoda ら[1] は D-neolidol, 6-methyl-α-ionone, methyl jasmonate, coumaran, indole, coumarin が緑茶の香りに関与し，上質な煎茶に多く含まれる後者の3成分が，煎茶の特徴的な香気成分である可能性を指摘している．さらに，小柳津ら[2] は摘採時期による香気成分の変動から，香気成分を1番茶特有の深みのある芳香に関係する成分，こわ葉臭に関係する成分，若芽香や新鮮香に関係する成分，緑茶の本質的な香気に関係する成分に分類している．

Kumazawa ら[3] は，GC-Olfactometry の一方法である Aroma Extract Dilution

表4.6 煎茶, 釜炒り緑茶, 龍井茶の重要な香気成分[3]

no.	RI[*1]	成分	香調[*2]	FD factor 煎茶	釜炒り製緑茶	龍井茶
1	918	3-methylbutanal	刺激臭	<16	16	16
2	973	2,3-butanedione	バター様	<16	16	16
3	1052	2,3-pentanedione	バター様	<16	16	16
4	1237	(Z)-4-heptenal	枯れ草様	<16	64	64
5	1241	unknown	ナッティー	<16	64	16
6	1288	octanal	オレンジ様	<16	<16	16
7	1301	1-octen-3-one	きのこ様	16	16	16
8	1338	2-acetyl-1-pyrroline	ポップコーン様	16	1024	1024
9	1375	(Z)-1,5-octadien-3-one	金属様	256	1024	1024
10	1383	4-mercapto-4-methyl-2-pentanone	グリーン, 肉様	256	256	256
11	1387	(Z)-3-hexenol	グリーン	<16	<16	16
12	1395	nonanal	オレンジ様	<16	16	16
13	1412	2,3,5-trimethylpyrazine	ナッティー	nd	<16	16
14	1428	unknown	ナッティー	<16	16	16
15	1436	unknown	ナッティー	<16	16	64
16	1449	2-ethyl-3,6-dimethylpyrazine	ナッティー	<16	64	16
17	1453	methional	ポテト様	256	1024	256
18	1470	2-ethyl-3,5-dimethylpyrazine	ナッティー	<16	1024	1024
19	1495	(E,E)-2,4-heptadienal	ファッティー	<16	16	64
20	1499	2,3-diethyl-5-methylpyrazine	ナッティー	<16	256	256
21	1529	2-isobutyl-3-methoxypyrazine	土臭, コーヒーの生豆臭	64	256	64
22	1537	(E)-2-nonenal	グリーン	16	16	64
23	1550	linalool	フローラル	16	64	256
24	1563	4,5-dihydro-3(2H)-thiophenone	ロースト臭	nd	64	16
25	1593	(E,Z)-2,6-nonadienal	キュウリ様	256	256	256
26	1632	2-acetylpyrazine	ロースト臭	nd	16	16
27	1646	phenylacetaldehyde	蜂蜜様	16	256	64
28	1703	(E,E)-2,4-nonadienal	ファッティー	64	64	256
29	1722	3-methylnonane-2,4-dione	グリーン	256	256	256
30	1764	2-acetyl-2-thiazoline	ポップコーン様	16	256	256
31	1815	(E,E)-2,4-decadienal	ファッティー	16	16	16
32	1825	β-damascenone	蜂蜜様	64	64	256
33	1854	geraniol	フローラル	64	64	256
34	1859	geranylacetone	フローラル	64	64	64
35	1864	guaiacol	こげ臭	64	64	256
36	1923	4-octanolide	スイート	<16	16	64
37	1953	(Z)-jasmone	グリーン	16	16	16
38	1968	unknown	スイート	16	16	16
39	1989	5-octanolide	スイート	16	64	16
40	2009	unknown	スイート	<16	16	16
41	2036	4-nonanolide	スイート	16	16	1024

4.2 茶の香気成分

表4.6 つづき

no.	RI[*1]	成分	香調[*2]	FD factor 煎茶	釜炒り製緑茶	龍井茶
42	2041	4-hydroxy-2,5-dimethyl-3(2H)-furanone	カラメル様	16	64	16
43	2083	p-cresol	フェノール様	<16	16	64
44	2171	eugenol	スパイシー	64	16	<16
45	2198	2-methoxy-4-vinylphenol	スパイシー	<16	64	64
46	2204	3-hydroxy-4,5-dimethyl-2(5H)-furanone	カラメル様	nd	16	<16
47	2227	2-aminoacetophenone	グレープ様	64	64	64
48	2244	methyl anthranilate	グレープ様	16	16	64
49	2273	jasmine lactone	スイート	16	16	16
50	2342	(E)-methyl jasmonate	フローラル	16	16	16
51	2399	(Z)-methyl jasmonate	フローラル	256	64	64
52	2448	indole	獣臭	256	256	64
53	2458	coumarin	スイート	64	64	256
54	2578	vanillin	バニラ様	64	64	64

[*1] DB-Wax カラム（30 m×0.25 mm i.d., 膜厚 0.25 μm）における保持指標
[*2] GC-Olfactometry における香調

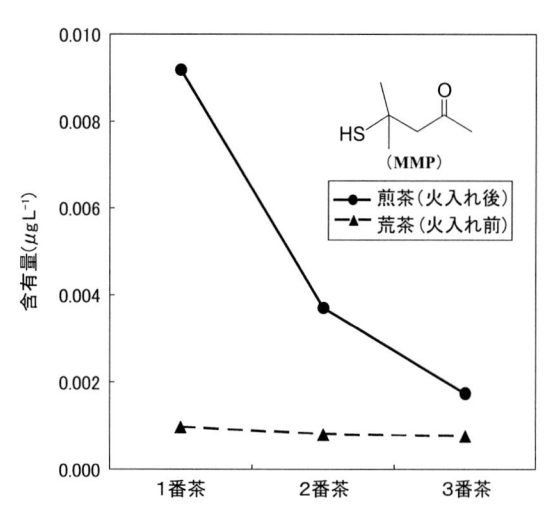

図4.7 煎茶における 4-mercapto-4-methyl-2-pentanone（MMP）含有量と収穫時期の関係[4]

Analysis (AEDA) により，極微量の香気成分が煎茶香気に重要であることを明らかにし（表4.6），これらの中でも，新茶の特徴的な香気に重要な成分の1つとして4-mercapto-4-methyl-2-pentanone (MMP) を見出した．特有のグリーンな香調を有するこの硫黄化合物は，新茶に多く含まれ，含有量が品質と相関する数少ない成分の1つである（図4.7）．MMPは製茶中の火入れ工程で生じ，その生成量は火入れの加熱条件や製茶の初期工程における蒸熱の強弱にも影響される．

一般に，煎茶の香気は保存中に劣化し，新鮮な香りは失われる．原[5]は，茶葉の保存により生じるオフフレーバー成分として，1-penten-3-ol, (Z)-2-penten-1-ol, (E, Z)-2, 4-heptadienal, (E, E)-2, 4-heptadienal を見出し，これらの成分が，茶葉に含まれる脂質の酸化により生じる可能性を指摘している．

しかし，香気成分の生成機構は不明な点が多く，煎茶の香気がどのように形成されるのかいまだ結論は得られていない．

b. 釜炒り製緑茶

釜炒り製緑茶は，煎茶とは異なる特徴的な香調を有している．高温の釜で茶葉を炒る失活方法が，その香調に大きく影響している．日本における釜炒り製緑茶の生産は，九州地方などの一部に限定されるが，中国の緑茶の大部分はこの製法によるものである．

中国産の釜炒り製緑茶の香調は多様であり，含有量の多い主要な香気成分のバランスは各々の銘柄で異なる．例えば，碧螺春は 1-penten-3-ol, (Z)-2-pentenol, pentanol などを，黄山毛峰は geraniol, 2-phenylethanol, benzyl alcohol を多く含み，代表的な中国緑茶の1つである龍井茶は，ピラジン類などの加熱香気成分が多数同定されている．

Kumazawaら[3]は，AEDAを用いて，釜炒り製緑茶が煎茶に含まれるグリーンな香調の成分（(Z)-1, 5-octadien-3-one, 4-mercapto-4-methyl-2-pentanone, methional, (E, Z)-2, 6-nonadienal, 3-methylnonane-2, 4-dione）に加えて，香ばしい香調の成分（2-acetyl-1-pyrroline, 2-acetyl-2-thiazoline, 2-ethyl-3, 5-dimethylpyrazine, 2, 3-diethyl-5-methylpyrazine）を多く含むことを明らかにした（表4.6）．香ばしい香調の成分は，アミノ酸と糖の加熱反応により生じるとされ，釜炒り緑茶の独特の製法がこれらの成分の形成に関与すると考えられる．

新鮮な花の香りを吸収させた釜炒り製緑茶は花茶と呼ばれ，中国では茉莉花 (*Jasminum sambac*) の花で着香したジャスミン茶の消費量が最も多い．Ito ら[6]は，ジャスミン茶の重要な香気成分として，(*R*)-(−)-linalool, methyl anthranilate, 4-hexanolide, 4-nonanolide, (*E*)-2-hexenyl hexanoate, 4-hydroxy-2,5-dimethyl-3(2*H*)-furanone を明らかにした．

4.2.2 ほうじ茶

ほうじ茶は，約 160〜200℃ で数分間焙焼した茶であり，緑茶と比べて香ばしい香気を有している．ほうじ茶はピラジン類，フラン類，ピロール類などの焙焼香気成分を多く含み，これらがほうじ茶特有の香気を形成する．また，高温での焙焼は茶葉のオフフレーバー成分 (2,4-heptadienal) を低減する効果もある．Mizukami ら[7]は，AEDA を用いてほうじ茶の香気成分を探索し，2-ethyl-3,5-dimethylpyrazine と 2-ethyl-3,6-dimethylpyrazine を最も重要な成分として見出した．さらに，これらの成分と焙焼条件の関係を検討し，ほうじ茶の香気を損なうことなく acrylamide の生成が抑えられる 160℃，30 分間の焙焼条件を提示した．

4.2.3 半発酵茶

一般に，ウーロン茶と呼ばれる半発酵茶は，萎凋や撹拌（揺青）の工程で収穫した茶葉に適度のストレスを与え，茶葉に含まれる酵素を作用させる茶であり，花様や果実様といった特有の香気を有している．紅茶よりもカテキン類の酸化する割合が低い（発酵が弱い）ことから，半発酵茶と呼ばれるが，品種や発酵の強弱の違いにより，香りや水色の異なる様々な種類が存在する．

竹尾ら[8]は，中国福建省産の鉄観音，水仙，色種，黄金桂と台湾産の文山，木柵，北埔の 7 銘柄について香気成分を比較し，品種と発酵の程度の違いにより各銘柄の香気成分のバランスが異なることを報告した（表 4.7）．高見ら[9]は，台湾産の椪風烏龍茶（東方美人茶）と中国浙江省産の鉄観音，色種，黄金桂などウーロン茶の香気成分を紅茶と比較し，nerolidol と indole がウーロン茶に多く含まれることを明らかにした．さらに，東方美人茶の香気が他のウーロン茶とは異なり，linalool およびその誘導体，中でも linalool oxide 類と 3,7-dimethyl-1,5,

表 4.7 各種ウーロン茶の揮発性成分組成[8]

成　分	Ti Kuan Yin 鉄観音	Shui Hsien 水仙	Se Zhong 色　種	Huang Chin Gui 黄金桂	Wen Shan 文　山	Mu Ce 木　柵	Pei Bu 北　埔
1-Pentene-3-ol	3.4	5.2	4.1	1.6	0.6	5.8	1.3
Z-2-Pentene-1-ol	2.1	2.7	3.0	1.7	0.3	4.2	1.0
Hexanol	1.1	0.5	0.8	1.1	0.2	1.6	0.7
Z-3-Hexenol	0.4	0.5	0.5	4.3	0.7	1.4	2.0
Linalool-oxide Z-furanoid	1.7	1.3	3.6	9.0	3.7	3.5	9.0
Linalool-oxide E-furanoid	1.0	0.9	2.2	2.1	7.6	14.4	9.0
E, E-2, 4-Hepta-dienal	1.0	2.1	3.8	1.9	0.5	trace	1.4
Benzaldehyde	3.2	3.6	4.5	1.2	1.6	2.9	2.5
Linalool	2.9	3.1	2.0	4.9	2.9	4.3	4.8
1-Ethylpyrol-2-aldehyde	4.7	7.6	4.0	5.4	8.8	17.2	19.9
Terpineol	1.7	1.2	2.2	trace	1.8	trace	trace
Linalool-oxide E-pyranoid	0.9	0.9	1.7	13.0	0.9	trace	2.5
Methylsalicylate	1.0	0.4	0.7	2.6	2.8	1.9	3.9
Hexanoic acid	6.3	7.4	13.8	2.1	7.3	1.3	13.5
Geraniol	1.4	3.9	2.7	7.5	19.9	2.6	13.5
Benzylalcohol	4.7	3.3	1.7	3.1	9.3	2.6	6.1
2-Phenylethanol	11.8	5.2	0.8	3.9	12.3	1.8	2.7
Benzyl cyanide	11.1	4.7	0.9	—	—	—	—
β-Ionone + Z-Jasmone	3.9	2.1	3.7	2.0	0.9	0.9	1.1
Nerolidol	3.2	1.0	0.7	3.5	trace	2.6	trace
Jasmine-lactone	2.0	trace	1.0	3.1	trace	0.9	trace
Indole	3.9	4.2	1.4	3.5	trace	4.9	trace

　7-octatrien-3-ol(hotrienol) を多く含むことを認め，これらの生成にウンカの食害が影響する可能性を推察した．東方美人茶の hotrienol は，ウンカの食害により茶葉に生じた 2, 6-dimethylocta-3, 7-dien-2, 6-diol から製茶中の加熱工程の脱水反応により生じると考えられている．

　半発酵茶に特有の香気は，製茶工程を経るにしたがって生じる．同一品種の茶葉から製造した緑茶，半発酵茶，紅茶の香気成分を比較すると，半発酵茶や紅茶はテルペンアルコール類 (linalool, geraniol など) や芳香族アルコール類 (benzyl alcohol, phenylethyl alcohol など) を多く含むため，これらの香気成分は配糖体から茶葉に含まれる酵素の作用で生じる可能性が指摘された．小林ら，坂田らは，茶香気における主要なアルコール類の配糖体を単離し (図 4.8)，半発酵茶と紅茶の香気形成の一端を明らかにした．

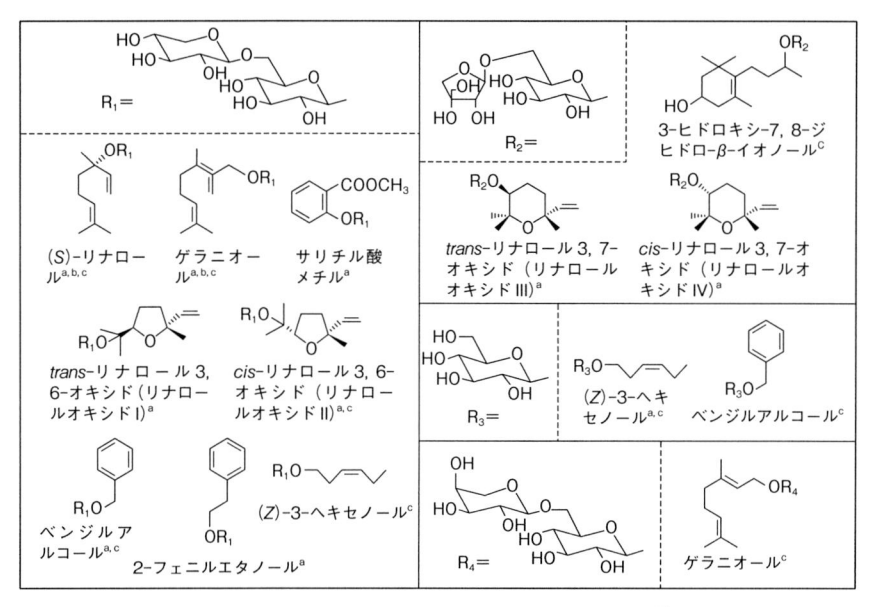

図 4.8 茶葉より単離された香気前駆体としての配糖体[10]
a ウーロン茶用品種（毛蟹種），b ウーロン茶用品種（水仙種），c 緑茶用品種（「やぶきた」種）

一方，半発酵茶に特有の萎凋や撹拌（揺青）工程は，アルコール類に加えて jasmine lactone や indole などを増加させる．Wang ら[11]は，台湾産の軽度な発酵度の半発酵茶を用いて，アルコール類の配糖体と香気成分の含有量の変化を調べ，前者が製茶工程を経るにしたがって増加するのに対して，香気成分はアルコール類がほとんど変化せず，jasmine lactone と indole が顕著に増加することを認め，配糖体の加水分解とは異なる他の香気生成機構の重要性を指摘した．

4.2.4 紅茶

紅茶には馥郁とした魅力的な芳香があり，その良し悪しは紅茶の嗜好性や品質を裏づけるものとして重要である．紅茶はこれまでに多くの香気成分が明らかにされている．しかし，単独で紅茶の香りを特徴づける成分は見出されていない．

Guth ら[12]は，3-hydroxy-4,5-dimethyl-2(5H)-furanone，(E)-β-damascenone，4-hydroxy-2,5-dimethyl-3(2H)-furanone，linalool を中国産紅茶の最も重要な香気成分として見出し，Masuda ら[13]は，linalool, geraniol,

(E, Z)-2, 6-nonadienal, phenylacetaldehyde, methyl salicylate, β-damascenone, hexanoic acid をダージリン紅茶の重要な香気成分として見出した．さらに，AEDA, Stable Isotope Dilution Assay，再構成試験を駆使した Schuh ら[14]の研究は，紅茶香気を特徴づける成分（表4.8）をほぼ明らかにし，紅茶香気の特徴が比較的少数の香気成分で形成されていることを示した．

一方，世界各地で作られる紅茶は産地ごとに多くの銘柄があり，各々は特有の香調を有する．インド，スリランカ，中国産の紅茶香気を AEDA や Charm Analysis で比較した結果から，それぞれの銘柄に特有の香調は，紅茶香気を特徴づける重要な香気成分の含有量の違いに起因すると考えられている．これらの結果は，品種，気候などの栽培条件，製法の違いが，紅茶の香りの多様性に影響する可能性を示している．

表4.8 紅茶（ダージリン）の重要な香気成分とその含有量[14]

成分	濃度 ($\mu g/l$)
hexanoic acid	344
(R)/(S)-linalool	142
geraniol	142
2-phenylethanol	131
(Z)-3-hexen-1-ol	95
2-methylbutanal	82
(E)-2-hexenal	77
2-methylprppanal	69
phenylacetaldehyde	57
hexanal	55
3-methylbutanal	42
4-hydroxy-2, 5-dimethyl-3($2H$)-furanone	26
vanillin	22
(E, E)-2, 4-decadienal	2.9
β-ionone	1.5
(E, E, Z)-2, 4, 6-nonatrienal	1.1
(Z)-4-heptenal	0.66
(E, Z)-2, 6-nonadienal	0.56
3-methylnonane-2, 4-dione	0.48
(E, E)-2, 4-nonadienal	0.45
(E)-2-nonenal	0.39
(E)-β-damascenone	0.15
3-hydroxy-4, 5-dimethyl-2($5H$)-furanone	0.12
ethyl 2-methylbutanoate	0.02

4.2 茶の香気成分

紅茶の香気を構成する成分の多くは，萎凋，揉捻，発酵，乾燥などの製茶工程を経て形成され，多くの場合，茶葉に含まれる配糖体，脂質，アミノ酸，カロテノイドなどの不揮発性成分がその前駆体である．

生葉の水溶性不揮発性画分を酵素（β-グルコシダーゼ，グリコシダーゼ）で加水分解すると多数のアルコール類が生じたことから，これらの香気成分の前駆体として配糖体の存在が推定された．その後，茶香気における主要なアルコール類の配糖体が茶葉より単離され（図4.8），その主体が二糖配糖体のβ-プリメベロシドであることが明らかになり，この配糖体を効率よく加水分解する酵素（プリメベロシダーゼ）も茶葉から見出された[15]．Wangら[16]は，二糖配糖体が揉捻工程で顕著に減少することを見出し（図4.9），紅茶の香気形成における二糖配糖体とその加水分解酵素の重要性を示した．

西條[17]は，茶葉に比較的多量に含まれるアミノ酸や脂質が前駆体となり，製茶中に茶葉の酵素が関与して香気成分を生じることを示した．すなわち，揉捻，発酵中のアミノ酸は，酸化酵素（ポリフェノールオキシダーゼなど）の作用で生じたポリフェノール類のo-キノンによりStrecker分解（非酵素的な脱炭酸と脱アミノ）され，対応するアミノ酸から炭素数が1個少ないアルデヒドを生じる．また，揉捻，発酵中に不飽和脂肪酸（linoleic acidとlinolenic acid）は，酵素（リポキシゲナーゼやヒドロペルオキシドリアーゼなど）の作用で減少し，それぞれ

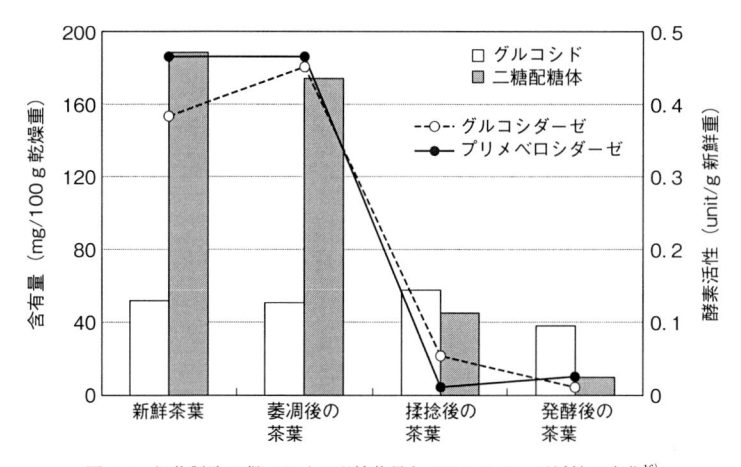

図4.9 紅茶製造工程における配糖体量とグリコシダーゼ活性の変化[16]

hexanal と (E)-2-hexenal を生じる．紅茶には不飽和脂肪酸に由来する様々な香気成分が報告されているものの，それらの生成機構は複雑である．例えば，4,5-epoxy-(E)-2-decenal 類[4]のように，発酵工程中の酵素反応で生じた化合物から，さらに，乾燥工程中の非酵素的な反応を経て生じたと考えられる香気成分もある．

Sanderson ら[18]は，紅茶発酵時のポリフェノールの酸化にともなって，茶葉に含まれるカロテノイド類が分解し，β-ionone などの C_{13}-ノルイソフレノイド類（ヨノン類とその誘導体）が生じることを報告した．C_{13}-ノルイソフレノイド類の生成に関する研究は，カロテノイド類の非酵素的な分解（熱分解や酸化分解）を中心に進められてきたが，近年，カロテノイド類を分解する酵素が茶葉から見出された．茶における C_{13}-ノルイソフレノイド類の形成にこの酵素が関与する可能性がある．

このように紅茶の香気は，製茶工程中に起こる酵素反応と非酵素反応が複雑に影響しあって形成される．

4.2.5 微生物発酵茶（後発酵茶）

微生物発酵茶（後発酵茶）は，嫌気性発酵による漬物茶（碁石茶，阿波番（晩）茶，ミェン，ラベソウなど）と好気性発酵による黒茶（プーアル茶に代表される各種黒茶，富山黒茶など）に大別される．

漬物茶である碁石茶と阿波番茶[19]は，紅茶などの発酵茶と共通する成分（(Z)-3-hexenol, linalool, linalool oxide 類，methyl salicyrate, benzyl alcohol, 2-phenylethyl alcohol など）と，漬物に特有の成分（酢酸などの揮発性酸，エステル類，二級アルコール類，フェノール類など）からなり，カロテノイド類や不飽和脂肪酸に由来する成分も香気に影響する．

黒茶である中国産磚茶と富山黒茶[20]は，テルペンアルコール類に加えて，アルデヒド類，鎖状アルコール類，メトキシベンゼン類を多く含み，独特の香気は原料の茶葉に由来する成分と製造工程中に生成する成分から形成される．黒茶の特徴成分であるメトキシベンゼン類は，発酵工程におけるカビの作用により，ferulic acid や p-coumaric acid から生じた各種のフェノール類がメチル化されて生じたと考えられる．

〔熊沢賢二〕

♠ コラム6　世界の食べるお茶 ♥

食べる茶は，東南アジアと中国で製造されている．使われる茶は，後発酵茶である．まず，タイ・ラオスでは新芽より三葉以下の葉を葉柄付近からカミソリで切りとる．ミャンマー・中国では，日本の新茶の摘採と同じく新芽を摘採する．摘採後，茶葉の酵素を失活するため，蒸す・茹でる・炒るのいずれかの方法を行う．ミャンマー・中国では，緑茶製造と同じく機械または手で揉捻を行う．タイ・ラオスでは，茶葉を束ねたままで揉捻は行わない．次に漬けこみを行う．漬けこむ容器は様々である．ミャンマーでは地中に大きな穴（直径1.5 m，深さ2 m），タイでは直径1 mのコンクリートの土管のようなものを使用している地域もある．竹筒を容器に使用する所もある．最近は，買い物に使用するビニール袋に茶葉を入れて漬けこむなど様々である．一方，漬けこむ操作では必ず，容器中を完全に嫌気に保つ．土中に漬けこんだものは，上に大きな石を積み上げ，重石にする．竹筒の場合は，棒のようなもので茶葉をきっちり詰め込み，バナナの葉などでしっかり栓をし，その上から赤土で密栓をする．また，水の中に沈めてしまっておくなど，地域の生活環境で異なっている．漬けこみ期間は，2週間から1，2年間と様々である．漬けこみ期間が長くなると微生物が生成する乳酸などが増加し酸味と酸臭が強くなる．漬けこみが終わったものは，そのまま食べる他，中国は，漬けこんだ茶葉に少々の塩をつけて，煙草を吸いながら食べる．煙草のニコチンを強く感じるらしい．タイ・ラオスは，食べるというより噛み茶として使用している．味は，塩辛い味や辛い味などバリエーションを変えて楽しんでいる．ミャンマーは，漬けこんだ茶葉と揚げたニンニクやピーナッツなどに，油と塩とレモン汁とうま味調味料をドレッシングのようにしてかけて一緒に食べる．日本のサラダのようなものである．同じような製造方法として，徳島の阿波晩茶がある．しかし，食べる茶ではなく飲む茶である．

〔加藤みゆき〕

文　献

1) Shimoda, M. *et al.* (1995). *J. Agric. Food Chem.*, **43**, 1621-1625.
2) 小栁津勤他 (2002). 食科工誌, **49**, 327-334.
3) Kumazawa, K. & Masuda, H. (2002). *J. Agric. Food Chem.*, **50**, 5660-5663.
4) 熊沢賢二 (2011). 食科工誌, **58**, 81-87.
5) 原　利男 (1989). 野菜・茶業試験場研究報告 B（金谷）**3**, 9-54.
6) Ito, Y. *et al.* (2002). *J. Agric. Food Chem.*, **50**, 4878-4884.
7) Mizukami, Y. *et al.* (2008). *J. Agric. Food Chem.*, **56**, 2154-2159.
8) 竹尾忠一他 (1985). 茶業試験場研究報告, **20**, 91-180.

9) 高見千歳他（1990）．農化誌，**64**, 1349-1354.
10) 坂田完三（1999）．化学と生物，**37**, 20-27.
11) Wang, D. et al. (2001). *J. Agric. Food Chem.*, **49**, 5391-5396.
12) Guth, H. & Grosch, W. (1993). *Flavour and Fragrance J.*, **8**, 173-178.
13) Masuda, H. & Kumazawa, K. (2000). In *Caffeinated Beverages : Health Benefits, Physiological Effects, and Chemistry* (Parliment, T. H. et al. eds.) American Chemical Society ACS Symposium Series **754**, pp 337-346.
14) Schuh, C. & Schieberle, P. (2006). *J. Agric. Food Chem.*, **54**, 916-924.
15) 坂田完三・水谷正治（2003）．*Foods Food Ingredients J. Jpn.*, **208**, 991-1003.
16) Wang, D. et al. (2001). *J. Agric. Food Chem.*, **49**, 1900-1903.
17) 西條了康（1972）．茶業試験場研究報告，**8**, 97-174.
18) Sanderson, G. W. et al. (1971). *J. Food Science*, **36**, 231-236.
19) 川上美智子他（1987）．農化誌，**61**, 345-352.
20) 川上美智子他（1987）．農化誌，**61**, 457-465.

❮ 4.3 茶の味の成分 ❯

茶葉には，ポリフェノール類，アミノ酸，カフェイン，糖類，有機酸などが含まれている．このうち，アミノ酸類の旨味，甘味とポリフェノール類の苦渋味とのバランスが緑茶の味に重要である．

茶含有ポリフェノール類としてカテキン類が知られている．代表的なものとして，EC, ECg, EGC，そして，EGCgがある（図2.24参照）．

一方，茶葉中には多数の遊離アミノ酸が含まれている．このうち，テアニンは茶とその近縁種で確認されているユニークなアミノ酸である（図2.24参照）．テアニンは乾燥茶葉中に1～2％含まれ，全遊離アミノ酸の約半量を占めていることから，茶の味を形成する上で欠かせない成分であると考えられる．しかし，カテキン類とテアニンともにその機能性に関する研究に比べ，味覚特性を調査した研究は少ない．ここでは，茶の味のキーコンポーネントであるカテキン類とテアニンを中心に茶含有呈味成分の味覚特性について概説する．

4.3.1 味の感覚

食物は様々な味質が共存し，複雑な味を呈する．この複雑な味は基本味の組み合わせによって生じる．

食物の味は含まれる味物質によって起こる．味物質は口腔内に存在する味蕾で

4.3 茶の味の成分

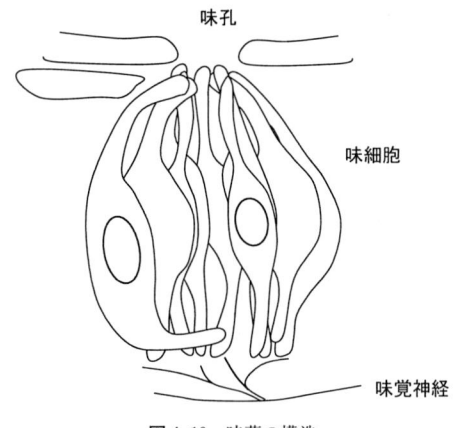

図 4.10 味蕾の構造

検出され，シナプスを介して味覚神経にシグナルが伝わり，脳で情報の統合が行われる．味蕾は数十個の味細胞から形成され，味物質は味細胞に存在する味覚受容体によって受容される（図 4.10）．食物の味は甘味，旨味，苦味，酸味，塩味，の5つの基本味に分類されるが，味細胞によって受容される味が基本味として定義される．辛味，渋味などはその受容に痛覚や触覚などの体性感覚が関与するため，基本味ではなく補助味として定義される．

近年の分子生物学的手法の進歩により，味細胞において多数の味受容体が同定されている[1]．旨味，甘味は T1Rs，苦味は T2Rs に属する G タンパク質共役型受容体によって受容される．T1Rs は T1R1，T1R2，T1R3 という3種類の小ファミリーからなる．このうち，T1R1 と T1R3 が，T1R2 と T1R3 がそれぞれヘテロマーを形成することで，前者が旨味受容体を，後者が甘味受容体として機能すると考えられている．ヒトで T2Rs は 25 種類存在し，一部の苦味受容体を除き，そのリガンドが同定されている．一方，酸味と塩味はイオンチャネル型受容体により受容される．それぞれ主要受容体候補として，PKD2L1/PKD1L3 および上皮性ナトリウムチャネルが報告されている．辛味は感覚神経末端に存在する温度感受性イオンチャネル TRPV1 の活性化によって生じる[2]．一方，茶の特徴でもある渋味は物理的な収れん感覚と苦味が混じった複合味であると考えられる．物理的な感覚はカテキン類などのタンニンが唾液タンパク質と結合し，変性させるために生じると考えられている[3]．

4.3.2 茶の呈味成分

a. テアニン

テアニンは茶に存在する特有の成分であることから，茶独特の呈味に大きく寄与すると考えられている．テアニンの味質は旨味と甘味が中心であり，濃度の上昇とともに苦味の割合が増加する(図4.11A)．その味強度は濃度依存的に増加し，閾値はおよそ25 mM (0.4 %) である[4]．

アミノ酸の特徴として，旨味の相乗効果があげられる．これはイノシン酸(IMP)やグアニル酸などの核酸系旨味物質とアミノ酸が共存することにより，旨味が飛躍的に強くなる現象をいう．閾値濃度の25 mMテアニンに0.5 mM IMPを加えた混合溶液を味わった際，被験者の71 %がテアニン単独溶液よりも混合溶液の味強度が強いと回答した．また，25 mMテアニン単独溶液では被験者のうち18 %は旨味を感じると回答したのに対し，混合溶液では57 %に増加した(図4.11B)[4]．このことから，テアニンは核酸系旨味物質との間に旨味の相乗効果を示すと考えられた．この相乗効果はマウスでも同様に観察された[4,5]．舌の味情報を中枢へ伝達する味覚神経の活動は，テアニン単独溶液より，IMP混合溶液では有意に大きかった（図4.12A）．さらに，行動学試験により，マウスはIMP混合溶液に対する嗜好性がテアニン単独溶液に対する嗜好性に比べ大きいことが確かめられた（図4.12B）．

前述したように，テアニンは高濃度になると苦味を呈するようになる．浸出液中のテアニン濃度（0.1～0.6 %）は閾値程度と低いことから，苦味というよりは旨味や甘味を茶に付与すると考えられる．テアニンは旨味の相乗効果を示し，また酸味の抑制効果[6]も報告されていることから，グルタミン酸塩のような旨味調味料として，あるいは風味改善剤としての用途が期待できる．

b. カテキン類

カテキン類の中でもEC, ECg, EGCとEGCgの4種類が茶葉中に高濃度含まれている．その含有量は茶種や品質によって異なるが，乾燥茶葉重量の10～15 %，茶含有ポリフェノールの75 %以上を占める．したがって，これら4種の味を知ることが，緑茶の苦渋味を理解する上で重要である．

茶浸出液に含まれる濃度（≦300 μM）ではこれら4種類の中で，ECgが最も味が強く，続いてEGCg, EC, EGCという順番であった（図4.13A）[7]．EC, EGC,

EGCg の味強度は 10～100 μM において差はみられなかったが，300 μM になると EGCg の味が強まる．一方，嗜好性は味強度に反比例し，濃度の上昇ととも

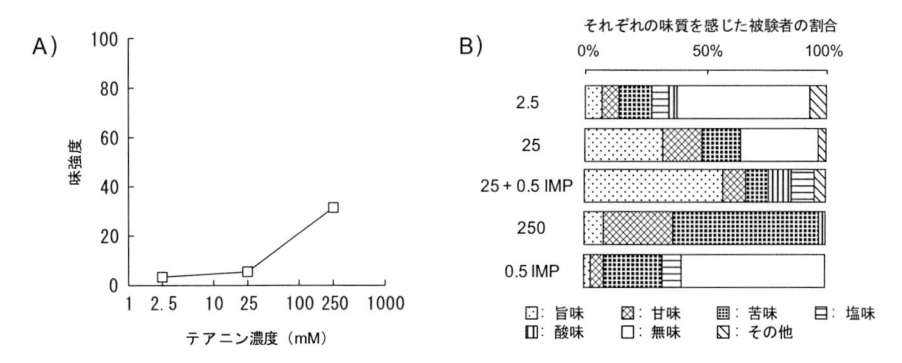

図 4.11 テアニンの味強度 (A) と味質 (B) の変化[4]

味強度の変化は Labeled Magnitude Scale 法により調査した ($n=14$ 名)．テアニンの味強度は濃度依存的に増加した．味質は低濃度では旨味，甘味が中心であり，高濃度になると苦味を呈する．0.5 mM IMP は閾値濃度であり，明確な味を呈さない．

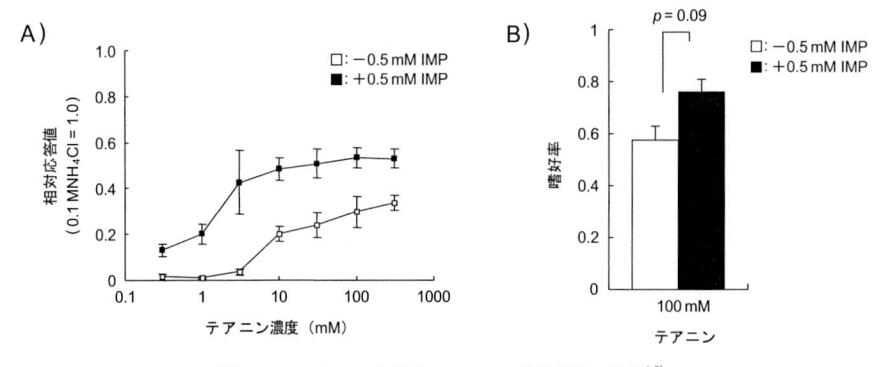

図 4.12 マウスにおけるテアニンの相乗効果の評価[4,5]

(A) マウス鼓索神経記録法によるテアニンの相乗作用の評価 ($n=5$-6)．縦軸が相対的な応答強度，横軸は濃度を示す．テアニン単独溶液 (□) に比べ，0.5 mM IMP を加えた混合溶液 (■) に対する応答は相乗的に増加した (2-way ANOVA, $F=4.0$, $p<3\times10^{-10}$)．0.5 mM IMP 単独溶液に対する相対応答値は 0.01 ± 0.01 であり，ほとんど観察されなかった．
(B) マウス短時間二瓶選択試験による嗜好性評価 ($n=8$)．蒸留水とテアニン溶液を同時に提示した．嗜好性が1に近いほど溶液を好み，0に近いほど溶液を忌避していると判断できる．マウスはヒトと同様に甘味，旨味を嗜好し，苦味を忌避する．テアニン溶液に対する嗜好度が 0.5 を越え，マウスは蒸留水よりもテアニン溶液を嗜好した．テアニン単独溶液 (□) に対する嗜好性に比べ，IMP 混合溶液 (■) に対する嗜好性は大きく増加した．0.5 mM IMP 単独溶液に対する嗜好度は 0.58 ± 0.05 であった．マウスはテアニンに IMP を添加することで，よりテアニンを嗜好するようになった．

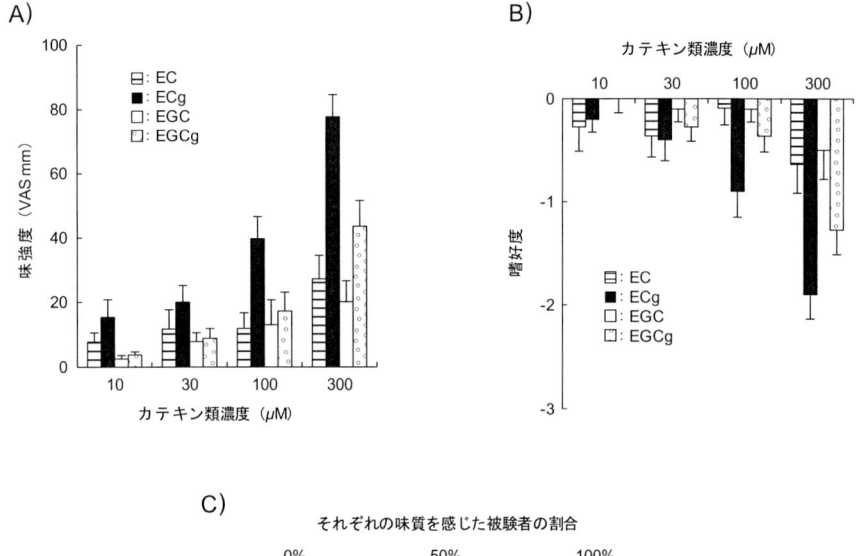

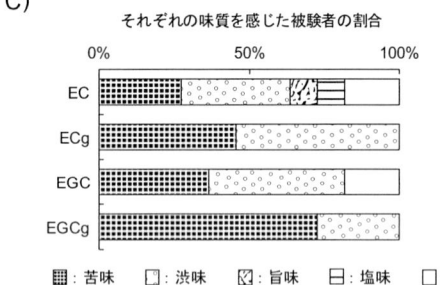

図4.13 カテキン類に対する味強度（A）と嗜好性（B）の変化と味質（C）[7]
味強度の評価は Visual Analog Scale を用いて行った（$n=11$ 名）．カテキン類の味強度は濃度依存的に増加した．カテキン類の中で ECg が最も味が強く，続いて EGCg, EC, EGC という順番であった．嗜好性は味強度に反比例し，被験者は各カテキン溶液を嗜好しなかった．300 μM におけるそれぞれの味質は主に渋味と苦味などの忌避味を呈した．

に低下する（図4.13B）．ECg の嗜好性が最も低く，続いて EGCg, EC, EGC という順であった．その味は主に渋味と苦味といった忌避味を有していた（図4.13C）．ECg と EGCg を比較した際，ECg の方が強い渋味を有し，EGCg は渋味よりも苦味が強い．味強度を比較した際，ECg の方がおよそ1.5倍強いことから，茶の味に与える ECg の影響は含有量の比較から得られる予測より大きいと考えられる．

近年，カテキン類の受容体としてがん細胞から67KDa ラミニン受容体が同定

され[8]，その生理作用はこの受容体を介して生じると考えられている．一方でマウス有郭乳頭から単離した一部の味蕾細胞にECgを投与したところ，味細胞が応答した[7]．したがって，カテキン類を検出する味覚受容体が味細胞に存在する可能性が考えられた．ヒト苦味受容体（hTAS2Rs）を強制発現させた培養細胞系では，hTAS2R39がカテキン類に応答することがわかった[9]．詳細な濃度応答関係を調査した結果，hTAS2R39発現細胞はECgに最も強く応答し，続いてEGCgに強く応答した．ECとEGCにも応答を示したものの，ECgやEGCgの応答よりも小さかった（図4.14）．これは，カテキン類に対する官能検査の結果と類似していた．カテキン類の苦味は主にhTAS2R39によって伝達されることが考えられ，hTAS2R39を使用することでカテキン味を客観的に評価できる可能性が示唆された．

一般に，苦味物質はその脂溶性が高いほど苦味受容体への親和性が高いと考えられている．主要カテキン類4種のうち，ガロイル基を有するエステル型カテキン（ECg, EGCg）が，ガロイル基を持たない遊離型カテキン（EC, EGC）より味強度が高かった．このガロイル基の存在が分子の脂溶性を強めることで，受

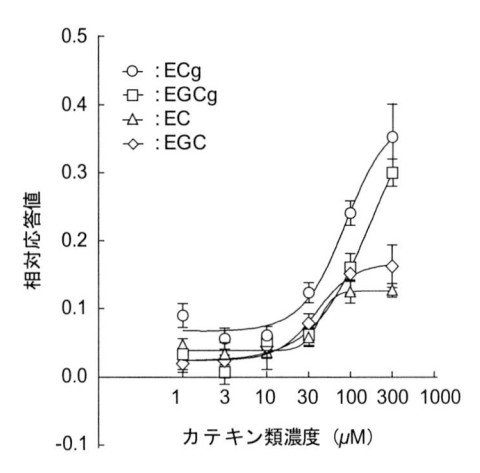

図4.14 ヒト苦味受容体TAS2R39発現培養細胞におけるカテキン類応答[9]
hTAS2R39を培養細胞に強制発現させ，カテキン類投与時における細胞内カルシウム濃度を測定した．カテキン類は濃度依存的に細胞内カルシウム濃度を上昇させた．ヒトの官能検査結果と同様に，ECgが最も強くTAS2R39発現細胞を活性化させた．

容体への親和性が増し,強い味を呈すると考えられる.また,味強度にはカテコール基とピロガロール基の存在が影響していると考えられる.B環5′位に水酸基が存在するピロガロール基を持つEGCgとEGCは脂溶性が弱まるため(図2.24参照),ECgやECに比べ味強度が小さくなると考えられる.しかしながら,hTAS2R39発現細胞や官能検査の結果から,カテコール基とピロガロール基の影響はガロイル基による影響よりも小さいと考えられている.

c. その他の成分(アミノ酸とカフェイン)

茶葉中にはテアニンの他に遊離アミノ酸が多数含まれる.茶に含まれる遊離アミノ酸では,グルタミン,グリシン,アラニン,スレオニン,セリンは甘味を呈する.フェニルアラニン,チロシン,アルギニン,イソロイシン,ロイシン,バリン,ヒスチジン,リジンは苦味,アスパラギンは酸味をおもに呈する.グルタミン酸とアスパラギン酸は強い旨味とともに酸味を呈する.

テアニンに比べ含有量は少ないが,グルタミン酸およびアスパラギン酸は乾燥茶葉中に0.1〜0.4%,浸出液中には0.1%前後含まれる.それぞれの閾値は,0.063 mM(0.0009%)と0.182 mM(0.002%)と報告されている.それらのナトリウム塩でさえも(グルタミン酸ナトリウム:0.625 mM(0.01%),アスパラギン酸ナトリウム:1.2 mM(0.02%)),テアニンの閾値(25 mM)よりも低い.閾値は測定法によってばらつきが大きいため,一概に比較はできないが,茶の旨

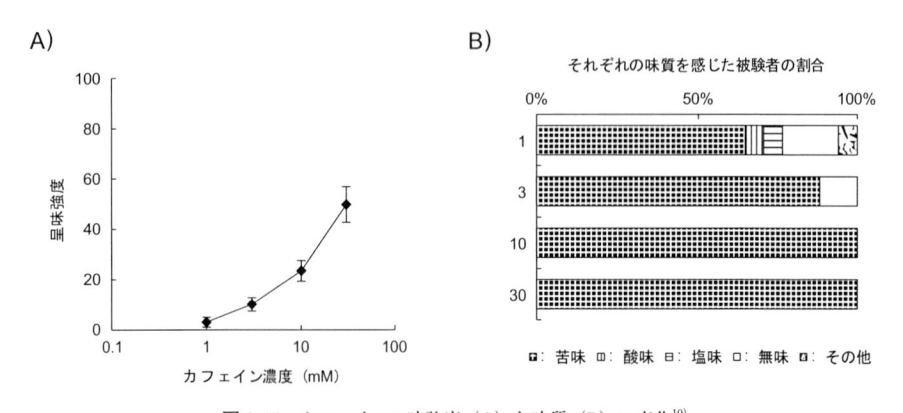

図 4.15 カフェインの味強度(A)と味質(B)の変化[10]
味強度の変化は Labeled Magnitude Scale 法により調査した($n=17$ 名).カフェインに対する味強度は濃度依存的に増加し,3 mM 以上のカフェインは強い苦味を呈した.

味を考えた場合，テアニンに加えグルタミン酸やアスパラギン酸の含有量が重要になる．アルギニンやセリンなど苦味や甘味を呈するアミノ酸も関与し，品種や収穫時期による茶の味の差にはそれら遊離アミノ酸含量の差も影響を与える．

カフェインは茶葉の他，コーヒー豆やココア豆などに含まれる．そもそもの飲用のきっかけになったのはカフェインの生理作用によるところが大きかったといわれている．カフェインの味覚特性を調査したところ，濃度依存的な味強度の増加が観察され，3 mM 以上で明確な苦味を呈した（図4.15）[10]．カテキン類が茶の苦渋味の形成に関与するのに対し，カフェインは茶の苦味に関与するといえる．

茶葉中から脂溶性の高いカテキン類の溶出には時間がかかるものの，カフェインの溶出は熱湯で短時間に行われる．茶の種類や入れ方によって濃度は異なるが，乾燥茶葉中に 2～4 %，浸出液中に 0.02～0.04 %（1～2 mM）含まれる．また，上級茶に多く，下級茶に少ないことが知られている．カフェインの閾値は 0.7 mM（0.01 %）と報告されていることから，通常，閾値濃度以上のカフェインが飲用茶には含まれていることになる．〔成川真隆〕

文　献

1) Chandrashekar, J. *et al.* (2006). *Nature*, **444**, 288-294.
2) Morita, A. *et al.* (2006). *Life Sci.*, **79**, 2303-2310.
3) Bate-Smith, E. C. (1954). *Food Process Pack*, **23**, 124-135.
4) Narukawa, M. *et al.* (2008). *Biosci. Biotechnol. Biochem.*, **72**, 3015-3017.
5) Narukawa, M. *et al.* (2011). *Biosci. Biotechnol. Biochem.*, **75**, 2125-2131.
6) Narukawa, M. *et al.* (2010). *Food Sci. Technol. Res.*, **16**, 487-492.
7) Narukawa, M. *et al.* (2010). *Int. J. Food Sci. Technol.*, **45**, 1579-1585.
8) Tachibana, H. *et al.* (2004). *Nat. Struct. Mol. Biol.*, **11**, 380-381.
9) Narukawa, M. *et al.* (2011). *Biochem. Biophys. Res. Commun.*, **405**, 620-625.
10) Narukawa, M. *et al.* (2012). *Biosci. Biotechnol. Biochem.*, **76**, 2282-2288.

5 茶 の 機 能

　鎌倉時代に，栄西禅師が『喫茶養生記』を著し，「茶は養生の仙薬なり，延齢の妙術なり」と喫茶の効能を説いたことから茶への関心が一般の人々にも広がっていったとされている．20世紀後半になると茶の化学成分や効能に関する研究が行われ，測定機器の発達や生物活性検定法の開発にともなって，多くの生理機能が明らかにされた．

　緑茶に最も多く含まれるカテキン類は抗酸化，抗変異，抗がん作用とともに各種食中毒菌に対する抗菌作用，抗ウイルス作用，抗アレルギー作用などが各国の研究者により報告されている．フラボノイド類には抗酸化，抗がん，血管壁強化作用が，カフェインには中枢神経興奮，眠気防止，強心，利尿作用，γ-アミノ酪酸には血圧降下，テアニンには血圧降下，脳や神経機能調整作用などが明らかにされている．さらに複合多糖が血糖値の上昇抑制効果を示すことから抗糖尿病作用が期待できる．

　食物繊維には便秘による大腸がん発生の予防効果，心疾患や糖尿病の予防効果も明らかになっている．その他，各種ビタミンには抗酸化作用やニトロソアミンの生成抑制作用などが報告されている．さらに最近，茶の認知症予防効果や抗肥満作用などが動物実験とともにヒトへの介入試験により明らかにされている．

　そこで本章では，茶の *in vivo, in vitro* における酸化防止効果，変異原抑制効果と発がん抑制作用，茶の生活習慣病に対する予防効果，とともに食中毒菌に対する抗ピロリ菌，虫歯菌に対する抗菌作用のほか，ウイルス作用について最近の知見を含めて述べる．また茶に含まれるテアニン，γ-アミノ酪酸，カフェインなどの脳神経に対する機能改善効果や茶の抗アレルギー効果についてもヒト介入試験を含めた知見を紹介する．
〔木苗直秀〕

5.1 茶の抗酸化作用

　生体は，内因性の抗酸化物質や抗酸化酵素により，活性酸素種の過剰な産生を抑制している．しかし，内因性の抗酸化物質の減少や抗酸化酵素の活性低下により生体内の抗酸化能が低下すると，活性酸素種の産生が亢進され，生体成分が酸化される．重要な生体成分である脂質，タンパク質およびDNAの酸化は，生体機能の異常を引き起こし，動脈硬化症や糖尿病などの生活習慣病の発症リスクを増加させる要因の1つとなる．そのため，食品から抗酸化物質を補うことにより生体内の抗酸化能を高めることで，生活習慣病の発症リスクを低減できる可能性がある．

　茶は，古くから健康効果を持つ飲料として世界中で飲用されている．茶の健康効果は多岐にわたるが，その科学的根拠を支えている代表的な生理機能として抗酸化作用がある．茶に含まれる主要な抗酸化物質は，ポリフェノール類，アスコルビン酸およびトコフェロールであり，中でも茶に特有のポリフェノールであるカテキン類やテアフラビン類は，強い抗酸化作用を持つ．本節では，緑茶とその主要なポリフェノールであるカテキン類（EC, EGC, ECg, EGCg）の生体成分（特に血漿中の成分）に対する酸化抑制効果を紹介し，予想される作用機構について概説する．

5.1.1　緑茶およびカテキン類の血漿抗酸化能に及ぼす影響

　緑茶およびカテキン類の摂取が，ヒトの血漿抗酸化能に及ぼす影響が報告されている（表5.1, 表5.2）[1,2]．セラフィニらは，緑茶を単回投与した後の血漿を，総ラジカルトラップ抗酸化パラメータ（total radical-trapping antioxidant parameter：TRAP）法により測定し，血漿抗酸化能が摂取前に比べて，摂取30分後で約40％向上すること，摂取50分後で約20％向上することを報告している．ピエッタらは，緑茶を単回投与した後に採取した血漿をTRAP法により測定し，血漿抗酸化能が摂取前に比べて最大で15％ほど向上することを報告している．2000年以前に行われた単回投与による調査では，血漿抗酸化能の向上が認められる場合が多く（表5.1），カテキン類の濃度依存性も認められている．また，

血漿抗酸化能は，摂取後30分から120分の間で最も向上することが複数の調査により確認されている．これらの知見は，カテキン類が血漿抗酸化能を上昇させる効果を持つことを示すとともに，その影響が短期間で消失することを示唆している．一方で，より厳密な設定のもとで行われたそれ以降の調査では，緑茶の単回投与による血漿抗酸化能の有意な上昇が認められない場合が多い．また，短期から長期的な投与による調査では，調査時期にかかわらず，緑茶やカテキン類の摂取により得られる結果に一定の傾向が認められない（表5.2）．

現状では，緑茶の摂取が血漿抗酸化能を向上させる可能性は認められているものの，その効果は著しいものではないと考えられている．また，次項で述べる生体成分に対する酸化抑制効果との関連性については不明な点が多い．

表5.1 緑茶の単回投与が血漿抗酸化能に及ぼす影響

	被験者数	緑茶の摂取量 溶液量（茶葉の量）	採血時間（分）	血漿抗酸化能の向上
Serafini et al. (1996)	10	300 ml (6.0 g)	0〜80	あり
Pietta et al. (1998)	6	300 ml（カテキン類400 mg相当）	0〜300	あり
Benzie et al. (1999)	10	400 ml (20.0 g)	0〜120	あり*
Hodgson et al. (2000)	20	400 ml (7.6 g)	0〜60	なし*
Leenen et al. (2000)	21	300 ml (2.1 g)	0〜120	あり
Serafini et al. (2000)	5	300 ml (6.0 g)	0〜120	あり*
Kimura et al. (2002)	5	164 mg（茶カテキンタブレット）	0〜180	なし*
Alexopoulos et al. (2008)	14	450 ml (5.9 g)	0〜120	なし*
Müller et al. (2010)	45	600 ml (13.2 g)	0〜300	なし*

*は有意差検定を行った結果

表5.2 緑茶の短期的および長期的投与が血漿抗酸化能に及ぼす影響

	被験者数	1日当たりの緑茶の摂取量 溶液量（茶葉の量）	投与期間	血漿抗酸化能の向上
van het Hof et al. (1997)	32	900 ml (2.7 g)	4週間	あり*
Kimura et al. (2002)	16	茶抽出粉末 492 mg/570 ml	1週間	なし*
Young et al. (2002)	16	茶抽出粉末合畜肉パテ	3週間	なし*
Erba et al. (2005)	24	茶抽出粉末 320 mg/400 ml	6週間	あり*
Coimbra et al. (2006)	34	1,000 ml (9.0 g)	3週間および4週間	なし
Emara et al. (2008)	60	900 ml (2.7 g)	6ヶ月	一部あり
Panza et al. (2008)	14	600 ml (6.0 g)	1週間	あり

*は有意差検定を行った結果

5.1.2 緑茶およびカテキン類の血漿成分に対する酸化抑制効果

緑茶およびカテキン類の摂取が，血漿中に含まれる様々な生体成分の酸化を抑制する可能性が指摘されている[1〜3]．生体成分の中でも，脂質はきわめて酸化されやすく，脂質過酸化反応により，過酸化脂質を生成する．過酸化脂質の生成量は，一般的にその分解産物をチオバルビツール酸反応物質（thiobarbituric acid reactive substance：TBARS）として測定されている．TBARS 値は，銅イオン（Cu^+），2,2′-アゾビス（2-アミノプロパン）二塩酸塩，リポキシゲナーゼおよび内皮細胞を触媒として，血漿や低密度リポタンパク質（low density lipoprotein：LDL）を酸化することで上昇するが，茶やカテキン類を添加すると TBARS の上昇は抑制される．また，LDL 中のアポリポタンパク質 B-100 に生成するタンパク質カルボニル（脂質過酸化反応などにより生成する短鎖アルデヒド類が結合した酸化タンパク質の指標）の量は，カテキン類を添加することにより有意に減少する．カテキン類を動物に摂取させた場合に酸化が抑制される脂質以外の血漿成分としては，血清アルブミンなどの血中タンパク質，グルタチオンおよび$α$-トコフェロールなどがある．しかし，緑茶やカテキン類をヒトに投与した試験では，血漿抗酸化能が向上しているにもかかわらず，TBARS 値の減少や LDL に対する酸化抑制効果が認められない場合もある．

これらの知見は，カテキン類が血漿中で酸化抑制効果を発揮できるだけの十分な抗酸化活性を備えていることを示すとともに，血漿中におけるカテキン類の量や存在形態あるいは血漿成分の量や組成の違いによっては，生体成分の酸化を抑制できないことを示唆している．

5.1.3 カテキン類の抗酸化作用の発現機構

カテキン類の抗酸化作用は，物質の持つ化学的・物理的性質に基づき，様々な作用機構を介して発現することが予想されている．以下にその概要を記す．

a. ラジカル消去作用

カテキン類は，活性酸素種に代表されるラジカル種を消去することで，抗酸化作用を発現する[4,5]．ラジカル消去能を持つ化合物の特徴の1つとしては，酸化還元電位が低く，他の物質に対する水素（電子）供与性が高いことである．酸化還元電位が低い化合物は，自身が酸化されることでより酸化還元電位の高い化合

表 5.3 カテキン類の酸化還元電位と抗酸化活性

抗酸化物質	酸化還元電位 (V)	抗酸化活性 (mM)
EC	0.57	2.4±0.02
EGC	0.43	3.8±0.06
ECg	0.55	4.9±0.02
EGCg	0.43	4.8±0.06
アスコルビン酸	0.28	1.0±0.02
α-トコフェロール	0.48	1.0±0.03

酸化還元電位：数値が低いほど還元能が高い
抗酸化活性：TEAC 法により算出．数値が大きいほどラジカル消去能が強い

物を還元し，酸化抑制効果を示す（還元性）．しかし，還元性が高い物質が必ずしも高いラジカル消去能を示すわけではない．EGC と EGCg の酸化還元電位はアスコルビン酸に比べて高いが，α-トコフェロールに比べて低い（表 5.3）．また，トロロックス当量抗酸化機能（trolox-equivalent antioxidant capacity：TEAC）法によるラジカル消去作用を基に評価したカテキン類の抗酸化活性は，α-トコフェロールやアスコルビン酸に比べて高い．すなわち，カテキン類は，高いラジカル消去能と α-トコフェロール酸化物に対する還元性を有している．生体内でこれらの作用を発揮できれば，活性酸素種を消去するだけでなく，α-トコフェロールの酸化を抑制することにより，抗酸化能の低下を抑制できる可能性がある．

　カテキン類のラジカル消去作用から抗酸化活性を評価した研究は数多くあり，様々な結果が得られている[6,7]．不安定なラジカルを発生させるラジカル開始剤である *tert*-ブチルヒドロペルオキシドを用いたラジカル消去活性試験などにおいては，カテキン類の抗酸化活性は EGCg＞EGC≫ECg＞EC の順であることが多い．一方で，安定なラジカルとして一般的に使われている 1,1-ジフェニル-2-ピクリルヒドラジド（diphenyl-2-picrylhydrazyl：DPPH）を用いた DPPH ラジカル消去活性試験においては，カテキン類の抗酸化活性は EGCg≫ECg≫EGC＞EC の順であることが多い．カテキン類のラジカル消去作用に基づく抗酸化活性の強弱については諸説あり，実験系によっては ECg と EGC の活性が逆転することがあるものの，多くの場合において EGCg が最も高い活性を示す．カテキン類のラジカル消去作用を向上させる構造因子としては，B 環 3 位と 4 位に加えて B 環 5 位に水酸基を持つピロガロール構造を持つこと，C 環 3 位の水酸基に

没食子酸がエステル結合したガロイル基を持つことが重要である．特に，B環のピロガロール構造の水酸基は重要であり，これらの水酸基がラジカル消去に直接的に関与すると考えられている．一方で，活性酸素吸収能力（oxygen radical absorption capacity：ORAC）法により得られた抗酸化活性はEGC＞EGCg≫EC＞ECgの順であり，DPPHラジカル消去活性試験とは異なる結果を示した．この結果より，ロイらはカテキン類のラジカル消去作用を低下させる構造因子としては，C環3位にガロイル基を持つことであると考察している．また，DPPHラジカル消去活性試験は，評価中にカテキン類が酸化することで活性酸素種が生成し，実際のラジカル消去作用よりも高い活性が得られると結論付けている．別の事例としては，リポソームやLDLを用いた酸化抑制試験では，B環にカテコール構造を持ちガロイル基を持つECgが，EGCgやガロイル基を持たないECやEGCよりも高い活性を示す．これは，カテキン類の疎水性やリン脂質膜に対する親和性が異なることに起因しており，化学構造の違いによる生体成分に対する親和性の強弱が抗酸化活性に影響することを示している．血清アルブミンなどのタンパク質に対してカテキン類が結合した場合には，ラジカル消去作用に関与するB環やガロイル基の水酸基がタンパク質との相互作用に利用されるため[8]，抗酸化活性が著しく低下することが予想される．ラジカル消去作用に基づき抗酸化活性を評価する際には，評価系によって異なる結果が得られることがあるため，その解釈には注意が必要である．

b. 金属キレート作用

カテキン類は，遷移金属の触媒作用を介したラジカル種の生成反応を，金属イオンのキレート化により阻害することで，抗酸化作用を発現する可能性がある[9]．遷移金属は，酸化反応を触媒し，生体成分の酸化を促進する．銅イオン（Cu^+）や鉄イオン（Fe^{2+}）は，フェントン反応により過酸化水素からヒドロキシルラジカルを生成する．また，LDLのアポリポタンパク質B-100に結合した銅イオン（Cu^{2+}）は，LDL中の脂肪酸を酸化して過酸化脂質を生成し，さらに分解することでタンパク質に対する反応性が高い短鎖アルデヒド類を生成する．カテキン類は，銅イオン（Cu^{2+}）や鉄イオン（Fe^{2+}）と複合体を形成しキレート化することができる．金属イオンの配位部位は，ラジカル消去作用にも関与するB環3位と4位の水酸基の位置であると予想されている．カテキン類が遷移金属を

キレート化することにより，フェントン反応や LDL の酸化反応における触媒作用を阻害できれば，生体内において酸化抑制効果を発揮することが期待できる．カテキン類が銅イオン触媒下において LDL の酸化を遅延させる効果には，キレート作用が関与する可能性がある．

c. アルデヒド捕捉作用

カテキン類は，短鎖アルデヒド類を捕捉することで，抗酸化作用を発現する可能性がある[10,11]．生体内において脂質過酸化反応やメイラード反応により生成する短鎖アルデヒド類は，タンパク質に対する反応性が高く，血中の抗酸化成分であるヒト血清アルブミンや細胞内のチオール酵素などと付加体を形成しその機能を低下させる．また，細胞内の主要な抗酸化物質であり，血漿中にも存在するグルタチオンと付加体を形成し，抗酸化能を低下させることにより活性酸素種

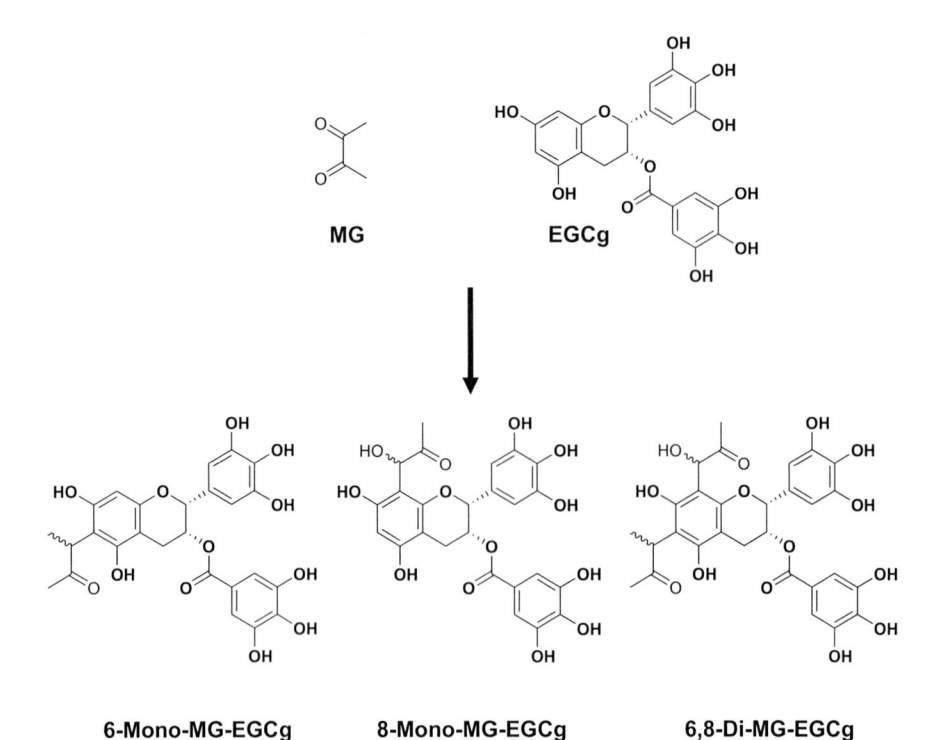

図 5.1　EGCg による MG の捕捉作用

の産生を引き起こす.カテキン類は,脂質過酸化反応によって生成する代表的な短鎖アルデヒド類であるアクロレインや4-ヒドロキシ-2-ノネナールをA環の8位で捕捉する.また,EGCgは,主にメイラード反応によって生成するメチルグリオキザール(methyl glyoxzal:MG)をA環6位と8位で捕捉し,安定な付加体を形成する(図5.1).カテキン類が短鎖アルデヒド類を捕捉することにより,タンパク質やグルタチオンへの反応を阻害することができれば,生体内で抗酸化作用を発揮することが期待できる.カテキン類が血漿中のTBARS値やタンパク質カルボニルの生成量を減少させる効果については,ラジカル消去作用やキレート作用により脂質の酸化を抑制するだけでなく,アルデヒド捕捉作用により酸化により生成した脂質の酸化物を消去することも関与している可能性がある.

d. 酸化酵素の阻害作用

カテキン類は,活性酸素種や短鎖アルデヒド類の生成に関与する生体内酵素と相互作用しその活性を阻害することで,抗酸化作用を示す可能性がある[12,13].キサンチンオキシダーゼは,ヒポキサンチンやキサンチンから尿酸への酸化を触媒する酵素であるが,条件によっては分子状酸素に作用してスーパーオキシドや過酸化水素などの活性酸素種を生成する.カテキン類は,培養したヒト白血病細胞株においてキサンチンオキシダーゼ活性を阻害し,ストレス刺激によって生じるスーパーオキシドの生成を抑制する.また,カテキン類は,脂質過酸化反応を触媒するリポキシゲナーゼやシクロオキシゲナーゼを試験管内や培養細胞系において阻害する.しかし,報告されている酵素に対する阻害濃度はマイクロモーラーオーダーであり,緑茶の摂取によりナノモーラー以下のオーダーで生体内に存在するカテキン類が,これらの酵素の阻害作用を示すか否かは明らかではない.

e. その他

カテキン類は,上記の作用以外にも,生体内に存在するタンパク質の発現量を制御し,抗酸化作用を示す可能性がある[14,15].転写因子であるNF-κBやAP-1は,活性酸素種などの刺激により活性化され,炎症性サイトカインの発現を制御し,活性酸素種のさらなる産生を引き起こす.カテキン類は,ヒト培養細胞において,これらの転写因子の活性化を阻害し,間接的に活性酸素種の産生を抑制することができる.また,カテキン類は,培養細胞実験や動物実験において,転写因子であるNrf-2を活性化し,細胞内の抗酸化酵素や第二相解毒酵素の発現量を上昇さ

せることで，間接的に生体内の抗酸化能を高めることができる．Nrf-2 の活性化は，カテキン類の B 環に由来する酸化促進作用により惹起されることが予想されている．カテキン類による生体成分の酸化は，カテキン類が酸化される際，すなわち活性酸素種などの成分を還元する際に生じることから，酸化促進作用の発現における抗酸化作用との関連が注目されている．

　茶葉やポリフェノールは，ラードや植物油などの食用油脂に対する抗酸化作用が実験的に証明されており，食品用酸化防止剤としての有用性が示されている．一方で，ヒトに対する抗酸化作用は実験的に証明されているとはいい難く，生体内で効果を発揮する抗酸化物質としての有用性が完全には示されていない．カテキン類は，様々な作用機構を介して抗酸化作用を発揮することが，多くの実験で確認されている（図5.2）．試験管内の実験で高い抗酸化活性を有するカテキン類が，生体内において活性が著しく低下する要因としては，消化管における安定性や吸収性が低く，生物学的利用能が低いことが考えられる．カテキン類の安定性や吸収性は腸内の微生物相や同時に摂取する食品により異なるため，それらの詳細を明らかにすることは生物学的利用能を高めるための手がかりを得るうえで重要である．生体に対する抗酸化作用を解明するためには，さらなる検討が必要であろう．

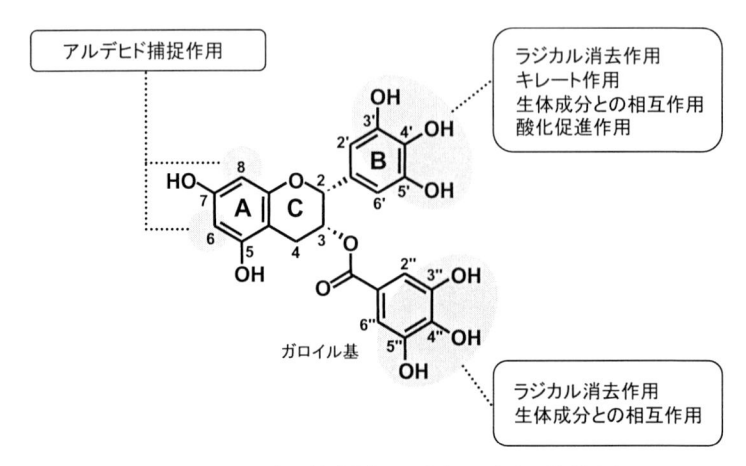

〔石井剛志〕

図 5.2　カテキン類の抗酸化作用の発現に関与する構造因子

文　献

1) Higdon, J. V. & Frei, B. (2003). *Crit. Rev. Food Sci. Nutr.*, **43**, 89-143.
2) Ellinger, S. *et al.* (2011). *Phytomedicine*, **18**, 903-915.
3) Rietveld, A. & Wiseman, S. (2003). *J. Nutr.*, **133**, 3285S-3292S.
4) Anderson, R. F. *et al.* (2001). *Carcinogenesis*, **22**, 1189-1193.
5) Rice-Evans, C. *et al.* (1997). *Trends Plant Sci.*, **2**, 152-159.
6) Nanjo, F. *et al.* (1999). *Biosci. Biotechnol. Biochem.*, **63**, 1621-1623.
7) Roy, M. *et al.* (2010). *Int. J. Food Sci. Nutr.*, **61**, 109-124.
8) Ishii, T. *et al.* (2011). *Biosci. Biotechnol. Biochem.*, **75**, 100-106.
9) Mira, L. *et al.* (2002). *Free Radic. Res.*, **36**, 1199-1208.
10) Sang, S. *et al.* (2007). *Chem. Res. Toxicol.*, **20**, 1862-1870.
11) Zhu, Q. *et al.* (2011). *Mol. Nutr. Food Res.*, **55**, 1375-1390.
12) Aucamp, J. *et al.* (1997). *Anticancer Res.*, **17**, 4381-4385.
13) Hong, J. *et al.* (2001). *Biochem. Pharmacol.* **62**, 1175-1183.
14) Tipoe, G. *et al.* (2007). *Cardiovasc. Hematol. Disord. Drug Targets*, **7**, 135-144.
15) Sriram, N. *et al.* (2009). *Pulm. Pharmacol. Ther.*, **22**, 221-236.

❮ 5.2　茶の抗突然変異・抗がん作用 ❯

5.2.1　日本人の発がん要因と茶の機能性

現在，日本人の死因の第1位は悪性新生物（がん）であり，がんの予防はヒトが健康的な生活を送る上で重要な課題である．がんの発症要因としては，我々が日常的に摂取している食品と喫煙で約65％を占めていると考えられており，生活習慣の改善や食品の摂取を通じてさまざまな機能性成分を摂取することが，がんの予防に通じると期待できる．

本節では最近の茶の抗突然変異，抗がん作用について著者らの研究成果を含めて最近の知見について記述する．

5.2.2　発がんメカニズムとその抑制作用

遺伝子であるDNAは，アデニン，チミン，グアニン，シトシンの4つの塩基の組み合わせから，各種の遺伝情報を調節しているが，化学的（化学物質など），物理的（機械的刺激，放射線，紫外線など），生物的（ウイルスなど）因子により，遺伝情報が乱されると変異が起こる．これが，発がんの第一段階のイニシエーション（開始反応）である．次いで，細胞膜や細胞質の酵素代謝を通して細胞を異常増殖させる第二段階のプロモーション（促進反応）が起こる．さらに第三段階の

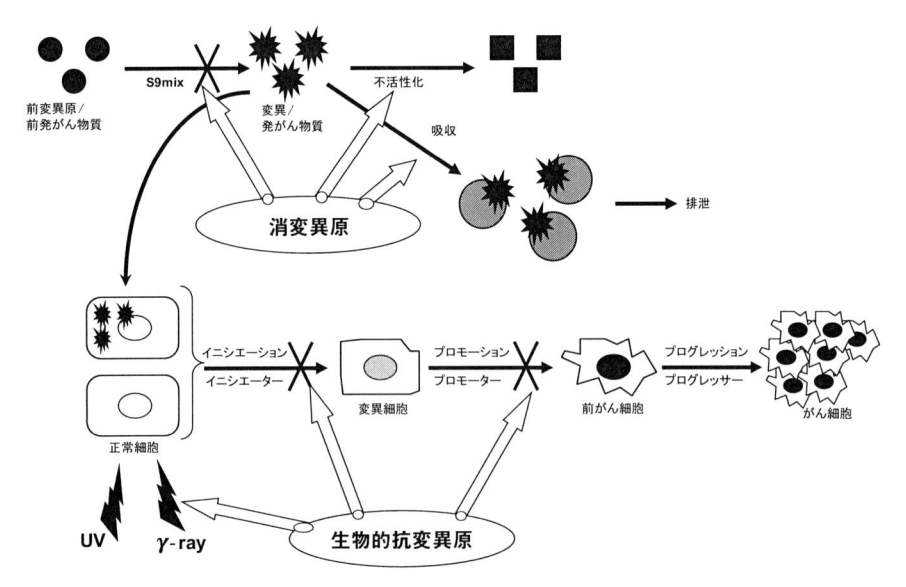

図 5.3　がんの多段階説と抗変異原物質の作用機序

プログレッション（増殖反応）に至ると細胞は悪性化して，増殖能，浸潤能，転移能を有するがん細胞へと変化する．この発がん過程において，*ras*, *myc*, *erb* などのがん遺伝子，*p53*, *Rb*, *BRCA1* などのがん抑制遺伝子が複合・相互的に関係していることが明らかになっている．このように発がんまでにはいくつかの段階を経ることから，がんの「多段階説」といわれている（図 5.3）．発がん過程のうち，イニシエーションを誘導する物質はイニシエーター，プロモーションを誘導する物質はプロモーターと呼ばれている．我々が日常生活の中で摂取・曝露される可能性が高いイニシエーターおよびプロモーターを表 5.4 にあげた．

実際，正常細胞に突然変異が起こってから臨床的な所見でがんと判定されるまでには，10〜30 年かかるといわれている．したがって，がん年齢といわれる 40〜50 歳になる前からがんの予防を考えて行動・注意することが重要である．

5.2.3　がんの原因物質

ヒトにおける発がんの主要因として，環境中に存在する化学物質が考えられ，発がん寄与率は 80〜90 % と高い．実際，食事などの生活習慣により，各種がん

5.2 茶の抗突然変異・抗がん作用

表5.4 がん原因物質と作用様式および標的臓器

危険因子		原因物質	作用様式	標的臓器
化学的要因	カビ毒	アフラトキシン	I.P	肝
	肉魚の焦げ	ヘテロサイクリックアミン	I.P	肝ほか
	ワラビ	プロキロシド	I	胃
	加熱処理食品	アクリルアミド	I	肝ほか
	フキノトウ	アルカロイド	I	胃
	燻製	ベンツピレン	I	肝・胃
	発色剤	ジメチルニトロソアミン	I	食道・胃
	食塩	塩化ナトリウム	P	胃
	甘味料	サッカリン	P	膀胱
	胆汁酸	デオキシコール酸	P	胃・大腸
	タバコ	タール	I.P	肝
	製錬工場	ヒ素	P	皮膚
		ベンゼン	I.P	肝
	タバコ	ベンゾ[a]ピレン	I.P	肝・胃
生物的要因	遺伝子	XPA	I	皮膚
	遺伝子	APC	I	大腸
	遺伝子	WRN	I	骨・甲状腺
	遺伝子	E-カドヘリン	I	胃
生理的要因	電波放射線	(DNA障害)	I	白血病
	紫外線	(DNA障害)	I	皮膚
	アスベスト	(炎症)	I	肺
	熱い粥	(火傷)	I	食道・胃

I:イニシエーター,P:プロモーター
I.P:イニシエーター,プロモーター両方の作用を持つもの

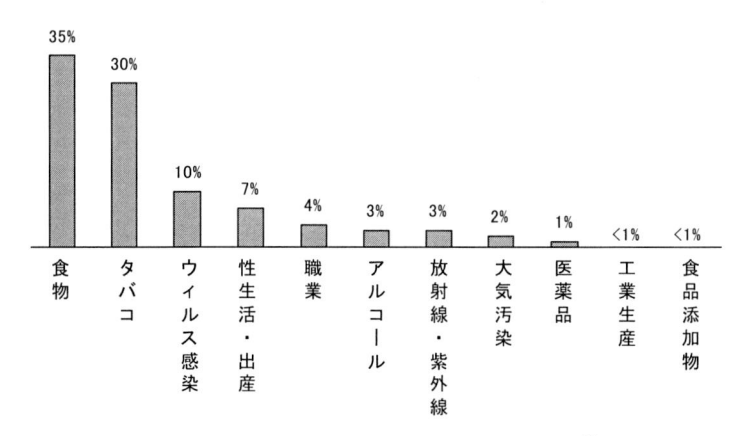

図5.4 米国におけるがん死亡者のがん発生の寄与率[1]

食物 35%
タバコ 30%
ウィルス感染 10%
性生活・出産 7%
職業 4%
アルコール 3%
放射線・紫外線 3%
大気汚染 2%
医薬品 1%
工業生産 <1%
食品添加物 <1%

の発生率は地域別に異なり，生活環境中に存在する変異・発がん物質を食品，水，大気，喫煙などを通してヒトは生体内に摂取していると考えられる．米国人の各種発がん要因の寄与率をみると，食事（35％），タバコ（30％），ウイルス（10％）ががんの主要発生因子となっている（図5.4）[1]．

5.2.4　茶の抗変異原性

　茶の抗変異原作用としては，含有成分が突然変異の頻度を減少させる場合と細胞が有する遺伝的背景に変化を起こさせる場合がある．また細胞内と細胞外での作用を分けて考える場合がある．焼き焦げ物質であるヘテロサイクリックアミン類は生体内で薬物代謝酵素により代謝活性化されて変異原性を示すが，茶カテキン類は変異原物質の活性型と直接反応することで変異原性を抑える．また，薬物代謝酵素の活性抑制や解毒酵素系である第II相反応酵素を誘導することで変異原性を抑制することも明らかになっている．放射線や紫外線による突然変異に対して，カテキン類はそれら電離線によるDNA損傷に対する修復酵素の発現や活性化を誘導する．さらに，茶は活性酸素やフリーラジカルを消去する抗酸化力を持っており，放射線によるDNAの酸化傷害に対して強い抑制効果を発揮する（コラム7参照）．

　変異原が細胞のDNAと反応するまでの過程（細胞外）において作用する抗変異原を消変異原（desmuagen）と呼び，また変異原が細胞のDNAと反応した後（細胞内）に作用する抗変異原を生物的抗変異原（bioantimutagen）と呼ぶ（図5.3）．細胞外で作用する茶含有成分としては，アスコルビン酸，α-トコフェロール，タンニン酸，クロロゲン酸があり，細胞内で作用するものとして，アスコルビン酸，カテキン類がある．なお，茶などの植物食品や機能性成分の抗変異原性の検定には復帰突然変異を指標とする試験（サルモネラ菌や大腸菌を用いるエームス試験（復帰突然変異試験）），染色体異常を指標とする試験（染色体異常試験や小核試験），DNA損傷を指標とする試験（コメットアッセイ）などが用いられている．

　Trp-P-1（3-アミノ-1,4-ジメチル-5H-ピリド［4,3-b］インドール）および1-NP（1-ニトロピレン）の変異原性に対する茶の抑制効果をエームス試験で検討したところ，日本緑茶，中国緑茶，紅茶およびウーロン茶の抽出液はすべて抑

制効果を示している[2]．同様にエームス試験によりプーアル茶がアフラトキシンB$_1$および4NQO（4-ニトロキノリン-N-オキシド）の変異原性に対して抑制効果を示すことも明らかになっている．また，紅茶中成分であるテアフラビンは，IQ（2-アミノ-3-メチルイミダゾ（4,5-f）キノリン），PhIP（2-アミノ-1-メチル-6-フェニルイミダゾ［4,5-b］ピリジン），ベンゾ［a］ピレンなどの変異原性を阻害し，その作用メカニズムとして，薬物代謝酵素チトクロム P450 の活性阻害作用が考えられている[3]．

EGCg（エピガロカテキンガレート）は，チャイニーズハムスター V79 細胞に過酸化水素および MNNG（N-メチル-N'-ニトロ-N-ニトロソグアニジン）を曝露することにより誘導される染色体異常誘発に対して抑制効果を示すことが明らかになっている．紅茶ポリフェノールは，7,12-ジメチルベンゾ［a］アントラセン（DMBA）を投与したハムスターの骨髄細胞における小核の誘発を抑制することが報告されている．EGCg は，ベンゾ［a］ピレンやタバコの煙を上気道消化管細胞に曝露して誘導させた酸化的 DNA 損傷性に対して抑制効果を示している[4]．また，トリブチルスズを投与したマウス血中における酸化的 DNA 損傷に対しても緑茶ポリフェノールが抑制することも報告されている．

焼き焦げ物質でアミノ-カルボニル反応（メイラード反応）生成物であるヘテロサイクリックアミン類やアクリルアミド，また二級アミンと亜硝酸塩との反応生成物である N-ニトロソアミンは，強力な変異・発がん物質であるが，これらの物質の生成に対してカテキン類は抑制効果を示す．しかし，二級アミンであるモルホリンと亜硝酸ナトリウムを酸性緩衝液中で反応させる in vitro 試験系に茶抽出物を添加したところ，高濃度添加した場合ではニトロソモルホリンの生成を抑制したが，低濃度ではニトロソモルホリンの生成は促進された（図 5.5）[5]．また，ラットやヒトの生体内においても同様に，高濃度の茶抽出物を摂取することで，生体内でのニトロソモルホリンの生成量は減少したが，低濃度の茶抽出物では増加した（図 5.6）[5]．茶抽出物は含有しているカテキン類濃度により，ニトロソアミンの生成に対して抑制または促進する両方の作用を示すことが考えられている．

また現在，放射線曝露や放射線に汚染された食品の摂取による生体影響が大きな社会問題となっている．これら放射線による影響に対する茶の抑制効果も報告

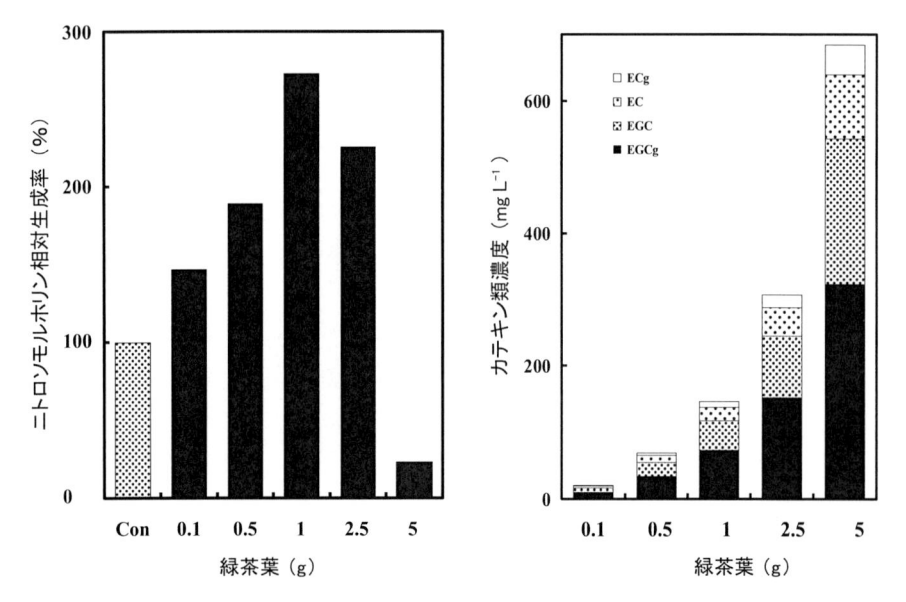

図5.5 緑茶のニトロソモルホリン生成に対する影響と緑茶中カテキン類濃度

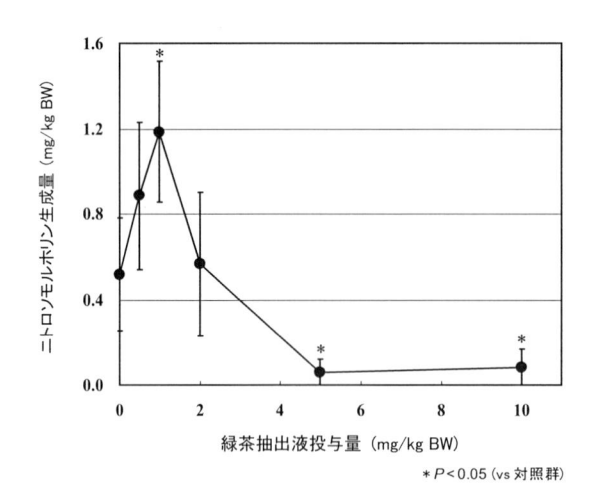

図5.6 緑茶抽出液のラット生体内におけるニトロソモルホリン生成に対する影響

$*P<0.05$ (vs 対照群)

5.2 茶の抗突然変異・抗がん作用

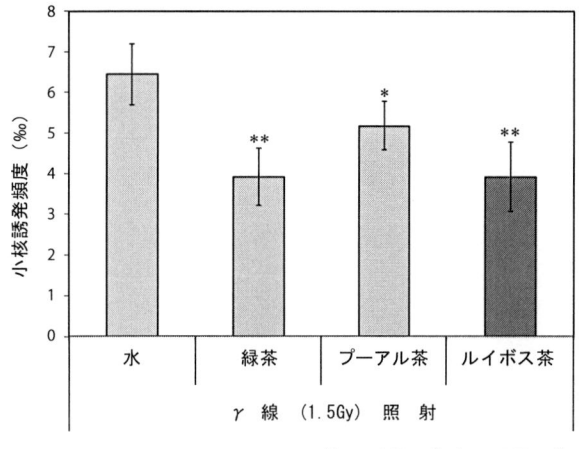

図5.7 γ線照射により誘発される小核に対する各茶抽出液の抑制効果

** : $p<0.01$ vs 水, * : $p<0.05$ vs 水

されている．エピカテキンはγ線を照射したマウス末梢血におけるDNA損傷に対し抑制効果を示す．また同様にγ線を照射したマウス幼若赤血球における小核誘発（染色体異常）に対して緑茶，プーアル茶およびルイボス茶などのポリフェノール類は，強い抑制効果を示す（図5.7）[6]．

以上のことより，茶は，①変異原物質に対する化学的・物理的作用による不活性化，②薬物代謝酵素による変異原物質の代謝活性化の阻害，③変異原物質の排泄にともなう解毒促進効果，④DNAに対する反応およびDNA付加体の生成阻害，⑤DNA修復系の誘導作用，⑥エラー修復を起こすSOS修復系に対する抑制効果，⑦生体内における変異原物質の生成抑制効果，を通じて抗変異性を示すと考えられている．

5.2.5 茶の発がんイニシエーションおよびプロモーション抑制効果

発がん抑制にあたり，変異・発がん物質のイニシエーション作用を抑制することは重要である．茶に含まれる主要成分である没食子酸をラットまたはマウスに経口投与すると，1,2-ジメチルヒドラジンの誘導する大腸がんが抑制される．また，ヘテロサイクリックアミンの一種であるPhIPにより誘導された結腸異常腺窩巣に対しても緑茶は抑制効果を示した[7]．これらの結果から，茶が発がんイニ

シエーションを抑制することは明らかである.

発がんプロモーターは細胞に存在する受容体に結合し,様々なシグナル伝達を撹乱して遺伝子の発現を誘導する.これらプロモーターの作用を緑茶中のカテキン類が抑制する.イニシエーターであるDMBAを投与したマウスに,プロモーターであるTPAを投与して,皮膚乳頭腫を誘導させたマウスに紅茶ポリフェノールを投与したところ,乳頭腫発生は抑制され,その作用メカニズムとして細胞増殖に関連するシグナル伝達キナーゼ,転写因子および炎症性タンパク質の活性をポリフェノールが抑制したと考えられている.

5.2.6 動物実験における茶の抗がん作用

茶の抗発がん試験を実際にヒトに対して行うことは倫理上難しいことから,ラットやマウスなどの実験動物を用いる in vivo 試験が行われている.ラット子宮平滑筋腫細胞をヌードマウスに接種させ,EGCgを4〜8週間摂取させたところ,子宮平滑筋腫細胞の増殖の抑制とアポトーシス誘導により腫瘍の形成が抑制された.DMBAを投与して乳がんを誘導させた雌のラットに緑茶および紅茶を摂取させたところ,シクロオキシゲナーゼ-1の阻害またはNF-κBのリン酸化を抑制することで,腫瘍の増殖が抑制された[8].ジメチルアミノアゾベンゼンにより誘導されたラット肝臓での肝腫瘍に対して,紅茶ポリフェノールは薬物代謝酵素活性の阻害や抗酸化性を発揮することで強い抑制効果を示した.また,緑茶とテアニンの粉末を,肝がん細胞を接種させたラットに14日間摂取させたところ,がん細胞の増殖およびがん性脂質異常症が抑制されることも報告されている.

5.2.7 疫学的調査における茶の抗がん作用

茶の抗がん作用を疫学的な調査により明らかにしている研究がいくつかある.静岡県内各地域の緑茶生産量と全部位がんおよび胃がんの標準化死亡比との関係を調べたところ,有意に負の相関があることが明らかになっている[9].特に緑茶生産地の中川根町では,胃がんの標準化死亡比は顕著に低く,中川根町の住民は濃い緑茶を日常的に多飲していることとの因果関係が示唆されている.また,緑茶生産地および非生産地の一般家庭で飲用されている茶抽出液中のカテキン類濃度を測定したところ,緑茶生産地での茶抽出液は非生産地に比べて高い傾向があ

ることが報告されている（図5.8）[5]．さらに，茶抽出液と胃がん標準化死亡比との関係を調べたところ，男性においては有意な負の相関がみられている．埼玉県内の住民約8,500名を対象として緑茶の摂取量とがんによる死亡との相関を9年間追跡調査したところ，緑茶を多く摂取している群ではがんによる死亡者の年齢が他の群に比べて高いことが報告されている[10]．また，北九州における調査では，1日10杯以上緑茶を摂取している群では胃がんの発生率が低く，女性においては緑茶の摂取により胃下部におけるがんのリスクが減少することが報告されている．あるコホート研究においては，茶とコーヒーの摂取により神経膠腫が抑制されたと報告されている．さらに約47,000人を対象とした調査では，緑茶の摂取により血液悪性腫瘍のリスクが低減することが明らかになっている．

このように，疫学的調査により茶の摂取が，がんの発症を抑制する報告がある一方，茶の摂取とがん発症との間には関連がないとの報告もいくつかある．宮城県で行われたコホート研究では，緑茶摂取における各種がんに対して有意な負の相関がみられないことを報告している．また，緑茶の摂取と乳がんとの間に有意な相関がないことも示されている．しかし，これらの研究では，茶1杯当たりに含まれるカテキン類濃度については明らかになっていない．約37,000人を対象

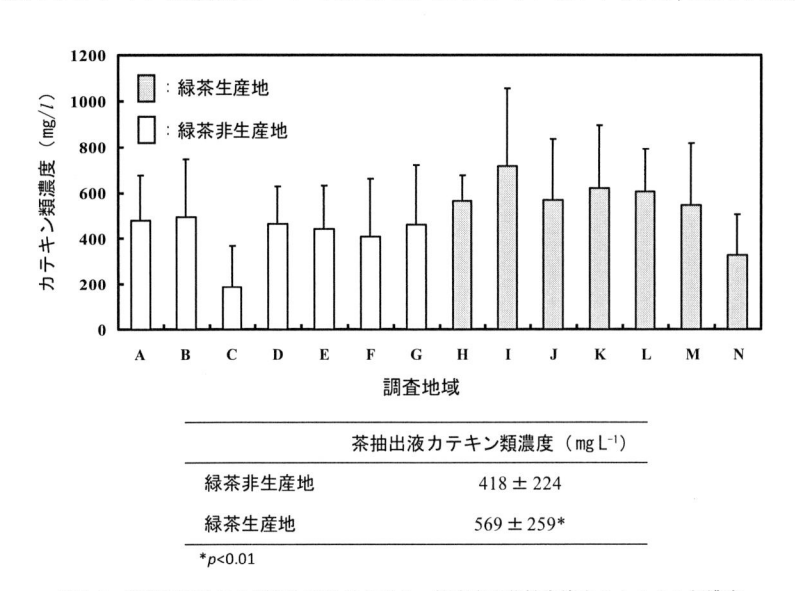

茶抽出液カテキン類濃度（$mg\,L^{-1}$）	
緑茶非生産地	418 ± 224
緑茶生産地	569 ± 259*

*$p<0.01$

図5.8 緑茶生産地および非生産地における一般家庭の茶抽出液中のカテキン類濃度

とした疫学的な調査では，血中のカテキン類量と胃がんとの関係を調べたところ，女性においては有意な負の相関があることが報告されている[11]．したがって，茶を飲む杯数だけではなく，1杯当たりのカテキン類濃度や1日当たりのカテキン類摂取量を考慮した疫学的な調査が必要である． 〔増田修一・島村裕子〕

♠コラム7　茶と放射能♥

我々の生活環境中には生物体のDNAを損傷して，突然変異や染色体異常を誘発する因子が数多く存在しており，それらの1つに放射線がある．放射線のヒトに対する障害は被曝部分で大きく異なるが，多量の放射線に曝露されると，皮膚や粘膜の障害，骨髄障害による白血球や赤血球数の減少および脊髄障害が起こる．さらに多くの放射線を浴びると死亡する．

ヒトの構成成分の多くは水が占めており，放射線に曝露されると電離作用により生体内の水分子が分解して，ヒドロキシルラジカル（・OH）が生成し，さらに・OHからスーパーオキシドアニオンラジカル（・O_2^-）が生じる．これらのラジカルがタンパク質，脂質，核酸などと反応して生体内機能に障害を与える．特にラジカルにより遺伝子が損傷されると発がんや遺伝的影響が引き起こされる．

これまでに茶やその含有成分が放射線防護効果を有することが報告されている．X線照射前にマウスにEGCgを投与すると，マウスの生存率が増加し，さらに肝臓における脂質過酸化も抑制される．また，γ線照射前にマウスにEGCgを投与することにより，血漿中の脂質過酸化が抑制され，SODなどの抗酸化酵素活性が維持されることで，造血細胞，脾臓および胸腺への影響が阻害される．さらに，ECが放射線によるDNA損傷や切断を抑制することも報告されている．我々も緑茶，プーアル茶，ルイボス茶抽出液をマウスに自由摂取させた後γ線照射したところ，いずれの茶葉抽出液も小核誘発（染色体異常）に対して抑制効果を示すことを確認した（図5.7参照）．またカテキン類およびルイボス茶中のフラボノイドであるルテオリンも同様に染色体異常誘発抑制効果を示した．これら含有成分の抑制効果は放射線照射により生成する・OHを捕捉することで発現されると考えられ，茶葉中に含まれるビタミンCやビタミンEなどの抗酸化物質も同様に放射線による生体影響を抑制すると考えられる．

放射線対策としては，第一に被曝しないように注意することが肝要であるが，茶飲料の放射線防護効果は今後その利用および応用などが期待できるものと確信している． 〔増田修一・島村裕子〕

文　　献

1) Doll, R. *et al.* (1981). *J. Natl. Cancer Inst.*, **66**(6), 1191-1308.
2) Ohara, A. *et al.* (2007). *ITE Lett. Batter New Technol. Med.*, **8**(6), 720-724.
3) Catterall, F. *et al.* (1998). *Mutagenesis*, **13**(6), 631-636.
4) Baumeister, P. *et al.* (2009). *Eur. J. Cancer Prev.*, **18**(3), 230-235.
5) Masuda, S. *et al.* (2006). *J. Health Science*, **52**, 211-220.
6) Shimoi, K. *et al.* (1996). *Mutat. Res.*, **350**(1), 153-161.
7) Carter, O. *et al.* (2007). *Nutr. Cancer*, **58**(1), 60-65.
8) Roy, P. *et al.* (2009). *Invest. New Drugs*, **29**(2), 225-231.
9) Oguni, I. *et al.* (1989). *Jpn. J. Nutrition*, **47**, 93-102.
10) Imai, K. *et al.* (1997). *Prev. Med.*, **26**, 769-775.
11) Sasazuki, S. *et al.* (2008). *Cancer Epidemiol Biomarkers Prev.*, **17**(2), 343-351.

5.3　茶の生活習慣病予防効果

5.3.1　疫学的調査における緑茶の効果

a.　生活習慣病

　生活習慣病（life-style related diseases）とは「食習慣，運動習慣，休養，喫煙，飲酒等の生活習慣が発症・進行に関与する疾患群」とされており，インスリン非依存性糖尿病，肥満，高脂血症，高尿酸血症，循環器疾患，大腸癌，高血圧症などが含まれている．生活習慣病の発症要因として，① 食習慣，② 運動不足，③ ストレス，④ 喫煙，⑤ 飲酒がある．生活習慣病に起因する疾病として，日本人の3大死因のがん，脳血管疾患，心臓病がある．したがって，生活習慣病を予防することは，ヒトが健康的な生活を送る上で重要である．本項では疫学的な調査により明らかになった茶の生活習慣病予防効果について述べる．

b.　茶の抗肥満効果

　2003年の台湾での約1,000人の横断的疫学調査において，習慣的に緑茶またはウーロン茶を10年間以上摂取している人は，茶を摂取していない人に比べ，体脂肪率が低く，ウエスト/ヒップの比が減少した[1]．また，約4,000人を対象としたオランダでの縦断的解析コホート研究において，14年間以上における茶を通してのカテキン類の摂取とBMI（body mass index）の増加との間に有意な負の相関があった[2]．さらに，35人の被験者に高濃度のカテキン類（690 mg/500 ml）が含まれるウーロン茶を12週間摂取させたところ，体重，体脂肪率，BMIが有

意に減少し，また，240人の肥満者に高濃度のカテキン類（483 mg/500 ml）を含む緑茶飲料を12週間飲用させたところ，体重，全脂肪量，内臓脂肪量，血中LDLコレステロール量が非飲用群に比べ有意に低くなった[3]．Ⅱ型糖尿病患者に毎日12週間高濃度のカテキン類を含む緑茶飲料を摂取させたところ，胴回りが有意に減少し，さらに血清トリグリセリド，全コレステロールが減少し，インスリンが増加した．また，高濃度カテキン類（625 mg/500 ml）を含む緑茶飲料を12週間，107人の肥満者に飲用させたところ，体重に有意な減少はみられなかったが，血清トリグリセリド量が減少した[4]．

c. 茶の抗糖尿病効果

約17,000人を対象に調査したところ，1日平均6杯以上の緑茶を摂取する人は，1週間に1杯以下の人に比べて糖尿病のリスクが減少した．また，ヒト介入試験において，20人のⅡ型糖尿病患者にEGCgを386 mg/1500 ml含んでいるウーロン茶を摂取させたところ，血中グルコースおよびフルクトース濃度が減少した[5]．さらに，22人の被験者に84 mgのEGCgを含む緑茶パウダー1.5 gを摂取させて，グルコース負荷試験を行ったところ，血中グルコース濃度が減少した．同様に20人の健常者に300 mgのEGCgを含む緑茶を摂取させると，炭水化物食摂取後におけるグルコース吸収率が減少した．

d. 茶の循環器疾患に対する作用

約1,300人を対象にした調査では，緑茶を1日10杯以上摂取している人の心臓病発症率は摂取杯数の少ない人に比べ，有意に減少した．また約8,500人を対象とした同様の調査においても，10杯以上の緑茶を飲用すると，心疾患での死亡率が減少した[6]．4ヶ月間800 ml/日以上の緑茶を飲用した日本人では，血管内皮機能が改善され，心疾患リスクが低くなった．また，喫煙者の血管内皮機能における緑茶の効果についても調べられており，2週間以上喫煙者に1日8 gの緑茶パウダーを飲用させたところ，血流依存性血管拡張反応が確認された[7]．心疾患の1つであるアテローム性動脈硬化のリスク要因として酸化LDLの関与が指摘されている．4週間，5.2 gの緑茶葉を含む600 mlの緑茶を健常者に毎日摂取させたところ，血中の酸化LDL量が減少した[8]．さらに，緑茶を毎日600 ml摂取すると，心疾患発症の要因である高血圧が改善された．

以上の疫学的な調査により，茶または含有成分のカテキン類は生活習慣病に対

して予防効果を発揮することが確認されている．調査結果の中には緑茶の作用について疑問を投げかけるものも存在しているが，ヒトの回りに存在する数多くの生活環境因子が調査結果に影響を与えた可能性が考えられる．これらの要因を考慮した調査や研究を今後もさらに継続的に実施し，緑茶の摂取と生活習慣病との関係を調べる必要がある．

〔増田修一・島村裕子〕

文　　献

1) Wu, C. H. et al. (2003). Obes. Res., **11**, 1088-1095.
2) Hughes, L. A. et al. (2008). Am. J. Clin. Nutr., **88**, 1341-1352.
3) Hase, T. et al. (2001). J. Oleo Sci., **50**, 599-605.
4) Maki, K. C. et al. (2009). J. Nutr., **139**, 264-270.
5) Hosoda, K. et al. (2003). Diabetes Care, **26**, 1714-1718.
6) Nakachi, K. et al. (2000). Biofactors, **13**, 49-54.
7) Kim, W. et al. (2006). Circ. J., **70**, 1052-1057.
8) Sung, H. et al. (2005). Ann. Clin. Biochem., **42**, 292-297.

5.3.2　茶の抗肥満効果

a.　肥満とは

肥満とは「体内の貯蔵脂肪が過剰に増加した状態」を指すが，日本肥満学会基準では，BMI が 25.0 以上を肥満，WHO の基準では，BMI 25.0 以上を過体重，30.0 以上を肥満としている．肥満にはホルモンなどの内分泌異常や代謝系の異常，あるいは薬の副作用などによる疾病と関係した「症候性肥満」と，過食による余剰エネルギーが体脂肪として蓄積され生ずる「単純性肥満」がある．現在，わが国では 20 歳以上の男性の約 3 割，女性の 2 割，小児の 1～2 割が肥満状態であり，肥満とされるヒトの 9 割以上は後者の単純性肥満である．また，米国や英国では 20 歳以上の約 6 割が過体重にあるとされている[1]．

肥満は，動脈硬化性疾患や糖尿病など生活習慣病の主な危険因子であり，肥満度の高いヒトの寿命は一般に短いとされる．単純性肥満の防止は，食品からのエネルギー摂取を減らすことや，脂肪の熱産生を促進し体内でのエネルギー消費を高めることで理論的には可能である．

b.　体脂肪抑制機構

体脂肪は，脂肪組織へのエネルギーの出納をコントロールすることで抑制でき

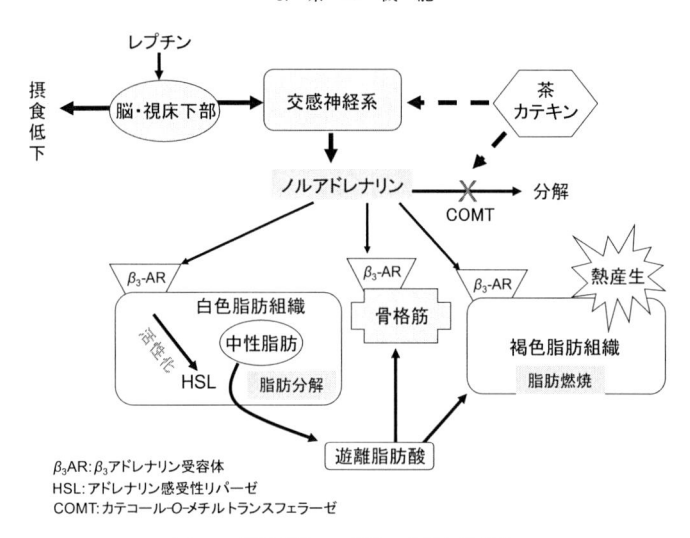

図5.9 脂肪組織での脂肪の分解と熱産生

る.

脂肪細胞には白色脂肪細胞と褐色脂肪細胞の2種類があるが，余剰エネルギーが中性脂肪として蓄えられるのは主に白色脂肪細胞である．これに対して，褐色脂肪細胞は蓄積した脂肪を燃焼させ熱エネルギーとして消費する働きを持つ．図5.9に脂肪細胞からの蓄積脂肪の分解とそれにともなう熱エネルギー産生の機構を示す．すなわち，交感神経系が刺激されるとノルアドレナリンなどのカテコールアミンが分泌される．ノルアドレナリンは脂肪細胞表面の受容体（β_3AR）に結合すると，タンパクリン酸化酵素（PKA）が活性化され，これによりホルモン感受性リパーゼ（HSL）がリン酸化されることで脂肪の加水分解が行われる．分解した遊離脂肪酸は血中に放出されアルブミンと結合して，血中を移動し骨格筋や肝臓などに運ばれて，ミトコンドリアで酸化を受けエネルギーとして放出される．

c. 脂質吸収抑制

1％コレステロール含有高脂肪食を雄性 Wistar 系ラットに4週間与えた場合，2％カテキン類添加群で体重増加が有意に抑制された．また，カテキン類添加群では，血漿や肝コレステロール値が有意に減少するとともに，糞量や糞中へのコレステロールの排泄が有意に増加した[2]．

これと同じ結果はヒトの検討においても認められることから[3]，食餌由来の脂質の腸管からの吸収を茶成分が阻害することによると考えられる．一方，高脂肪食飼育マウスへの茶抽出物カテキン類 0.5％添加群では有意な体脂肪低減効果が認められるにもかかわらず，脂質や糖の吸収抑制は認められなかったとし，効果はカテキン類の体脂肪の酸化によるエネルギー消費促進にあるとの報告もなされている[4]．

体重や体脂肪蓄積抑制に対する有効成分として，EGCg のような緑茶カテキン類とする報告は非常に多いが，この効果は，カテキン類の酸化が進行している発酵茶でも認められること[5〜10]，また，EGCg がメチル化された EGCg3″Me を含む茶では，より高い効果が認められるなど[11]，緑茶カテキン類のみならず広く茶ポリフェノール類が関与する機能と考えられる（表5.5）．一方，ウーロン茶抽出物による高脂肪食マウスでの体重抑制効果や子宮近傍の脂肪組織量の蓄積抑制効果は，カフェインによる脂肪細胞の脂質分解促進効果とテアサポニン類による膵リパーゼ活性阻害との関係も指摘されており[5,12]，糞量の増加と関係する食物繊維の関連も含め，関与成分は多岐にわたり茶成分間の相乗的効果の検討やその同定が期待される．

d. 脂肪の分解とエネルギー消費（熱産生）

ヒトでの体重や体脂肪の軽減効果については，摂取量や摂取期間などの違いもあり，かならずしも一致した見解は得られていない（表5.6）．

カテキン類や茶抽出物による体脂肪減少機構については，不明な点も多いが，緑茶を摂取することで，交感神経系の刺激，脂肪の代謝関連酵素の調節などにより，栄養素の吸収阻害，摂食抑制，脂肪の酸化の促進，エネルギー消費の増加をもたらし，抗肥満作用（体重の減少，体脂肪，腹壁脂肪の低下）につながる機構が提唱されている[13]．すなわち，カテキン類などの茶成分は交感神経系を刺激しノルアドレナリンの分泌を促すことや，カテキン類がノルアドレナリン分解酵素であるカテコール-O-メチルトランスフェラーゼ（COMT）を阻害する[14]ことでノルアドレナリンの減少を防ぐことにより，脂肪の分解やエネルギー消費を促進することが考えられる．

脂肪の分解については，プーアル茶の熱水抽出液を高脂肪食の雌性 Wistar 系ラットに 16 週間自由に与えることで，腹腔内脂肪組織量が顕著に低下し，脂肪

表 5.5 茶の実験動物を

文献	動物	茶試料	実験条件および方法
Muramatsu et al.[2] (1986).	Wistar rat Male (50-60 g Bw)	緑茶カテキン類 (GTC) (EGCg 58 %, EGC 17 % ECg 15 % EC 10 % 含)	高脂肪食 (1 % Cho + 15 % Lard) + GTC (1 %, 2 % 含)
Sayama et al.[28] (2000)	ICR mouse male (4 w)	緑茶粉末 (GTP)	通常食 + GTP (1 %, 2 %, 4 % 含)
Meguro et al.[4] (2001)	C57BL/6J mouse male (7 w)	緑茶カテキン類 (GTC) (総ポリフェノールとして 92 %) (EGCg 73 %, GCG 6 % EGC 0.4 % ECg 18 % EC 0.7 % 含)	高脂肪食 (20 % Oil + 10 % Lard) + GTC (0.1 %, 0.5 % 含)
Bose et al.[29] (2008)	C57BL/6J mouse male (5-6 w)	EGCg	高脂肪食 (32 % Lard, 総カロリーの 60 %) + EGCg (3.2 g/kg 飼料)
Iwaniec et al.[30] (2009)	遺伝性肥満 mouse (ob/ob) male (5 w)	緑茶抽出物 (GTE) (総カテキンとして 30 % 含, その内, EGCg 48 %)	通常食 (AIG-93G) + GTE (1 %, 2 % 含)
稲垣 他[11] (2009)	C57BL/6J mouse male (12 w)	緑茶粉末 (GTP；メチル化カテキン類含有茶) (総カテキンとして 17 % 含, その内 EGCg 3″Me 10.3 %, EGCg 40.7 %)	高脂肪食 (総脂肪量 32 %) + GTP (2 % 含)
Han et al.[5] (1999)	ICR mouse female (4 w)	ウーロン茶抽出物 (OTE)	高脂肪食 (40 % 牛脂) + OTE (5 % 含)
Matsumoto et al.[6] (1998)	Wistar rat male (5 w)	紅茶ポリフール (BTPO) (総ポリフェノール 63.8 %, その内カテキン類 22.1 %, テアフラビン 17.4 %)	高脂肪食 (1 % Cho + 15 % Lard) + BTPO (1 % 含)
Chen et al.[7] (2009)	SD rat male (4 w)	紅茶, 緑茶抽出液 (BTEL, GTEL) (20 g 茶葉/1 l 沸騰水抽出液を 2 倍希釈)	高脂肪食 (総脂肪量 15 %) + BTEL, GTEL を飲料水として
		EGCg (98 %)	高脂肪食 (総脂肪量 15 %) + EGCg (1 mg/kgBw/day) を飲料水として
Uchiyama et al.[8] (2011)	C57BL/6N mouse female (5 w)	紅茶抽出物 (BTE) 紅茶抽出液の活性炭処理乾燥物 (総ポリフェノール 26.6 % (w/w), その内, カテキン類 2.4 %, テアフラビン 0.3 % 含)	高脂肪食 (総カロリーの 60 %) + BTE (1 %, 5 % 含)
Sano et al.[9] (1986)	Wistar rat female (8 w)	プーアル茶抽出物 (PTEL) (10 g 茶葉/500 ml 沸騰水抽出ろ過液)	高脂肪食 (1 % Cho + 10 % Lard) + PTEL を飲料水として
Cao et al.[10] (2011)	SD rat male (4 w)	プーアル茶抽出物 (PTE)	高脂肪食 (5.5 % Lard, 3 % sucrose) + PTE (0.5, 2, 4 g/kgBw/day)

a：茶試料非添加群との比較
↑：上昇（増加），↓：低下（減少），↔：有意な効果なし
BF = body fat

対象とした肥満抑制効果の研究

期間	結果[a]
4 w	体重：2％GTC↓（−24 g/4 w），1％GTC↔ 糞量：1％GTC↑（+0.90 g/2 d），2％GTC↑（+1.05 g/2 d） 糞中 Chol 量：1％GTC↓（+131 mg/2 d），2％GTC↓（+78 mg/2 d） 排泄/摂取コレステロール比：1％GTC（+43％）↓，2％GTC↓（+39％）
16 w	体重：2％GTP↓，4％GTP↓ 腹腔内脂肪組織量：2％GTP↓（−63％），4％GTP↓（−87％），1％GTP↔ 血清レプチン量：2％GTP↓（−69％），4％GTP↓（−69％），1％GTP↔
4 w	体重：0.5％GTC↓（−2.7 g/4 w），0.1％GTC↔ 内臓脂肪量：0.5％GTC↓（−0.45 g），0.1％GTC↔ レプチン量：0.5％GTC↓（−68％），0.1％GTC↔
16 w	体重：EGCg↓（−9.8 g/16 w，−33％） 内臓脂肪量：EGCg↓（−37％）
6 w	体重：1％GTE↓，2％GTE↓ 大腿骨体積：1％GTE↓，2％GTE↓
5 w	体重：2％GTP↓（−2.8 g/5 w） 腹部皮下脂肪量：2％GTP↓（−41％）
10 w	体重：5％OTE↓ 子宮近傍の脂肪組織量：5％OTE↓（−52％）
4 w	体重：↔ 糞量：1％BTPO↑（+14.7 g/4 w） 糞中 Cho 量：1％BTPO↑（+814 mg/4 w）
6 mos	体重：BTEL↔，GTEL↔ 体脂肪量（15 w, 23 w）：BTEL↓，GTEL↓脂肪細胞の分化や脂肪組織への脂肪酸の取り込みを抑制，肝臓での脂肪酸合成や脂肪の酸化に関係する遺伝子発現を増加
6 mos	体重：EGCg↔ 体脂肪量（15 w, 23 w）：EGCg↔
8 w	体重：5％BTE↓（−4.6 g/8 w），1％BTE↔ 糞量：5％BTE↑（+1.3 g/2 d/cage） 糞中 TG 量：5％BTE↑（+14.8 mg/2 d）
16 w	体重：PTEL↔ 腹腔内脂肪組織量：PTEL↓（−37％）プーアル茶の熟成期間（2年，20年には差はなし） 脂肪組織のホルモン感受性リパーゼ（HSL）活性：↑
8 w	体重：2 g PTE↓（−18.5 g/8 w），4 g PTE↓（−16.9 g/8 w），0.5 g PTE↔ 脂肪組織の HSL 活性：2 g PTE↑，4 g PTE↑，0.5 g PTE↔

5. 茶 の 機 能

表5.6 茶のヒトを対象

掲載論文著者	対象者	年齢（平均）	数	BMI (Kg/m^2)	期間
緑茶，緑茶カテキン類，カフェイン					
Dulloo et al.[16] (1999)	M	25	10	25.1	1 d
Hase et al.[31] (2001)	M	27-47 (39)	GT=12, PL=11	24.2	12 w
Chantre et al.[32] (2002)	MF	20-69	GT=70	32-35	12 w
Tsuchida et al.[33] (2002)	M/F	30-65	GT=39, PL=41	24-30	12 w
Komatsu et al.[34] (2003)	F	20	11	21.2	2 h
Kovacs et al.[35] (2004)	M/F	18-60	GT=51, PL=53	25-35	13 w
Berube-Parent et al.[36] (2005)	M	25-35	12	25.7	1 d
Westerterp-Plantenga et al.[37] (2005)	M/F	18-60	GT=38, PL=38	25-35	13 w
Harada et al.[38] (2005)	M	37.7	GT=6, PL=6	24.8	12 w
Kajimoto et al.[39] (2005)	M/F	20-65	GT=129, PL=66	22.5-30	12 w
Kozuma et al.[40] (2005)	F	20-65	GT=107, PL=119	25-35	12 w
Chan et al.[41] (2006)	F	25-40	GT=17, PL=17	>28	12 w
Diepvens et al.[42] (2006)	F	41.7	GT=23, PL=23	27.7	87 d
Belza et al.[43] (2007)	M/F	46-51	GT=57, PL=23	29	8 w
Boschmann et al.[44] (2007)	M	40	6	29.9	2 d
Nagao et al.[45] (2007)	M/F	25-55	GT=123, PL=117	24-30	12 w
Rudelle et al.[46] (2007)	M/F	18-35	31	20-25	3 d
Auvichayapat et al.[24] (2008)	M/F	40-60 (49)	GT=30, PL=30	>25	12 w
Hsu et al.[25] (2008)	F	16-60	GT=41, PL=37	>27	12 w
Matsuyama et al.[47] (2008)	M/F	6-16	GT=21, PL=19	>28	24 w
Gregersen et al.[48] (2009)	M	23.6	15	22.4	1 d
Wang et al.[49] (2010)	M/F	37-38	GT=139, PL=43	26.8-27.2	90 d
Basu A. et al.[26] (2011)	M/F	43	GTE=13, PL=12 GTE=10, PL=12	36.1	8 w
ウーロン茶					
Rumpler et al.[50] (2001)	M	18-30	12	25.9	3 d
Nagao et al.[51] (2005)	M	24	OT=17, PL=18	24.9	12 w
He et al.[52] (2009)	M/F	18	102	25	6 w
プーアル茶					
Kubota et al.[53] (2011)	M/F	51-52	36	25-30	12 w
カフェインのみ					
Dulloo et al.[19] (1989)	M/F	20-35 20-35	5 6	20.6 22.2	1 d 1 d
Bracco et al.[20] (1995)	F	20-35	10 28	22.4	1 d 1 d

M：男性，F：女性．
GT：茶投与群，PL：プラセボ群，↑：上昇（増加），↓：低下（減少），↔：有意な効果なし（PL あるいは，開始時点と比較し有意
TC：総カフェイン，GTE：緑茶抽出物，GTC：緑茶カテキン類，OTE：ウーロン茶抽出物，OTC：ウーロン茶カテキン類，PTE：プ
Bw：体重，EE：エネルギー消費，REE：安静時エネルギー消費，RQ：呼吸商，BF：体脂肪，FO：脂肪酸化，VFA, IAF：体脂
*1 表は Rains[13] および Hursel ら[21,54] の総説を中心に一部追加修正し作成

5.3 茶の生活習慣病予防効果

とした抗肥満効果の研究[*1]

茶試料（mg/day）	結果
緑茶，緑茶カテキン類，カフェイン	
GTC 375（EGCg 270を含む）+CAF=150	EE：↑（+4.0%）RQ：↓（-3.4%），FO：↑（+9.9%）
CAF=150のみ	EE：↔，RQ：↔，FO：↔
GTC=483+CAF=76	BW：↓（-1.5%），BF：↓（-6.5%）
GTE=375+CAF=150	BW：↓（-3.5 kg）
GTC=588+CAF=83	Bw：↓（-1.7 kg），BF：↓（-1.5%）
GTC=293（EGCg=156を含む）+CAF=161	2h EE：↑（4%）
OTC=206（EGCg=81を含む）+CAF=77	2h EE：↑（10%）
GTC=573（EGCg=323を含む）+CAF=104	Bw：↑（+1.7 kg），日常的にCAFを300 mg/d以上摂取
GTE=600（EGCg=270を含む）+CAF=600	EE：↑（+8.0%），RQ：↔，FO：↔
GTE=1333（EGCg=600を含む）+CAF=600	EE：↑（+8.0%），RQ：↔，FO：↔
GTE=2000（EGCg=900を含む）+CAF=600	EE：↑（+8.0%），RQ：↔，FO：↔
GTE=2600（EGCg=1200を含む）+CAF=600	EE：↑（+8.0%），RQ：↔，FO：↔
GTC=1207（EGCg=270を含む）+CAF=150	Bw：↓（-0.6 kg）日常的なCAF摂取が300 mg/d以下
	Bw：↑（+3.7 kg）日常的なCAF摂取が300 mg/d以上
GTC=593+CAF=82	EE：↑（+12.9%）
GTC=446,666+CAF=17	Bw：↓（-0.6 kg）
GTC=540+CAF=>300	Bw：↓（-2.7 kg），BF：↓（-3.1%）
GTE=687+CAF=159	Bw：↔
GTE=1207+CAF=237	Bw：↓（-4.2 kg）レプチン：↓（-5.4 ng/m*l*，-28.3%），グレリン（32 d）：↔
GTE=1500（TC=376を含む）+CAF=150	Bw：↔，BF：↔，BMI：↔4h，EE：↔（低カロリー食条件下，PLとの比較）
EGCg=300	4h EE：↔，RQ：↓（-3.5%）
GTC=583（EGCG=100を含む）+CAF=75	Bw：↓（-1.7 kg），BF：↓（-2.5%）
GTC 540（EGCG=282を含む）+CAF=300	24h EE：↑（+4.6%），FO：↔
GTE=750（TC=141を含む）+CAF=87	Bw：↓（-2.7 kg），REE：↑（+3.2%），RQ：↔，BF：↔8wBF：↓（-7.2%），8wRQ：↓（-3.5%），レプチン：↓（-3.99 ng/m*l*，-13.6%）
GTC=491+CAF=27	Bw：↔，レプチン：↔，グレリン：↑（+91.9，+9.2%）
GTC=576+CAF=79	Bw：↓（-1.2 kg）
EGCg=494+CAF=150	14h EE：↔，RQ：↔
EGCg=572+CAF=150	14h EE：↔，RQ：↔
EGCg=607+CAF=150	14h EE：↔，RQ：↔
CAF=150のみ	14h EE：↔，RQ：↔
GTC=458+CAF=104	Bw：↔，
GTC=468+CAF=126	Bw：↔，
GTC=886+CAF=198	Bw：↓（-1.2 kg），IAF：↓（-3.4 cm^2）
GTE（TC=435 mg×2/d）脱カフェイン茶より調製	Bw：↔，レプチン：↔
GTE（TC=232 mg×4/d）脱カフェイン茶より調製	Bw：↔，レプチン：↔
ウーロン茶	
OTC=612（EGCg=244を含む）+CAF=270	24h EE：↑（+2.9%），FO：↑（+12%）
OTC=306（EGCg=122を含む）+CAF=135	24h EE：↔，FO：↔
CAF=270のみ	24h EE：↑（+3.4%），FO：↑（+8.0%）
OTC=690（EGCg=136を含む）+CAF=76	Bw：↓（-2.4 kg），BF：↓（-1.4 kg）
OTE=762+CAF=282	Bw：↓（-3.0 kg）
プーアル茶	
PTE=300	Bw：↓（-0.79 kg），VFA：↓（-9.4 cm^2）
カフェインのみ	
CAF=600のみ	EE：↑（+5.5%）
CAF=600のみ	EE：↑（+4.9%）
CAF=1248のみ	EE：↑（+7.6%）
CAF=1604のみ	EE：↑（+4.9%）

な変化なし）
―アル茶抽出物，CAF：カフェイン
肪面積

組織の HSL 活性が有意に増加していた[9]. この体脂肪蓄積抑制効果と HSL 活性の亢進は,この茶熱水抽出物を2％添加した高脂肪食や低タンパク食摂取ラットの実験においても認められており[15],プーアル茶が脂肪組織の HSL の mRNA レベルを上昇させることが報告されている[10].

脂肪の燃焼については,緑茶のエタノール抽出物を含むカプセルを健康な男性に1日3回投与し,代謝チャンバー中で熱産生の測定を行ない,茶抽出物によるエネルギー消費量や呼吸商への影響が検討されている[16]. すなわち緑茶投与群では,エネルギー消費量がプラシーボ群に比較し有意に増加し,呼吸商は有意に低下していること,この際,タンパク質の酸化によって増加する尿中の窒素排泄量には対照群と有意な差がないことから,茶摂取群の熱産生の増加は主として脂肪の燃焼に依存するとしている. 実際,エネルギー消費に対する脂質の酸化の寄与を計算すると,対照群の31.6％に対して,緑茶投与群で41.5％,カフェインのみの群で33.8％であり,茶抽出物は体内の熱産生と脂質の酸化反応を亢進することを示している. また,高脂肪食飼育マウスの実験においては,0.5％茶カテキン類摂取により,肝臓でのβ酸化関連酵素の遺伝子発現量の増加と,それにともなう脂質のβ酸化活性の有意な上昇とを認め,茶カテキン類は肝臓での脂質代謝を促し脂質の燃焼によるエネルギー消費の増加をもたらすと報告されている[17]. また,このような脂肪の消費は,茶飲料とともに適度な運動を併用することで,より高い効果が得られるとの報告もある[18].

e. カフェインによる影響

カフェインは交換神経系に作用しノルアドレナリンの分泌を促進することから,茶飲料の投与による脂肪の分解促進作用へのカフェインの関与が検討されている.

カテキン類とカフェイン混合物を,投与すると24時間で328 kj のエネルギー消費と有意な脂肪の酸化を引き起こすが,同量のカフェイン (150 mg/日) 投与のみでは,エネルギー消費も脂肪の酸化にも影響を与えなかった[16]. 一方,600 mg/日[19] や 1,604 mg/日[20] の高濃度のカフェインは,エネルギー消費を増加させること,またカフェインのみの投与では,脂肪の酸化促進効果はないが,エネルギー消費は投与量に依存し増加する (0.4〜0.5 kj/mg) との報告もある[21].

f. 食欲抑制（レプチン），食欲促進（グレリン）ホルモン

レプチンは脂肪細胞で産生され，血液中に分泌されたのち，脳視床下部に存在する受容体に作用して，摂食抑制を行い，同時に交感神経に作用しエネルギー消費の増加をもたらし，体重調節をおこなうホルモンである．血中レプチン量は体脂肪量と逆相関することが知られており，遺伝的肥満マウスへのレプチンの投与は体重減少をもたらす．しかしながら，ヒトの肥満の場合，レプチン量が多いにもかかわらず，かならずしも肥満の解消につながらないことから，肥満者のレプチン抵抗性の問題が指摘されている[22]．ラットやマウスの血中レプチン量を測定した研究では，緑茶粉末含有飼料投与により体重や体脂肪が減少したのに対して，EGCg 投与により血中レプチン量が顕著に低下した．遺伝性肥満ラット（Zucker ラット）に EGCg を 4 日から 7 日間，腹腔内投与した場合，各非投与群に比較しレプチン量は顕著に減少した[23]．緑茶抽出物を 12 週間投与したヒトでの検討では，体重の減少とともに，その際の血中レプチン量の有意な低下が認められている[24]．一方，体脂肪や体重の減少がみられない量の緑茶抽出液や茶カテキン類の摂取では，血清レプチン量には有意な変動は認められないと報告されている[25, 26]．高脂肪食 4 週間摂取のマウス（C57BL/6J）での検討において，飼料への 0.5％のカテキン類の添加はレプチン上昇を有意に抑制する一方で，体脂肪の低下が認められない 0.1％濃度のカテキン類添加群ではレプチン量の減少も認められない．この結果を踏まえ，カテキン類がレプチンを誘導させ体脂肪のエネルギー消費を促進させるのではなく，カテキン類により体脂肪が減少することでレプチンの血中への分泌が抑えられた可能性が指摘されている．

グレリンは，レプチンの摂食抑制効果とは逆に，摂食亢進作用を示す消化管ペプチドである．活性を発現するには，このペプチドがアシル化される必要があるが，このアシル化酵素を阻害することで，体重の増加を抑える試みが実験動物により行われている[27]．また，茶抽出物のカプセル（EGCg 125.7 mg 含有）を 1 日 3 回，12 週間のヒトへの投与がプラセボ群（セルロース摂取）と比較し，有意な体重の減少は認められなかったが，血清グレリンやアディポネクチンの有意な増加を認めたことが報告されている[25]．ただし，この際，プラセボ群においても同様にグレリンの増加を認めており，緑茶やセルロースの摂取はグレリンの分泌を増加させる可能性が指摘されている．

茶飲料や茶カテキン類の摂取は脂質や糖の代謝改善に役立つとする報告は多いが，それらの摂取が体脂肪の低下や体重の減少をもたらすか否かについては，含まれるカテキン類量や摂取期間などの条件により大きく影響される．ウーロン茶や紅茶，プーアル茶など，その製造過程で産生するカテキン類の酸化性生物もまた脂質や糖質の代謝改善効果を持つことから，緑茶にかぎらず，様々な茶の利用はメタボリックシンドロームの改善に役立つことが期待される． 〔佐野満昭〕

文　献

1) 田中幸久他 (2010). オレオサイエンス, **10**, 383-391.
2) Muramatsu, K. et al. (1986). *J. Nutr. Sci. Vitaminol.*, **32**, 613-622.
3) Hsu, T. F. et al. (2006). *Eur. J. Clin. Nutr.*, **60**, 1330-1336.
4) Meguro, S. et al. (2001). *J. Oleo Sci.*, **50**, 593-598.
5) Han, L.K. et al. (1999). *Int. J. Obes. Relat. Metab. Disord.*, **23**, 98-105.
6) Matsumoto, N. et al. (1998). *J. Nutr. Sci. Vitaminol.*, **44**, 337-342.
7) Chen, N. et al. (2009). *Nutr. Res.*, **29**, 784-793.
8) Uchiyama, S. et al. (2011). *Nutrition*, **27**, 287-292.
9) Sano, M. et al. (1986). *Chem. Pharm. Bull.*, **34**, 221-228.
10) Cao, Z. H. et al. (2011). *Phytother. Res.*, **25**, 234-238.
11) 稲垣宏之他 (2009). 日本食品科学工学会誌, **56**, 403-411.
12) Han, L. K. et al. (2001). *Int. J. Obes.*, **25**, 1459-1464.
13) Rains, T. M. et al. (2011). *J. Nutr. Biochem.*, **22**, 1-7.
14) Borchardt, R. T. et al. (1975). *J. Med. Chem.*, **18**, 120-122.
15) 梶原苗美 (2002). 茶の機能, pp. 214-218, 学会出版センター.
16) Dulloo, A. G. et al. (1999). *Am. J. Clin. Nutr.*, **70**, 1040-1045.
17) Murase, T. et al. (2002). *Int. J. Obes. Relat. Metab. Disord.*, **26**, 1459-1464.
18) Ota, N. et al. (2005). *J. Health Sci.*, **51**, 233-236.
19) Dulloo, A.G. et al. (1989). *Am. J. Clin. Nutr.*, **49**, 44-50.
20) Bracco, D. et al. (1995). *Am. J. Physiol.*, **269**, E671-678.
21) Hursel, R. et al. (2011). *Obesity Rev.*, **12**, 573-581.
22) Friedman, J. M. et al. (1998). *Nature*, **395**, 763-770.
23) Kao, Y. H. et al. (2000). *Endocrinology*, **141**, 980-987.
24) Auvichayapat, P. et al. (2008). *Physiol. Behav.*, **93**, 486-491.
25) Hsu, C. H. et al. (2008). *Clin. Nutr.*, **27**, 363-370.
26) Basu, A. et al. (2011). *Nutr.*, **27**, 206-213
27) Barnett, B. P. et al. (2010). *Science*, **330**, 1689-1692.
28) Sayama, K. et al. (2000). *In Vivo*, **14**, 481-484.
29) Bose, M. et al. (2008). *J. Nutr.*, **138**, 1677-1683.
30) Iwaniec, U. T. et al. (2009). *J Nutr*, **139**, 1914-1919.
31) Hase, T. et al. (2001). *J. Oleo Sci.*, **50**, 599-605.
32) Chantre, P. et al. (2002). *Phytomedicine*, **9**, 3-8.
33) Tsuchida, T. et al. (2002). *Prog. Med.*, **22**, 2189-2203.

34) Komatsu, T. *et al.* (2003). *J. Med. Invest.*, **50**, 170-175.
35) Kovacs, EM. *et al.* (2004). *Br. J. Nutr.*, **91**, 431-437.
36) Berube-Parent, S. *et al.* (2005). *Br. J. Nutr.*, **94**, 432-436.
37) Westerterp-Plantenga, M. S. *et al.* (2005). *Obes. Res.*, **13**, 1195-2004.
38) Harada, U. *et al.* (2005). *J. Health Sci.*, **51**, 248-252.
39) Kajimoto, O. *et al.* (2005). *J. Health Sci.*, **51**, 161-171.
40) Kozuma, K. *et al.* (2005). *Prog. Med.*, **25**, 185-197.
41) Chan, C. C. et al. (2006). *J. Soc. Gynecologic Invest.*, **13**, 63-68.
42) Diepvens, K. *et al.* (2006). *Physiol. Behav.*, **30**, 185-191.
43) Belza, A. *et al.* (2007). *Int. J. Obes.* (London), **31**, 121-30.
44) Boschmann, M. *et al.* (2007). *J. Am. Coll. Nutr.*, **26**, 389S-395S
45) Nagao, T. *et al.* (2007). *Obesity*, **15**, 1473-1483.
46) Rudelle, S. *et al.* (2007). *Obesity*, **15**, 349-355.
47) Matsuyama, T. *et al.* (2008). *Obesity*, **16**, 1338-1348.
48) Gregersen, N. T. *et al.* (2009). *Br. J. Nutr.*, **102**, 1187-1194.
49) Wang, H. *et al.* (2010). *Obesity*, **18**, 773-779.
50) Rumpler, W. *et al.* (2001). *J. Nutr.*, **131**, 2848-2852.
51) Nagao, T. *et al.* (2005). *Am. J. Clin. Nutr.*, **81**, 122-129.
52) He, R. R. *et al.* (2009). *Chin. J. Integr. Med.*, **15**, 34-41.
53) Kubota, K. *et al.* (2011). *Nutr. Res.*, **31**, 421-428.
54) Hursel, R. *et al.* (2010). *Int. J. Obes.* (London), **34**, 659-669.

5.3.3 茶葉によるAGEs生成抑制作用

生活習慣病は日々の生活習慣が病態の発症に関与しており，普段の食生活や運動によって大幅にその発症率を軽減することが可能である．ここでは日常的に摂取可能な茶葉成分による糖尿病および，その合併症の予防効果について杜仲茶を含め，紹介する．

a. メイラード反応とは

本反応は発見者の名前に由来してメイラード反応，あるいは糖化 (glycation) と呼ばれており，大まかにグルコースからアマドリ転位物までの前期反応と，その後の，酸化・脱水・縮合反応によってAGEs (advanced glycation endproducts) に至る後期反応から構成される (図5.10)．前期反応では，還元糖のアルデヒド基がN末端アミノ基や，リジン，アルギニンが有する側鎖アミノ基と反応してシッフ塩基を形成した後，1,2-エナミノールを経てアマドリ転位物が生成する．当初，メイラード反応は食品の加工，貯蔵する際に起こる褐変および栄養価の変化に関する反応として発見され，食品化学者の間で広く研究が行われてきた．1970年代に生体よりヘモグロビンA1c (HbA1c) が同定され，ヘモグロ

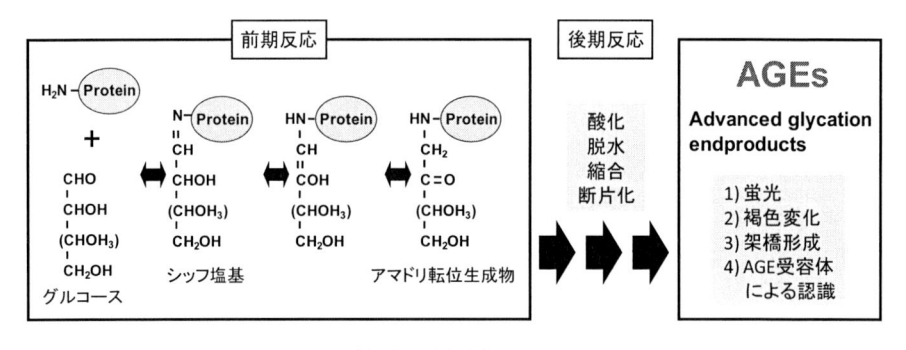

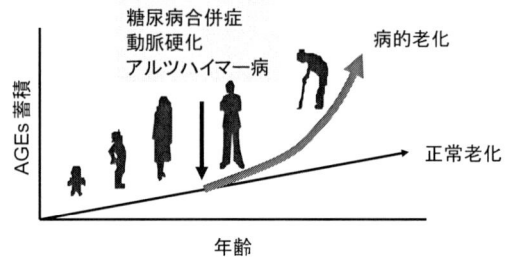

図5.10 メイラード反応

ビンβ鎖のN末端バリン残基にグルコースが結合したアマドリ転位物であることが明らかとなった．その後，蛍光強度の測定や抗AGE抗体による測定から，生体で本反応がAGEsまで進行していること，さらにAGEs蓄積が糖尿病合併症，動脈硬化などで顕著に増加していることが明らかとなってきた．さらに，ラットにおいてAGEs生成阻害剤であるAminoguanidine[1], Pyridoxamine[2]やBenfotiamine[3]が，糖尿病性腎症や網膜症の発症を遅延させることから，AGEsは単なる老廃物ではなく，創薬の標的分子としても注目されている．

b. 糖尿病の予防

デチンムル科（Hippocerateaceae）Salacia属植物は，インドやスリランカなどの熱帯地域に広く分布し，約120種が知られている．そのなかでも，多く自生している種が Salacia reticulata や Salacia oblonga, Salacia chinensis である．これらは，つる性の多年性木本で，現地では根部や幹は古くから天然薬物として用いられ，インドに古くから伝わる伝承医学（アーユルヴェーダ）で糖尿病治療に用いられてきた．近年，スリランカ産 S. reticulata の根や幹の水可溶部エキスに

ショ糖の経口負荷ラットにおける血糖値上昇に対する顕著な抑制効果が見出されている．さらに，S. reticulata のショ糖吸収抑制活性が，Salacia 抽出エキスに含まれる salacinol や kotalanol の α-glucosidase 阻害によるものであることが確認されている[4]．これらの活性成分は，抗糖尿病薬として用いられる acarbose と同程度の阻害作用である[5]．Salacia エキスを摂取することで小腸での糖の吸収が抑制され，血糖値上昇を抑える効果があることが明らかとなり，このことから Salacia 属植物は，糖尿病予防に役立つ機能性素材として注目が集まっている．

c. ポーレイ茶による AGEs 生成抑制効果

我々は，緑茶（「やぶきた」茶），中国雲南省で栽培され黒色酵母菌で後発酵されたポーレイ茶，南アフリカのセダーバーグで栽培され天日発酵されたルイボス茶を，それぞれヒトが摂取する場合と同様の条件で沸騰水抽出した後，糖尿病を誘発したラットに各茶葉の粗抽出物溶液（0.05 %）を経口的に 9 週間自由摂取させた．その後，眼球の水晶体に蓄積した AGEs の 1 つである N^{ε}-(carboxymethyl) lysine（CML）の含量を免疫化学的手法で測定した．その結果，健常ラットに比較して糖尿病ラットでは CML 含量が増加し，ポーレイ茶の投与によって顕著に CML 蓄積が抑制されることが示された（図 5.11）．最近，ポーレイ茶はむしろ

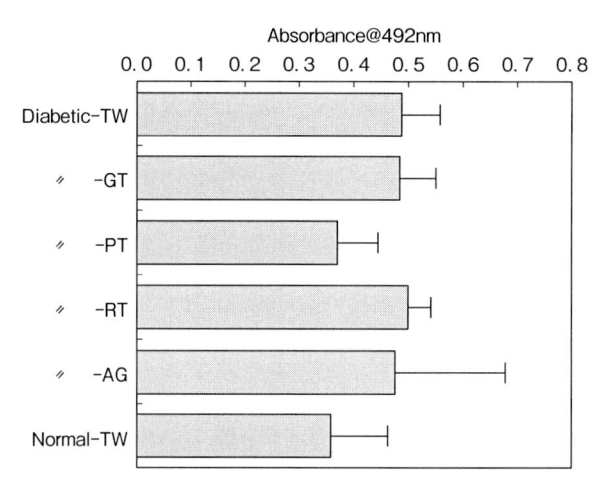

図 5.11 茶葉投与による糖尿病ラット水晶体中の CML 生成抑制効果
Diabetic-TW：糖尿病コントロール，-GT：緑茶投与群，-PT：ポーレイ茶投与群，-RT：ルイボス茶投与群，-AG：アミノグアニジン投与群，Normal-TW：健常コントロール群．

プーアル茶として親しまれており，継続的な飲用によって血中コレステロールの低下作用を有することから減肥茶とも呼ばれているが，その作用機序については不明な点が多い．本茶葉成分は発酵によりカテキン類の大半が没食子酸に変換されているため，ポーレイ茶の健康効果はカテキン類以外の作用と考えられる．今後，没食子酸をはじめ，ポーレイ茶中の有効成分の同定および作用機序解明が期待される．

d. 杜仲茶

杜仲は，中国四川省原産のトチュウ科トチュウ属トチュウという1科1属1種の落葉喬木であり，樹皮の部分は古くから漢方としても利用されてきた．杜仲葉に含まれる，イリドイド配糖体であるゲニポシド酸は利尿作用，血圧降下作用が知られており，杜仲茶水抽出物では肝臓に蓄積されたコレステロールおよび中性脂肪を減少させる効果も確認されている．また樹皮と葉では同様の薬理作用があることが報告されているが，樹皮は医薬品の範疇に入るため需要が少ない一方，葉は飲料を主流としたいわゆる食品の分類で手軽に利用することができる．高血糖の改善[6]や特殊な製法で作られた緑色杜仲茶では血中アディポネクチンを増加させ[7]インスリン感受性を高めることも確認されているため，糖尿病や動脈硬化を予防すると期待されている．

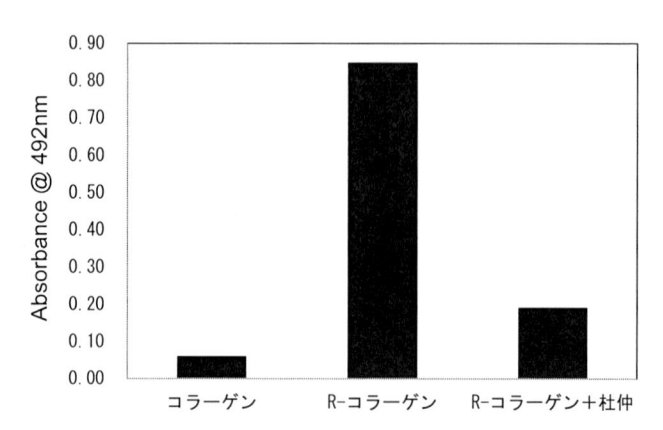

図 5.12 杜仲による CMA 生成抑制効果
サンプル中の CMA 含量をモノクローナル抗 CMA 抗体で測定．R-コラーゲン：リボース修飾コラーゲン，R-コラーゲン+杜仲：リボース修飾コラーゲンに杜仲成分 0.1 mg/ml 存在下で反応させた後，CMA 含量を測定．

我々は N^{ω}-(carboxymethyl) arginine (CMA) のモノクローナル抗体を用いてCMA生成抑制化合物の探索を行った結果，杜仲葉抽出液がCMAの生成を顕著に抑制することを明らかにした（図5.12）．現在，杜仲によるCMA生成抑制効果は試験管実験の段階であるが，今後，杜仲葉の皮膚および血管コラーゲンの老化予防効果が期待される．

これまで述べてきたように茶葉には糖尿病抑制効果，AGEs生成抑制効果が認められ，普段の生活からお茶を摂取することによって糖尿病をはじめとする生活習慣病が効果的に抑制されることが期待される．しかし，茶葉より単離されたカテキンなどのポリフェノールは，高濃度存在すると逆にカテコール骨格から産生される過酸化水素によって酸化反応を促進するケースも知られている[10]．したがって，茶葉による健康効果を期待して高濃度のお茶を過剰に摂取する必要はなく，おいしいと思える濃度のお茶を飲みたいと思う時に飲用するのが，最もお茶の健康効果を引き出せるであろう．　　　　〔永井竜児・中島あかり・金川あまね〕

文　献

1) Brownlee, M. *et al.* (1986). *Science*, **232**, 1629-1632.
2) Stitt, A. *et al.* (2002). *Diabetes*, **51**, 2826-2832.
3) Babaei-Jadidi, R. *et al.* (2003). *Diabetes*, **52**, 2110-2120.
4) Yoshikawa, M. *et al.* (1998). *Chem. Pharm. Bull.*, **46**, 1339-1340.
5) Nakamura, S. *et al.* (2011). *YAKUGAKU ZASSHI*, **131**(6), 909-915.
6) Kim, H.Y. *et al.* (2004). *J. Ethnopharmacol.*, **93**(2-3), 227-230.
7) Fujikawa, T. *et al.* (2010). *Br. J. Nutr.*, **104**(12), 1868-1877.
8) Mera, K. *et al.* (2008). *Ann. N. Y. Acad. Sci.*, **1126**, 155-157.
9) Shimasaki, S. *et al.* (2011). *Anti-aging. Med.*, **8**(6), 82-87.
10) Fujiwara, Y. *et al.* (2011). *Free Radic. Biol. Med.*, **50**(7), 883-891.

◀ 5.4　カテキン類の抗細菌作用および抗ウイルス作用 ▶

茶の抗菌作用（菌増殖抑制作用）の研究については，広範に，詳細に多くの研究が世界的に行われている．この節では，茶の殺菌作用の本体成分であるカテキン類の抗細菌作用（殺菌作用，細菌外毒素阻害作用，細菌酵素阻害作用，その他），抗ウイルス作用，それらのメカニズムおよび臨床医学的応用について述べる．

5.4.1 カテキン類の殺菌作用とそのメカニズム

茶の抗菌作用の本体がタンニンであろうことは1930年代から推定はされていた．しかし，1985年に，緑茶からカテキン類を高純度に，かつ実験に供給できる量を分離精製する方法[1]が開発されてから，カテキン類の抗菌作用[2,3]殺菌作用[3,4]が初めて確認された．

カテキン類によって殺菌されるヒトの病原細菌には，腸管感染症のうち，コレラをおこす Vibrio cholerae O1[3]，食中毒をおこす Staphylococcus aureus[4]，Bacillus sereus[5]，腸管出血性大腸菌感染症の enterohemorrhagic Escherichia coli (EHEC) O157:H7[6]，呼吸器感染症のうち，肺炎をおこす methicillin resistant S. aureus (MRSA)[4]，Streptococcus pneumoniae[7]，百日咳をおこす Bordetella pertussis[8]，マイコプラズマ肺炎の Mycoplasma pneumoniae[9]，皮膚真菌感染症である白癬をおこす Tricophyton mentagrophytes[10]，T. rubrum[10]，また日和見感染症をおこす Pseudomonas aeruginosa[11]，Candida albicans[5]胃潰瘍や胃癌をおこす Helicobacter pylori[12]などがある．

このようにカテキン類によって殺菌される病原細菌の種類は，細菌（狭義の），マイコプラズマ，真菌と幅広い．種々の細菌や真菌のカテキン類に対する感受性は異なっている．特にマイコプラズマの感受性は非常に高い[9]．また，グラム陽性球菌はグラム陰性桿菌よりカテキン類によって殺菌されやすい（表5.7）．茶葉に存在するカテキン類のうち，殺菌作用を示すのは，EGCg, ECg, EGC であり，その作用の強さはECg＞EGCg＞EGCの順である[3]．EC, Cには殺菌作用はほとんどない．このことから，カテキン類の殺菌作用にはガロイル基やピロガ

表5.7 ブドウ球菌およびグラム陰性桿菌に対するEGCgの最小阻止濃度の比較

Staphylococcus		Gram-negative rods	
Strain (number)	MIC (μg/ml)	Strain (number)	MIC (μg/ml)
S. aureus (4)	50-100	Escherichia coli (5)	≧800
Penicillinase-producing S. aureus (21)	50-100	Klebsiella pneumoniae (6)	≧800
Methicillin-resistant S. aureus (29)	50-100	Salmonella typhi (3)	>800
S. epidermidis (3)	50	Proteus mirabilis (1)	>800
S. hominis (3)	50	Pseudomonas aeruginosa (6)	400-800
S. haemolyticus (2)	100	Serratia marcescens (11)	400-800

EGCg, epigallocatechin gallate; MIC, minimum inhibitory concentration

ロール基が強く関与することがわかる．EGCg と ECg が酸化縮合してできた，2つのガロイル基を持つ theaflavin digallate (TF3) は最も強い殺菌作用を示す[8,10]．しかし，カテキン類は口腔細菌叢構成菌である *Mycoplasma orale*, *M. salivarium* には殺菌作用をほとんど示さない[9]．同じく，口腔常在菌であるが，う歯をおこす *Streptococcus mutans* や歯周病をおこす *Porphyromonas gingivalis* に対するカテキン類の弱い抗菌作用はみられる[13]が，殺菌作用については明らかになっていない．このように，常在細菌はカテキン類に対して概して抵抗性である．

さらに，カテキン類には抗生物質との併用効果がある[14,15]．ほとんどの抗生物質が効かない MRSA に対して EGCg は β-ラクタム剤と相乗効果がある．また，タンパク合成阻害剤や核酸合成阻害剤とは相加効果があるか，または効果がない[15]．しかし，EGCg はグリコペプチド（バンコマイシン，ポリミキシン B など）とは拮抗作用を示す．また，penicillin-resistant *S. pneumoniae* (PRSP) に対して EGCg と penicillinG は殺菌併用効果がある[7]．カテキン類と抗生物質の相乗効果については国内外で多くの研究が現在も進行している[5,16]．

カテキン類の殺菌作用メカニズムとしては，カテキン類の脂質反応性による細菌細胞膜[17〜19]および細胞壁[19,20]の傷害，また，カテキン類の酸素との反応によって産生される過酸化水素による傷害[21]がある．グラム陰性桿菌では細胞壁の LPS が EGCg の吸着を妨げているので，EGCg はグラム陰性桿菌よりグラム陽性球菌に吸着しやすい[22]．この EGCg の吸着性の違いは電子顕微鏡で最近確認された[23]．

5.4.2 カテキン類の細菌外毒素阻害作用と細菌酵素阻害作用およびそれらのメカニズム

病原細菌は，感染そして発病をおこすために種々の病原因子を持つ．病原因子には，①細菌の付着や定着に関与する線毛，鞭毛，バイオフィルム，②抗食菌作用に関与する莢膜やタンパク，③外毒素や内毒素，④細胞や組織への侵入に関与する酵素など，⑤細胞内寄生性細菌ではマクロファージ内で生存するためのエスケープ機構がある．これらの病原因子に対抗することが細菌感染症の防御につながる．

カテキン類によって阻害される細菌外毒素には，*S. aureus* の α-toxin[3,24,25]，

5. 茶 の 機 能

表5.8 黄色ブドウ球菌 α 毒素に対するカテキン類の阻害作用

Materials added with α-toxin		Rate of hemolysis (A_{700}/min)	Inhibition (%)*
	None	0.24	
trans	(−)C	0.22	8
	(−)GC	0.22	8
	(−)Cg	0.05	79
	(−)GCg	0.20	17
	(+)C	0.22	8
	(+)GC	0.22	8
cis	(−)EC	0.22	8
	(−)EGC	0.22	8
	(−)ECg	0.06	75
	(−)EGCg	0.03	88
	(+)EC	0.20	17
	(+)EGC	0.10	58

*α-toxin のみの溶血率に対しての阻害率(%)

表5.9 黄色ブドウ球菌 α 毒素に対するテアフラビンの阻害作用

Materials added with α-toxin	Rate of hemolysis (A_{700}/min)	Inhibition (%)*
None	0.24	
TF1	0.17	29
TF2A	0.04	83
TF2B	0.03	88
TF3	0.02	92

*α-toxin のみの溶血率に対しての阻害率(%)

enterotoxin B[26], *Vibrio parahaemolyticus* の thermostable direct haemolysin (Vp-TDH)[3,24], *V. cholerae* O1 の cholera hemolysin[3,25], cholera toxin[27], EHEC O157：H7 の vero toxin[6], *B. pertussis* の pertussis toxin[8] および *Listeria monocytogenes* のマクロファージ内でのエスケープに関与する lysteriolysin O[28] などがある．このように，カテキン類は阻害する外毒素に対して特異性はない．カテキン類の阻害作用の強さの程度は外毒素の種類によって異なるが，強さの順序は EGCg＞ECg＞EGC＞EC であり，C は阻害作用がほとんどない．TF3 の阻害作用は EGCg より強い（表5.8, 5.9）．

カテキン類によって阻害される細菌酵素には *S. mutans* の glucosyltransferase[29], *S. aureus* の薬剤耐性に関与する β-lactamase[30,31], 日和見感染

症をおこす Stenotrophomonas maltophilia の葉酸合成に関与する dihydrofolate reductase[32], E. coli の DNAgyrase[33] などがある. この酵素阻害作用にも酵素に対する特異性はなく, EGCg, ECg, TF3 の阻害作用は強い.

外毒素および酵素阻害作用のメカニズムはカテキン類のタンパク結合性で説明できる. EGCg はタンパク分子に速やかに結合し, タンパク分子を変性することなく, その活性を阻害する[26]. 分子メカニズムについては解明されつつある[16].

5.4.3 カテキン類のその他の抗細菌作用

カテキン類は V. cholerae O1 の鞭毛タンパクに結合して, 菌の運動性を止めたり[34], B. pertussis の培養細胞への付着を阻止する[8]. また, EGCg は S. aureus, Staphylococcus epidermidis のバイオフィルム形成を抑制する[35]. EGCg は, Mycobacterium tuberculosis のマクロファージ内での生存を抑えたり[36], 肺胞マクロファージの TNF-α, IFN-γ の産生を高めて, Legionella pneumophila の細胞内増殖を抑制する[37].

5.4.4 カテキン類の抗ウイルス作用とそのメカニズム

19世紀末のウイルス発見後, Green RH (1949) をはじめとし, 茶の抗ウイルス作用の研究も散発的に行われてきた. 著者らは抗細菌作用と並行して抗ウイルス作用を体系的に研究した.

EGCg および TF3 は A, B 両型の influenza virus のプラーク形成を抑制した[38]. EGCg, TF3 および抗 virus IgG の influenza A virus への結合を電子顕微鏡で調べた結果, EGCg, TF3 は抗体と同様にウイルス粒子の表面に瞬時に結合することが判明した. EGCg または抗体が結合しているウイルスは細胞に吸着することができなかった[38]. すなわち, EGCg はウイルスの HA スパイクに結合し, ウイルスの細胞への感染を阻止することができる.

EGCg は human immunodeficiency virus (HIV) に対しても抗ウイルス作用を示す[39]. EGCg はウイルス粒子に直接に作用したり, ウイルスの細胞への吸着を抑制したり, 単球系細胞の細胞内でのウイルスの DNA 合成を抑制する. さらに, ウイルスに慢性感染している単球系細胞の細胞内でのウイルス産生をも抑える. これは, EGCg が reverse transcriptase に結合しその活性を抑えるためであ

る．EGCg は HIV の protease も抑制する．しかし，T 細胞ではこの EGCg の抗ウイルス作用はみられない．単球系細胞では phagocytosis で EGCg が細胞内へ取り込まれるが，T 細胞では取り込まれないからである．

また，EGCg, TF3 ともに，ヒト rotavirus, poliovirus, coxakie virus, ECHO virus による細胞変性効果（CPE）を抑制する[40]．しかし，EGCg や TF3 に対するウイルスの感受性はウイルスの種や株によって異なる．抗ウイルス作用はEGCg や TF3 をウイルスに直接に作用した時が最も強い．

5.4.5 カテキン類の臨床医学的応用

細菌性食中毒は *Campylobacter, Salmonella, V. parahaemolyticus*, EHEC, *S. aureus, Clostridium botulinum* などが原因菌であり，*V. cholerae, Shigella* も食中毒原因菌に指定されている．茶およびカテキン類は食中毒原因菌の増殖を抑えたり，殺菌することができる[5,34,41]．また，食中毒原因菌の外毒素や酵素を阻害できる[3,5,25]．それゆえ，茶やカテキン類による細菌性食中毒の予防や治療は可能性としては高い．

黄色ブドウ球菌感染症は *S. aureus* の産生する多種類の外毒素（hemolysin, enterotoxin など）や酵素（catalase, protease など）が病原因子となり，多種多様な病気をおこす．MRSA は特に易感染性宿主に肺炎，腸炎や敗血症をおこし，ときに致命的となる．茶およびカテキン類は *S. aureus*, MRSA を容易に殺菌できるし[4,34]，菌が産生する hemolysin[25] や enterotoxin[26] などを阻害する．MRSA 肺炎に対する，除菌して治療する方法として，患者に茶あるいはカテキン類をネブライザーで吸入させる「カテキン吸入療法」も開発されている[42]．カテキン吸入療法を実施した医療機関の 9 臨床試験の成績をまとめると，次の 3 点が明らかになった[11]．① 緑茶または精製カテキン類含有溶液の吸入は MRSA の除菌に有効である．② 除菌率は緑茶，カテキン類ともに 5 %（W/V）緑茶に相当する濃度で最も高い．③ 副作用はまったくみられず，患者からの苦情もまったくない．インフルエンザで合併することが多い *S. aureus* による肺炎, *S. pneumoniae* や *M. pneumoniae* による肺炎への効果も期待されている．

インフルエンザは influenza virus によっておこる呼吸器感染症であり，単なるかぜとは異なり，全身症状が強いのが特徴である．高齢者では肺炎を合併して

重症化したり，小児では脳症を発症して死に至ることもある．インフルエンザ治療薬は投与時期を逸すると効果がなく，またインフルエンザワクチンは高齢者や小児の重症化を防ぐ効果は期待できるが，皮下接種のため，ウイルスの侵入部位である上気道粘膜では防御抗体がほとんど産生されず，ウイルスの感染を防ぐのは無理である．

　茶およびカテキン類はインフルエンザの予防に有効である[11,43]．臨床試験で，集団を2群に分け，実験群は1日2回原則として8時と17時に0.5％（W/V）紅茶100 mlでうがいを行った．対照群はうがいをしなかった．インフルエンザ感染率は実験群では35.1％（47/134名），対照群は48.8％（61/125名）で，統計学的有意差（$p<0.05$）が認められた．

　今後は，カテキン類と微生物細胞膜を構成する脂質やタンパク質との反応に関する分子生物学的研究，および臨床医学的応用をさらに推進させるためのエビデンスの集積を期待したい．〔島村忠勝〕

文　献

1) 松崎妙子・原　征彦（1985）．農化, **59**, 129-134.
2) 原　征彦・石上　正（1989）．日食工誌, **36**, 996-999.
3) 戸田真佐子他（1990）．日細菌誌, **45**, 561-566.
4) 戸田真佐子他（1991）．日細菌誌, **46**, 839-845.
5) Friedman, M. (2007). *Mol. Nutr. Food Res.*, **51**, 116-134.
6) 大久保幸枝他（1998）．感染症誌, **72**, 211-217.
7) 伊藤　勇他（2002）．日化療会誌, **50**, 118-125.
8) 堀内善信他（1992）．感染症誌, **66**, 599-605.
9) 帖佐　浩他（1992）．感染症誌, **66**, 606-611.
10) 大久保幸枝他（1991）．日細菌誌, **46**, 509-514.
11) Shimamura, T. (2009). *Catechinology*, アイ・ケイコーポレーション．
12) Yanagawa, Y. *et al.* (2003). *Current. Microbiol.*, **47**, 244-249.
13) Taylor, P. W. *et al.* (2005). *Food Sci. Technol. Bull.*, **2**, 71-81.
14) 高橋雄彦他（1995）．感染症誌, **69**, 1126-1134.
15) Shimamura, T. *et al.* (2007). *Anti-infective agents in Medicinal Chemistry*, **6**, 57-62.
16) Cushnie, T. P. T. & Lamb, A. J. (2011). *Int. J. Antimicrob. Agents*, **38**, 99-107.
17) Ikigai, H. *et al.* (1993). *Biochim. Biophys. Acta*, **1147**, 132-136.
18) 生貝　初他（1998）．日化療会誌, **46**, 179-183.
19) 豊島良枝他（1994）．感染症誌, **68**, 295-303.
20) Zhao, W-H. *et al.* (2001). *Antimicrob. Agents Chemother.*, **45**, 1737-1742.
21) Arakawa, H. *et al.* (2004). *Biol. Pharm. Bull.*, **27**, 277-281.
22) Yoda, Y. *et al.* (2004). *J. Infect. Chemother.*, **10**, 55-58.

23) Nakayama, M. *et al.* (2011). *J. Microbiol. Methods*, **86**, 97-103.
24) Okubo, S. *et al.* (1989). *Lett. Appl. Microbiol.*, **9**, 65-66.
25) 生貝　初他（1990）. 日細菌誌, **45**, 913-919.
26) Hisano, M. *et al.* (2003). *Arch. Dermatol. Res.*, **295**, 183-189.
27) Toda, M. *et al.* (1992). *Microbiol. Immunol.*, **36**, 999-1001.
28) Kohda, C. *et al.* (2008). *Biochem. Biophys. Res. Commun.*, **365**, 310-315.
29) Hattori, M. *et al.* (1990). *Chem. Pharm. Bull.*, **38**, 717-720.
30) Zhao, W-H. *et al.* (2002). *Antimicrob. Agents Chemother.*, **46**, 266-268.
31) Zhao, W-H. *et al.* (2003). *J. Pharm. Pharmacol.*, **55**, 735-740.
32) Navarro-Martínez, M. D. *et al.* (2005). *Antimicrob. Agents Chemother.*, **49**, 2914-2920.
33) Gradišar, H. *et al.* (2007). *J. Med. Chem.*, **50**, 264-271.
34) Toda, M. *et al.* (1989). *Lett. Appl. Microbiol.*, **8**, 123-125.
35) Blanco, A. R. (2005). *Antimicrob. Agents Chemother.*, **49**, 4339-4343.
36) Anand, P. K. *et al.* (2006). *Int. J. Biochem. Cell Biol.*, **38**, 600-609.
37) Matunaga, K. *et al.* (2001). *Infect. Immun.*, **69**, 3947-3953.
38) Nakayama, M. *et al.* (1993). *Antiviral Res.*, **21**, 289-299.
39) Yamaguchi, K. *et al.* (2002). *Antiviral Res.*, **53**, 19-34.
40) Mukoyama, A. *et al.* (1991). *Jpn. J. Med. Sci. Biol.*, **44**, 181-186.
41) 戸田真佐子他（1989）. 日細菌誌, **44**, 669-672.
42) 山口晃史・島村忠勝（2001）. 呼吸と循環, **49**, 173-178.
43) 岩田雅史他（1997）. 感染症誌, **71**, 487-494.

5.5　茶の脳神経機能に対する効果

　就寝前にお茶を飲むとよく眠れないといわれ，その原因はカフェインによる中枢神経系の興奮で説明される．一方，疲れたときにお茶を飲むとホッとした安らぎを覚える．カフェインの生理効果とは逆である．それ故，カフェインとは逆の生理作用を有する成分が緑茶に含まれているのかもしれない．その候補と考えられているのがテアニンとγ-アミノ酪酸（GABA）であり，以下にテアニン，GABA，カフェインについて取り上げる．

5.5.1　テアニン・GABA・カフェインの摂取量

　テアニンは無臭の白色結晶で，緑茶特有のアミノ酸であり，緑茶に含まれるアミノ酸の中で一番含量が多く，しかも，上級のお茶に多いので緑茶の旨味成分ともいわれる．熱水によく溶ける．化学構造は（図5.13），脳内で重要な興奮性神経伝達物質であるグルタミン酸と類似しており，テアニンも何か生理機能を有することが予測される．テアニンの摂取量は，日常飲んでいる緑茶や紅茶に依存す

る．

　GABAは無臭の白色結晶で，グルタミン酸脱炭酸酵素の作用によりグルタミン酸から生じる化合物で，グルタミン酸の構造類似体であり（図5.13），抑制性の神経伝達物質である．熱水によく溶け，それ自身，味があるわけではない．テアニンが緑茶特有のアミノ酸であるのに対し，GABAは自然界に広く存在するアミノ酸である．すなわち，動物，植物，微生物に至るまで多くの生物がこのGABAを合成する代謝系を有しており，それ故，肉類，鶏，魚類，野菜や果物，また，発酵食品に至るまで幅広く含まれている．例えば，可食部100g当たりのGABA含量は，トマト (62.2 mg)，ジャガイモ (35.0 mg)，ナス (20.0 mg)，ブドウ (23.2 mg) である．また，生茶葉を窒素ガスや炭酸ガスなどの不活性ガスの中に保存することにより，GABA含量を通常の茶よりも20～30倍に増加させたGABA茶も生産されている．

　カフェイン (1,3,7-トリメチルキサンチン) は無臭の白色小針状の結晶で，熱水によく溶ける．世界中で最も広く利用されている薬理作用を持つ物質の1つである（図5.14）．コーヒーを多飲するアメリカ人の場合，1日当たり700 mg以上のカフェインを摂取しているといわれる．飲料のみならず，一般の市販薬とし

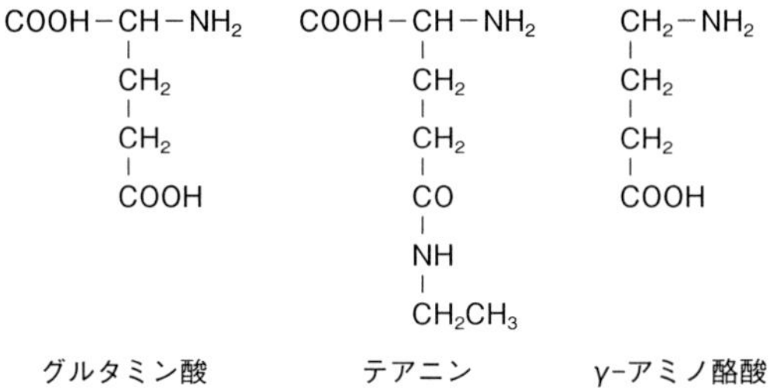

図 5.13　グルタミン酸，テアニン，GABAの化学構造式

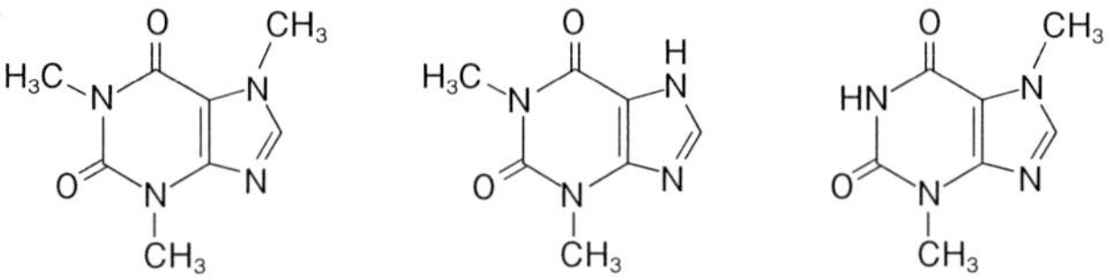

図 5.14　カフェイン，テオフィリン，テオブロミンの化学構造式

て，例えば，頭痛薬，風邪薬，食欲抑制剤，利尿剤などの投薬という手段を介しても体に入る．

いずれの成分もお茶やコーヒーなどの嗜好飲料に含まれ，お茶は品質の違いによりテアニンやGABA含量が大きく異なることから，また，GABAは多くの食材に含まれることから，それぞれの摂取量を正確に把握することは難しい．

5.5.2 テアニン・GABA・カフェインの吸収と代謝

いずれの物質も水によく溶け吸収されやすい．テアニンもGABAも腸管内のアミノ酸吸収系を介して体内に取り込まれ，摂取した30分から1時間後には，血中濃度が最高になる．カフェインも同様に吸収されやすい化合物である．

血液中に取り込まれたテアニンはタンパク質合成には利用されず，多くは尿中に排泄されるが，一部は，血液脳関門を介して，特に，L系のアミノ酸輸送系を介して脳内に取り込まれる．分解系に関しては，必ずしも十分に理解されているわけではないが，分解によりグルタミン酸とエチルアミンに代謝される．

吸収されたGABAは血液脳関門を通過しない．例えば，ラットにGABAを体重kg当たり200 mg投与した結果，血液，腎臓，肝臓，筋肉に高濃度のGABAが検出され，また，尿中に速やかに排出された．脳内のGABA濃度は，血中濃度が脳内濃度を超える場合でも，GABAの脳内濃度は増加しなかった．マウスに^{14}C-GABAを腹腔内投与すると，1時間後では放射活性の大部分は肝臓に存在し，腎臓，膀胱，消化管，脳下垂体，脊椎軟骨，肋骨，気管支には血中以上の放射活性が認められたが，脳と脊椎に放射活性は認められなかった．GABAはもっぱらGABA-T（GABAアミノ基転移酵素）で代謝されるが，体内のGABA-T活性の80％は肝臓に存在するので，脳神経系以外では肝臓がGABAの主要代謝臓器である[2]．GABAの代謝にはGABA窒素原子の唯一の受容体として知られるα-ケトグルタル酸の存在が必要である．GABA-TによるGABAのアミノ基転移が生じた結果，グルタミン酸，スクシニルセミアルデヒド，炭酸ガスが生成される．生成したグルタミン酸はタンパク質に代謝されるほか，グルタミンに変換されTCAサイクルでのエネルギー産生基質として利用される．脳内ではグルタミン酸はグルタミンに変換されるほか，GABAに再度変換される．スクシニルセミアルデヒドはスクシニルセミアルデヒド脱炭酸酵素により代謝されコハク

酸となり TCA サイクルで利用される[3]．

　カフェインを含む 3 種類のメチルキサンチン（カフェイン，テオフィリン，テオブロミン）の代謝は，類似している．カフェインは，水溶性物質であるため，摂取されると受動的に 99％ 以上は速やかに吸収され，30 分後には血液濃度がピークとなり，そのまま血液成分として各臓器に運ばれる．吸収されたカフェインの多くは遊離の形であり，血漿タンパク質と結合している割合は約 25％ である．中枢神経系へのカフェインの取り込みについては，カフェインとアデニンとの拮抗性が知られているが，ほとんど速やかに取り込まれる．カフェインの代謝は，肝臓の薬物代謝酵素系で行われ，まず，脱メチル化されて 1-メチル尿素と 1-メチルキサンチンとなり，ついで，腎臓から排出される．

5.5.3　テアニン・GABA・カフェインの急性生理効果

　テアニンは，急性毒性などの影響はなくラットに大量に投与した場合も体重低下などは観察されない．テアニンは大量に摂取されても大部分は速やかに尿中に排泄されることから，安全性に問題はないと思われる．急性生理効果としては，脳内に取り込まれることから脳内神経伝達物質に変化を及ぼし，それにともなう情動や行動への影響が報告されている[4]．ただし，興奮性の神経作用ではないため，害作用といえる生理作用ではない．また，自律神経系にも影響することから，血圧低下作用[5]，睡眠改善効果[6]，ストレス軽減やリラックス作用[7] などが報告されている．

　GABA の急性毒性については，マウス，ラット，ウサギについて，経口投与，腹腔内投与，皮下投与，静脈内投与の試験結果報告があるが，特記すべき異常な行動は観察されていない．また，脳内に高濃度存在し，血中にも相当量存在する体内物質 GABA に変異原性があるとは考えにくく，報告もない．GABA を投与した場合の急性生理作用に関しては，GABA 単独投与あるいは GABA を含有する食品を飼料や飲料としてラット，マウスに投与し発現する薬理作用を調べた報告が多数ある．100 mg/kg から 1,000 mg/kg の GABA 経口投与により，抗潰瘍作用が発現した．血圧に対しては，経口投与の場合 0.5 mg/kg から[8]，十二指腸投与の場合 0.3 mg/kg から，静脈内投与の場合 0.003 mg/kg から用量依存性の降圧作用が認められた．降圧作用に関しては正常ラットや SHR ラット（高血圧

自然発症ラット）を用い，GABA 混餌飼料投与，GABA 含有食品投与で降圧作用を示したとの報告がある．GABA にはこのほかグリセロール誘発急性腎不全改善作用，抗ストレス作用，抗糖尿病作用が報告されている[9]．

ヒトに対する安全性や効能については，GABA は閉経女性の不眠，抑うつ，自律神経失調症改善作用，ストレス抑制効果[10]，学習能力の向上効果[11] を有することが報告されているが，最も多く報告されている作用は降圧効果である．

カフェインは速効性の中枢神経興奮作用があり，その結果，末梢神経系を始め，多くの組織に影響を及ぼす．覚醒・疲労回復作用，強心利尿作用，平滑筋弛緩作用などが知られており，一般の片頭痛治療や抗炎症のための医薬品（頭痛薬，眠気防止薬，強心薬，感冒薬，アレルギー軽減薬など）の素材としても利用されている．テオフィリンやテオブロミンも，カフェインと同様の生理作用を有するが，その作用に少し違いがみられる．例えば，カフェインとテオフィリンは，中枢神経系に対してきわめて強い刺激作用を示すが，テオブロミンによる影響は小さい．一方，テオフィリンは心臓血管系への影響は大きいが，カフェインはそれほどでもない[12]．

5.5.4 テアニン・GABA・カフェインの作用機作

テアニンの分子構造がグルタミン酸と類似していることから，グルタミン酸やグルタミンの作用と比較した研究が行われてきた．グルタミン酸は主要な興奮性の神経伝達物質で，記憶学習に必要なアミノ酸の 1 つである．ラットを用いた記憶学習試験では，テアニンの摂取により学習能力の向上が観察された．受動的回避試験（図 5.15）と新規物質探索試験（図 5.16）[13] の結果を示す．これらの行動試験ではテアニンの摂取がラットの自発行動量に影響を与えなかったことから，テアニンがグルタミン酸様の神経伝達物質として脳内で働く可能性が考えられた[14]．その一方で，高血圧自然発症ラットへのテアニンの投与により血圧上昇が抑制されたが，同量のグルタミン酸の投与では血圧の改善は観察されなかった[5]．また，カフェインの摂取が引き起こす脳内セロトニン分泌に対するテアニンとグルタミンの作用に違いがあることが示唆されている[14]．その後，テアニンがグルタミン酸受容体に結合することが明らかになったが，その結合能力はグルタミン酸に比べきわめて低いことが示された[15]．加えて，近年の研究ではテアニ

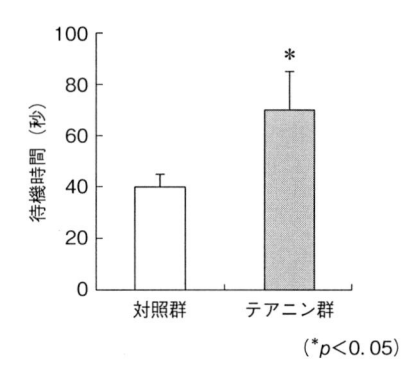

図5.15 テアニンによる受動的回避試験 (*$p<0.05$)

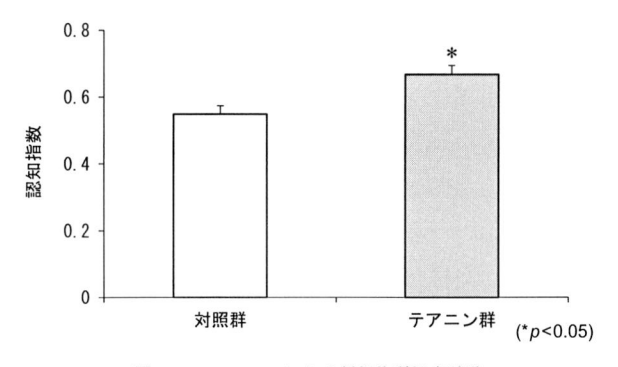

図5.16 テアニンによる新規物質探索試験 (*$p<0.05$)

ンの生理作用が抑制性神経伝達物質であるGABAの受容体を介していること[16]や，GABAと同様に抑制性神経伝達物質として知られているグリシンの分泌を促進すること[17]が示唆されている．

GABAは血液脳関門を通過することができないため，脳への直接的な作用は考えにくく，また，その作用機作に関しても，必ずしも十分に解明されているわけではない．GABAの生理作用としては代謝系に関しては血中コレステロール低下や血圧上昇抑制作用など，免疫系ではアレルギー予防やアトピー性皮膚炎改善効果など，また，神経系に関しては，神経安定やストレス軽減などの自律神経系に関するものや脳機能改善に関する内容が知られている[9]．そこで，GABAに関しては，末梢神経系への何らかの影響が中枢に達するのか，GABA摂取により脳下垂体からの成長ホルモンの分泌が亢進するので，その影響を反映している

のかもしれない[18]．あるいは，先述したように GABA は代謝を受け，最終的には TCA サイクルで分解されるので，それらの中間代謝産物による生理作用が関係しているのかもしれない．

　カフェインの生理機能で最も重要なのは中枢神経への影響である．メチルキサンチンはすべて中枢神経系の刺激作用を示すが，特にカフェインによる作用が強い．よく知られているのは，興奮（覚醒）作用と心拍数の増加などである．カフェインは，高度の精神活動を担っている大脳皮質に直接作用し，覚醒作用を引き起こすとともに，呼吸や心臓の活動に影響を及ぼす．その結果，呼吸数や心拍数が増加する．

　カフェインの中枢神経系への作用機構については，いくつかの説がある．その1つは，カフェインやテオフィリンは，サイクリック AMP の分解酵素であるホスホジエステラーゼ活性を阻害することにより，セカンドメッセンジャーとしての cAMP のレベルを維持して，中枢神経系を活性化する[19]．ただし，この理論ですべて説明できない．2つ目の考え方は，カフェインと対照的な薬理作用を示すアデノシンとの関係で，アデノシンレセプターの拮抗阻害である[20]．ATP やアデノシンなどのプリン誘導体は，神経伝達物質のノルエピネフリンやアセチルコリンなどの共役物質でもある．アデノシンは，ATP に含まれるだけでなく，その生理作用として，血管（脳血管や末梢血管）を膨張させることにより血圧を下げ，神経興奮を鎮め，神経伝達物質の放出を抑制し，リポリシス（脂肪の分解）を阻害することにより遊離脂肪酸を低下させる．中枢神経系への作用としては，アデノシンは神経の活性を低下させるが，これらの機能は，多くの場合，カフェインとは相反する作用である．カフェインはアデノシンレセプターを阻害することにより，神経興奮の抑制作用を阻害すると考えられる．

5.5.5　テアニン・GABA・カフェイン摂取による生理作用

　テアニンにはリラクゼーション作用のあることが，脳波計を用いた研究で示されている[7]．脳波には，睡眠時やリラックスしている時に観測される α 波，脳を働かせている時に観測される β 波や，θ, δ 波などに分けられている．健常ボランティアに，テアニン 200 mg を溶かしたテアニン水を飲んでもらい脳波を測定したところ，水を飲んだ対照グループに比べテアニン水の摂取 40 分後から α

波の顕著な発現が観察された（図5.17）. α 波（8 Hz〜13 Hz）の内，周波数が10 Hz以下を α_1 波，それ以上を α_2 波と区別し，安静時でリラックスしているときは α_1 波，思考中で集中しているときには α_2 波が発生しやすいといわれている．また，テアニンには血圧上昇抑制作用があることが示されていることから[21]，自律神経に作用し交感神経の興奮を抑える働きのあることが示唆される．

動物のうつ様行動の評価に使われる強制水泳試験および尾懸垂試験ではいずれもテアニンを摂取した群で抗不安効果が観察された（図5.18）. 特に20 mg/kgのテアニン投与群では，抗うつ薬の1つであるクロミプラミンに近い効果を示した．

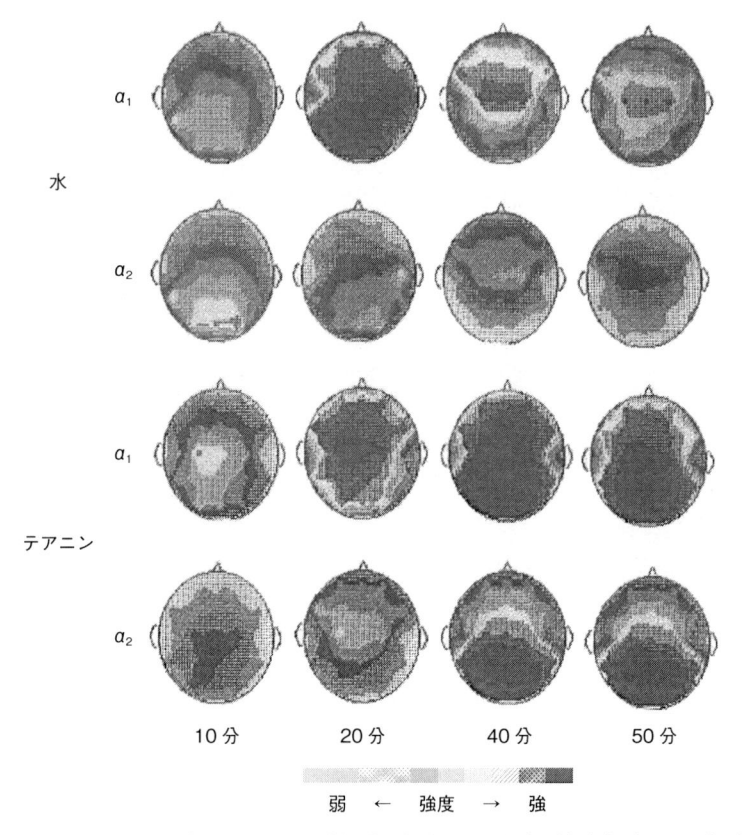

図5.17 水またはテアニン摂取後の経時的な α 波（脳波）解析（口絵10参照）

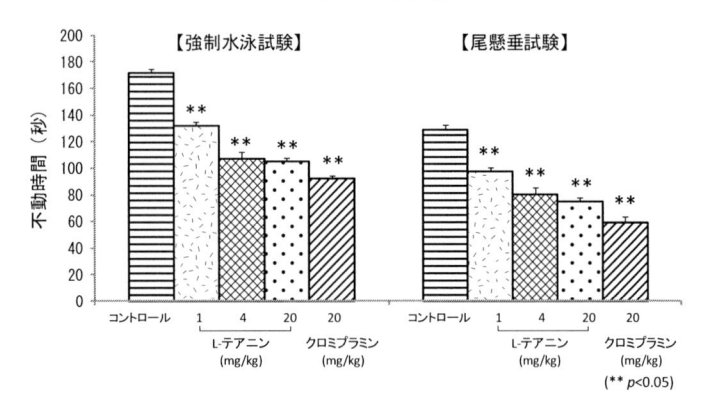

図 5.18　テアニンの抗ストレス反応（A：強制水泳試験，B：尾懸垂試験）

　以上，動物やヒトでの研究における，テアニンの摂取量や期間は様々であり，テアニンの作用が同じ機序で現れているかについては断言できないが，テアニンの短期的あるいは長期的な摂取により，抗ストレス作用が観察されている．

　GABA 含有食品摂取による副作用として悪寒，軟便，下痢，発疹，掻痒，頭痛，腰痛，生理痛，倦怠感，腹部症状などが報告されているが，GABA 単独では 80 mg/日，12 週間の摂取で副作用は報告されていない．

　成長ホルモンは脳下垂体ホルモンであり，分泌などは中枢神経系の支配を受けている．一方，脳下垂体には，GABA-B レセプタ（受容体）が存在することが報告されており，GABA 投与による影響も推測される．ラットに高濃度の GABA を経口投与すると，成長ホルモン濃度は，GABA 投与（100 mg/100 g 体重）の 30 分後には顕著に増加し，血中への分泌の高まることが確認された[18]．

　ヒトボランティア試験で，GABA を摂取した後に，精神の安定に関係する脳波，気分調査(POMS)を測定した．その結果，GABA 含有水を飲んだ場合に，α 波(8 Hz〜13 Hz) の出現量に増加傾向が認められ，脳はリラックス状態にあることがわかった．ついで，計算ストレスを負荷する前に被験者にはどちらかわからないように GABA 含有飲料を飲んでもらった（二重盲検試験）．その結果，GABA の摂取により，抑うつ，疲労，緊張などの気分が，落ち着く方にシフトした[23]．また，精神的ストレスマーカーである唾液中クロモグラニン A の結果では，ストレス負荷に対しこの値は増加するが，GABA の摂取により，この増加が抑制され，

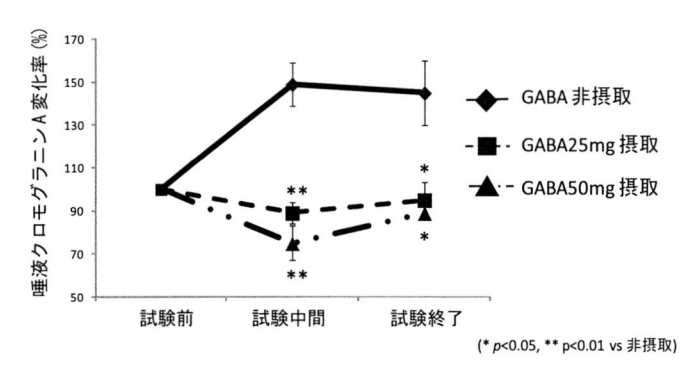

5.5 茶の脳神経機能に対する効果

図 5.19 GABA による唾液中クロモグラニン A 濃度の抑制

(* $p<0.05$, ** $p<0.01$ vs 非摂取)

ストレス軽減効果が観察された（図 5.19）[23]．

カフェインは，入眠時間の遅延，睡眠時間の短縮，眠りの深さに対しても影響し，睡眠全体に対して覚醒の方向に作用する．カフェインの大量投与により，不眠（insomnia）や情動不安への影響が知られている[24]．また1日当たり 1,000 mg 以上を投与すると，頭痛や神経過敏症を引き起こすこともある．カフェインなどのメチルキサンチンには，多くの生理作用が報告されており，以下に例示する．

心筋の刺激作用： メチルキサンチンは，大量に投与された場合，心臓血管系の機能を刺激し，結果として血圧や心拍数を高める．カフェインに対する影響の出方は，個人のカフェイン感受性の違いやカフェイン含有飲料を多く飲む場合により異なる．また，不整脈との関連も報告されている．

平滑筋の弛緩作用： メチルキサンチンには，平滑筋を弛緩させる作用があり，中でも肺の気管支の平滑筋を弛緩させることから，気管支拡張剤として喘息の患者に対して利用されている．特に，テオフィリンによる作用の強いことから，喘息発作の鎮静のために応用されている．

自律神経の活性化： 健常な被験者にカフェイン添加（4 mg/kg 体重），無添加のコーヒーを飲んでもらい，経時的心拍変動パワースペクトルを解析した結果，カフェイン添加コーヒーを飲用した場合に，沈静時にみられる高周波数成分および全体の周波数のスペクトル積分値は増加傾向を示した．また，カフェイン添加コーヒー摂取の約 20〜30 分後に，副交感神経活動指標は最大になり，対照群と比較して有意に高かった[25]．このことは，カフェインが心臓の副交感神経活動を

亢進させる可能性を示している．

　カフェインは，中枢神経系を刺激し，疲れを取り除く覚醒作用があり，カフェイン含有飲料は世界中で飲まれている．しかしながら，カフェインを大量に摂取した場合の弊害も報告されており，頭痛や疲労，また，不眠や情動不安などは，高次の神経機能の障害を反映しているものである．カフェイン感受性の高い人は摂取に対し注意を払う必要がある． 〔横越英彦〕

文　献

1) Ferenci, P. *et al.* (1988). *Gastroenterology*, **95**, 402.
2) Patel, A. B. *et al.* (2005). *Proc. Natl, Acad. Sci. USA*, **102**, 5588.
3) Yokogoshi, H. *et al.* (1998). *Neurochem. Res.*, **23**, 667.
4) Yokogoshi, H. *et al.* (1995). *Biosci. Biotechnol. Biochem.*, **59**, 615.
6) 小関　誠他 (2004). 日本生理人類学会誌, **9**, 143.
7) Juneja, L. R. *et al.* (1999). *Trends in Food Sci. & Technol.*, **10**, 199.
8) Minano, F. J. *et al.* (1987). *Life Sci.*, **41**, 1651.
9) 吉國義明他 (2008). *Foods & Food Ingredients J. Jpn.*, **213**, 1145.
10) Abdou, A. M. *et al.* (2006). *BioFactors*, **26**, 201.
11) 古賀良彦・中村研二 (2008). *FoodStyle 21*, **133**, 54.
12) Rall, T. W. (1985). *The Pharmacological Basis of Therapeutics* (Gilman, A. G. *et al.* eds) p. 589, Macmillan.
13) Yamada, T. *et al.* (2008). *Biosci, Biotechnol. Biochem.*, **72**, 1356.
14) Kimura, R. & Murata, T. (1986). *Chem. Pharm. Bull.*, **34**, 3053.
15) Kakuda, T. *et al.* (2002). *Biosci, Biotechnol. Biochem.*, **66**, 2683.
16) Egashira, N. *et al.* (2007). *J. Pharmacol. Sci.*, **105**, 211.
17) Yamada, T. *et al.* (2009). *Amino Acids*, **36**, 21.
18) Tsujioka, K. *et al.* (2011). *J. Nutr. Sci. Vitaminol.*, **57**(4), 285.
19) Burg, A. W. & Warner, E. (1975). *Fed. Proc.*, **34**, 332.
20) Smits, P. *et al.* (1987). *J. Cardiovasc. Pharmacol.*, **10**, 136.
21) Yokogoshi, H. *et al.* (1995). *Biosci, Biotechnol. Biochem.*, **59**, 615.
23) Kanehira, T. *et al.* (2011). *J. Nutr. Sci. Vitaminol.*, **57**, 9.
24) Loke, W. H. (1988). *Physiol. Behav.*, **44**, 367.
25) Hibino, G. *et al.* (1997). *J. Nutr.*, **127**, 1422.

◀ 5.6　茶の抗アレルギー効果 ▶

5.6.1　アレルギー発症の機序と茶のアレルギー抑制作用

　アレルギーは，生体に侵入した異物を攻撃する抗体などが過剰に産生され，正常組織も巻き込んで起こる過剰な免疫反応である．アレルゲン（アレルギーの原

因となる物質で，花粉，タンパク質，ダニ，ハウスダストなど）に反応する免疫グロブリンE（IgE）抗体が過剰に産生され，マスト細胞の表面の高親和性IgEレセプタ（FcεRI）に結合する．そこへ再びアレルゲンが到達し2個以上のIgE抗体を架橋すると，マスト細胞は刺激（活性化）を受け，ヒスタミン，ロイコトリエンなどの炎症物質を放出し，サイトカインなども産生されて，花粉症，鼻炎，喘息，アトピー性皮膚炎，蕁麻疹などを起こす．近年，国民の1/3がアレルギーを持っている，1,300万人の花粉症患者が存在する，あるいは1970年以降に生まれた人の9割がアレルギー陽性であるという報告があり，アレルギー患者数の増加が社会問題になっている．

　緑茶のカテキン類（EGCg, EGC, ECg, EC, カテキン（+C），ガロカテキンガレート（GCg））およびカフェインをラット腹腔内のマスト細胞に添加したところ，EC, +Cを除くカテキン類とカフェインにヒスタミン遊離抑制効果が認められた．煎茶の熱水抽出液を凍結乾燥後，粗精製したカテキン類を，ラットマスト細胞に与えたところ，EGCgはヒスタミン遊離を強く抑制した．EGCgのガロイル基がその活性に大切な部位であると同時に，それを介して細胞膜の安定化などに関与しているものと考えられている[1]．ラットのリンパ球のIgE抗体産生の濃度上昇を阻止するのに，EGCg, EGC, ECgが効果的であり，またラット腹腔内マスト細胞を使った抗アレルギー性の試験では，マスト細胞から放出されるヒスタミンおよびロイコトリエンB_4遊離をEGCgは著しく抑制し，ECgもそれにつぐ抑制効果を示した．そのことから，トリフェノール構造という特別の構造を持つことがこの抑制効果に必要だと推察された．さらに，ラット好塩基球細胞株からのヒスタミンおよびロイコトリエンB_4の遊離に対しても，EGCgに強い遊離抑制活性が見出された．その阻害の強さは，EGCg>ECg>EGC>C, ECであり，この阻害にも緑茶カテキン類のトリフェノール構造が必要であると推察された[2]．緑茶熱水抽出液をマウスに経口投与するとTNF（tumor necrosis factor）の活性が抑えられ，緑茶熱水抽出液カフェイン画分がマウスのアレルギー性耳介浮腫（遅延型アレルギーの試験の1つ）を非常に強く抑制することも示されている．カフェイン単体を与えても同様な抑制効果があり，緑茶の抗炎症作用はカフェインによるものと考察されている[3]．また，茶葉中に0.2％程度含まれるサポニンは，経口投与によりラットのPCA（passive cutaneous anaphylaxis）反応の抑

制や,モルモットのアレルギー性気管支収縮の抑制が報告されている[4].

5.6.2 茶葉中抗アレルギー物質
新規の茶葉中抗アレルギー物質の探索も行われている.

a. メチル化カテキン類
マスト細胞(マウスマスト細胞株 MC/9 および PT-18)における,アレルゲン特異的 IgE およびアレルゲン刺激時(脱顆粒時)のヒスタミン遊離量を指標に,抗アレルギー活性を有する茶品種・系統等の探索を行った.その結果,紅茶系品種「べにほまれ(茶農林1号)」や台湾系統に強いヒスタミン遊離抑制作用を見出した[5].抗アレルギー因子の単離・精製を進めたところ,抗アレルギー物質は,EGCg のガレート基がメチルエーテル化されたメチル化カテキン類であるエピガロカテキン-3-O-(3-O-メチル)ガレート(EGCg3″Me)およびエピガロカテキン-3-O-(4-O-メチル)ガレート(EGCg4″Me)(図5.20)であった[6].EGCg3″Me はヒト好塩基球株 KU812 のカルシウムイオノフォア刺激時のヒスタミン遊離も抑制した[7].マウスを使ったI型アレルギー反応実験においても EGCg3″Me は EGCg に比べ強い抗アレルギー作用を示した[6].さらにIV型アレルギー反応試験では,メチル化カテキン類は,EC, ECg, EGC, EGCg が効果を示さない微量(0.05 mg)の塗布により,オキサゾロン誘発耳介浮腫に対する効果(厚さ,重量でそれぞれ評価)で有意な抑制効果を示した[8].また,薬物動態解析の結果

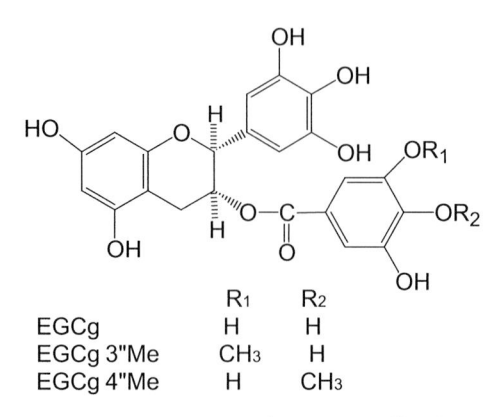

	R_1	R_2
EGCg	H	H
EGCg 3″Me	CH_3	H
EGCg 4″Me	H	CH_3

図 5.20　EGCg とメチル化カテキン類の構造式

から，EGCg3″Me は，EGCg に比べ，マウス血漿中での安定性が高く，吸収後の血中からの消失が緩やかであり，経口投与による吸収率も有意に高値を示した（60分での血中濃度は EGCg3″Me 遊離体で EGCg の 9 倍と高い）[9]．ヒトでも血中濃度は，EGCg の 6 倍程度になり，代謝もゆるやかであった（AUC（area under the blood concentration time curve，薬物血中濃度-時間曲線下面積）で EGCg の 5.1 倍）（図 5.21）[10]．このような安定性の高さと吸収率のよさも *in vivo* での強い抗アレルギー作用にかかわっていると考えられている．

EGCg3″Me の作用機作としては，マスト細胞内チロシンキナーゼ（Lyn）リン酸化阻害（図 5.22）[5,11]，カテキンレセプタである 67LR を介した高親和性 IgE レ

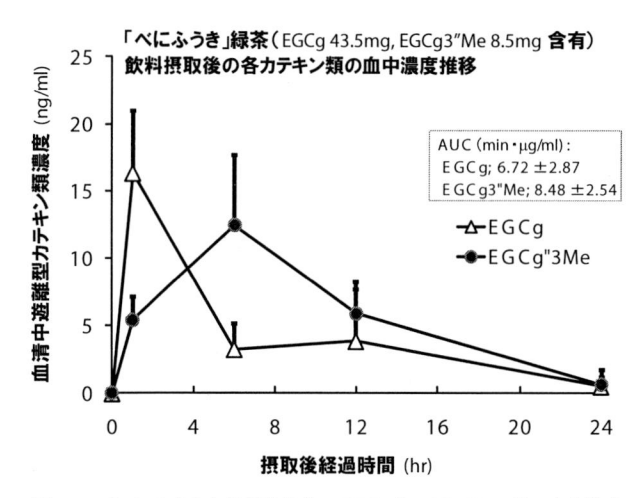

図 5.21 「べにふうき」緑茶飲用後の EGCg と EGCg3″Me 量の血中濃度の推移（ヒト，$n=6$）

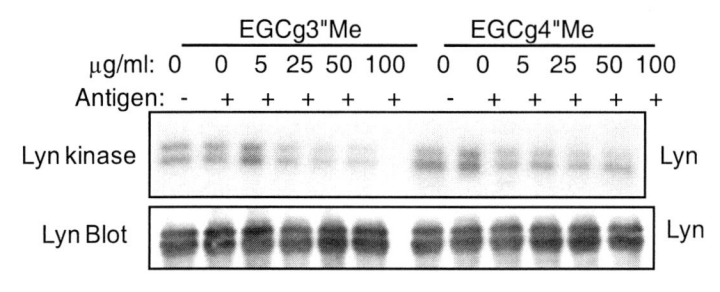

図 5.22 メチル化カテキン類のマスト細胞内チロシンキナーゼリン酸化抑制

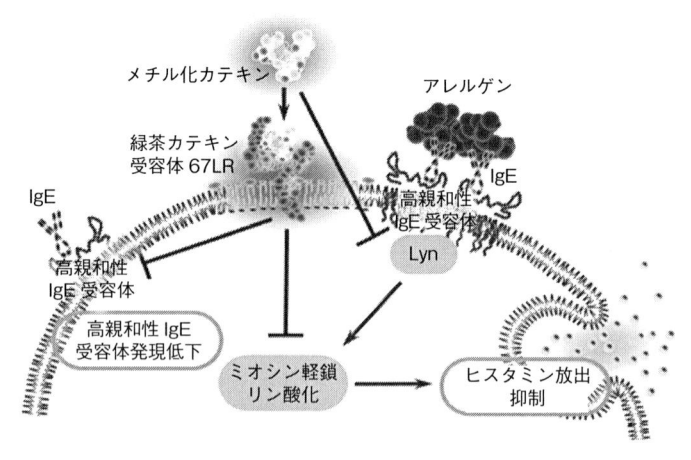

図 5.23 メチル化カテキンの抗アレルギー作用のメカニズム
阻害ポイントは 3 ヶ所：⊥ で表示．

セプタ発現抑制（EGCg3″Me のマスト細胞や好塩基球上の脂質ラフトに局在する 67LR への結合，MAPK である ERK1/2 リン酸化抑制，ミオシン軽鎖ホスファターゼの活性調節サブユニット MYPT1 の活性化，ミオシン軽鎖リン酸化抑制）[12] やミオシン軽鎖リン酸化阻害[13] により，脱顆粒が抑制されると考察されている（図 5.23）．67LR を介した脱顆粒阻害は，EC，EGC，ストリクチニン，ケルセチンなどには認められていない[14]．

b. ストリクチニン

アレルギー患者は健常人に比べ，血液中の IgE 値が高いことが知られており，その過剰産生が花粉症，アトピー性皮膚炎などのアレルギー疾患を発症させる原因の 1 つと考えられている．そのため，IgE 産生のコントロールはアレルギー制御の上で重要である．免疫グロブリン分子は重鎖定常領域の構造によって，IgM，IgG，IgA，IgD，IgE のサブクラスに分けられている．サイトカインの刺激により他のサブクラスの重鎖定常領域の Fc 遺伝子を組み換えることをクラススイッチと呼ぶ．IgE の場合，IL-4，IL-13，CD40L などにより誘導される．DNA の組み換えに先立ち，IgE 重鎖胚型転写物（εGT）が産生される．そこで，ヒト成熟 B 細胞株 DND39 を用いて IgE 産生を抑制する物質の検索を行い，緑茶中の加水分解型タンニンであるストリクチニンが B 細胞の εGT 発現を強く抑制す

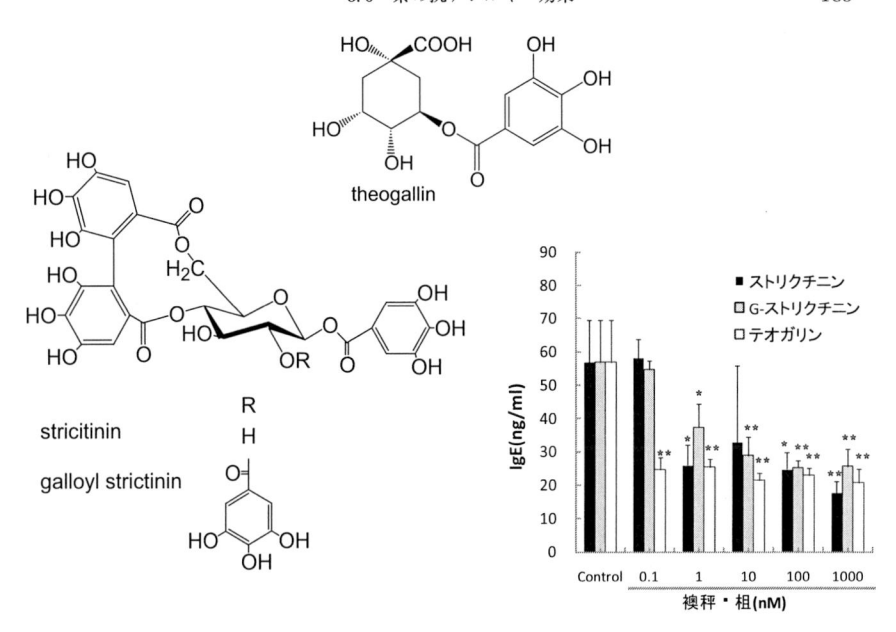

図 5.24 茶葉中加水分解型タンニン類と各物質のヒト単核球 IL-4 誘導 IgE 産生への影響
＊：$p<0.05$, ＊＊：$p<0.01$（control と有意差あり）

ることが明らかになった[15]．ストリクチニンは，健常人由来の末梢血単核球においても IL-4 誘導性の εGT 発現を抑制し，常に εGT 発現をしているアトピー性皮膚炎患者由来の末梢血単核球の εGT 発現も強く抑制した．この作用は，カテキン類には認められなかった．また，卵白アルブミン感作マウスでの経口投与試験でも，ストリクチニンは，卵白アルブミン特異性 IgG, IgM には影響を与えず，IgE 産生を特異的に抑制した．ストリクチニンは，IL-4 が誘導する STAT6 のチロシンリン酸化を抑制することにより εGT 発現を抑制し，IgE 産生を抑制することが示された[15]．茶カテキン類は εGT 発現を阻害しないが，STAT6 のリン酸化にも影響を及ぼさなかった．ストリクチニンと似た構造を持つ galloyl strictinin（G-ストリクチニン）やテオガリンもヒト末梢血単核球 IL-4 誘導性 IgE 産生を抑制した（図 5.24）[16]．

c. メチル化カテキン類を多く含む茶品種とヒト介入試験

茶品種では，EGCg3″Me は「べにほまれ」とその後代（「べにふじ」（茶農林 22 号），「べにふうき」（茶農林 44 号））に多く含まれている[17]．「べにふうき」の

EGCg3″Me は二番茶～秋冬番茶に多く含まれるが，紅茶にすると消失するので，緑茶でないと利用できない．葉位では成熟葉に多く，茎にはほとんど含有されていなかった[18]．これらのことから，実際の生産現場では，4～5葉まで大きく伸ばした茶芽を摘採して製造を行っている．

ダニを主抗原とする通年性アレルギー性鼻炎有症者92人の二重盲検無作為群間比較試験で，「べにふうき」緑茶（1日当たりメチル化カテキン類34 mg）を12ヶ月続けて飲用すると，自覚症状におけるくしゃみ発作，鼻汁，眼のかゆみ，流涙スコア（毎日のアンケート調査で各個人の症状をスコア化するアレルギー協会方式）において，「やぶきた」緑茶摂取群に比べ有意に軽症で推移した[19,20]．1日当たりメチル化カテキン類17 mg，68 mg投与も比較したが，17 mgでは症状軽減効果はなく，68 mgでは34 mgと同様の結果であった[20]．また，被験飲料の摂取に起因すると思われる有害事象は観察されなかった．

スギ花粉症状を示すボランティアにメチル化カテキン類を含有する「べにふうき」緑茶や「べにふじ」緑茶とプラセボ（「やぶきた」）緑茶を飲用してもらい，二重盲検無作為群間比較試験で評価したところ「べにふうき」や「べにふじ」緑茶飲用群は，「やぶきた」緑茶飲用群に比べ，有意に症状スコアの改善が認められた[21,22]．特に，くしゃみ，鼻汁，眼のかゆみで顕著であった．

福岡県内12施設の耳鼻咽喉科医院を受診したスギ花粉症患者486例に，「べにふうき」緑茶飲用群と「やぶきた」緑茶飲用群に分けて2005年2月1日から毎日，スギ，ヒノキ科花粉飛散終了時まで飲用させた．症状の重症度，薬剤使用量およびQOL障害度をスコア化して2群間内で比較したところ，スギ花粉飛散時期に合計薬剤スコアが「べにふうき」群で低く，特に飛散ピーク時期以降に「やぶきた」群に比べ低く推移する傾向がみられた（$p<0.1$）[23]．

さらに，「べにふうき」緑茶の遅延型アレルギーへの関与を検討するため，マスト細胞からのサイトカイン産生を調べたところ，抗原刺激後2時間で，炎症性サイトカイン TNF-α（腫瘍壊死因子），MIP-1α（好酸球遊走因子），IL-6が多量に産生された．また，「べにふうき」緑茶と各種野菜抽出液を組み合わせて抗原刺激後のマスト細胞からのサイトカイン産生に及ぼす影響を調べたところ，TNF-α産生は「べにふうき」緑茶のみで約40％抑制したが，ショウガとの組み合わせで95％抑制され，MIP-1α産生も強く抑制された[10]．この *in vitro* の

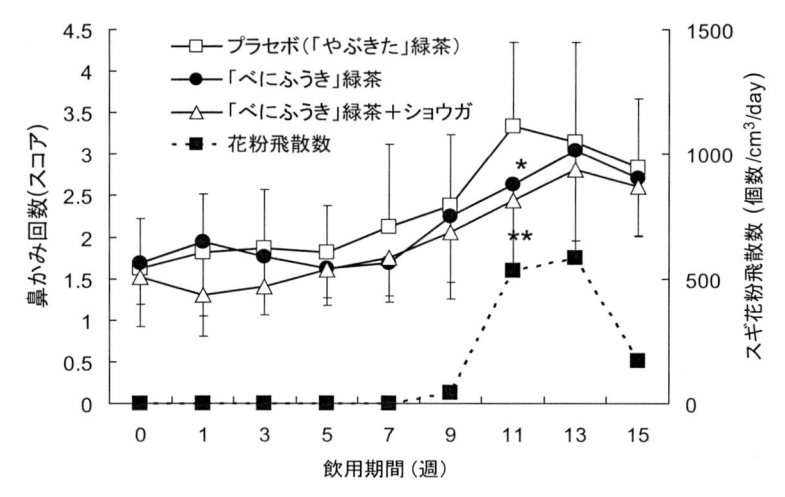

図 5.25 スギ花粉症状を持つボランティアへの「べにふうき」緑茶とショウガの軽減効果
2005年,静岡県島田市,対照は「やぶきた」緑茶で二重盲験試験として実施,スコアが高い方が,症状がひどい. $*:p<0.05$, $**:p<0.01$(プラセボと有意差あり).

試験を反映するように,ショウガを添加(3gのべにふうき緑茶に対しショウガエキスは 60 mg/日)すると,対照の「やぶきた」緑茶飲用群に比べて有意に鼻かみ回数やレスキュー薬の点数を加算した Symptom Medication Score (SMS) が低下し,抗アレルギー薬の節薬効果が認められた(図5.25).

さらに,スギ花粉症有症者36人を2群に分け,「べにふうき」緑茶飲料(1本当たり EGCg3″Me を 17 mg 含有)を1日2本ずつ飲用,長期飲用群では花粉飛散1ヶ月以上以前から飲用し,短期飲用群では花粉飛散が始まり症状が出始めてから飲用を開始した.鼻かみ回数,咽頭痛とも,症状が最も悪化する週において有意な差がみられ,涙目,生活の質,鼻 SMS において,長期飲用群が短期飲用群に比べ,花粉飛散にともなう症状の悪化が有意に抑制された(図5.26)[24].

また,アトピー性皮膚炎中等症の患者7人に「べにふうき」緑茶エキスを含む軟膏を8週間塗布してもらったところ,エキスの入っていない基剤に比べ,有意にステロイド剤とタクロリムス剤の使用量が減少した[25].また,マウスの試験では,10%「べにふうき」緑茶エキス塗布により,0%エキス塗布に比べ有意に掻破回数が減少した[26].

茶葉中には,様々な機能性成分が含有されており,まだ研究されていない成分

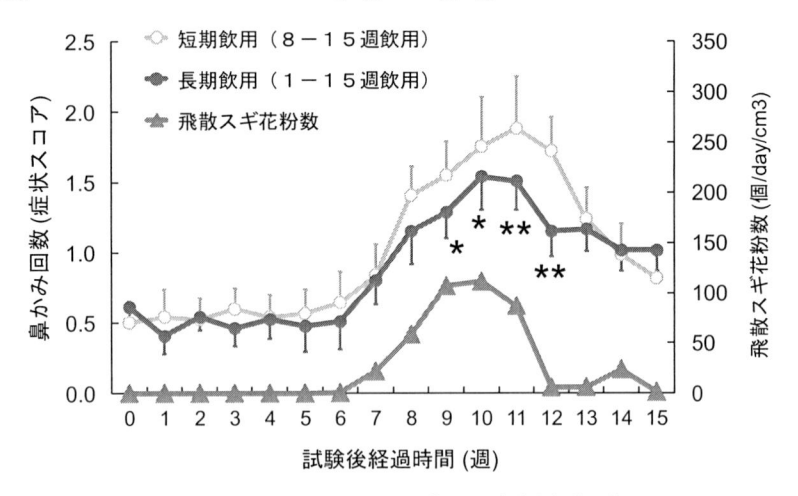

図5.26 スギ花粉症状を持つボランティアへの「べにふうき」緑茶の飲用タイミングによる効果の相違
スコアが高い方が,症状がひどい.＊：$p<0.05$,＊＊：$p<0.01$（両群間で有意差あり）.

も多く存在する.特に,生葉を萎凋,酸化発酵させた際の成分変化は劇的なものがある.さらに,今までとアレルギー阻害経路の異なる茶成分の探索,安全性評価,作用機作の解明などが行われるものと期待している. 〔山本（前田）万里〕

文　献

1) 大須博文他（1990）. *Fragrance J.*, **11**, 50-53.
2) Matsuo, N. *et al.* (1997). *Allergy*, **52**, 58-64.
3) 山崎正利（2001）. 食の科学, **9**(238), 10-16.
4) Akagi, M. *et al.* (1997). *Biol. Pharm. Bull.*, **20**, 565-567.
5) Maeda-Yamamoto, M. *et al.* (1998). *Biosci. Biotech. Biochem.*, **62**, 2277-2279.
6) Sano, M. *et al.* (1999). *J. Agric. Food Chem.*, **47**, 1906-1910.
7) Tachibana, H. *et al.* (2000). *Biosci. Biotech. Biochem.*, **64**, 452-454.
8) Suzuki, M. *et al.* (2000). *J. Agric. Food Chem.*, **48**, 5649-5653.
9) 佐野満昭他（2000）. *Fragrance J.*, **28**, 46-52.
10) Maeda-Yamamoto, M. *et al.* (2008). *Cytotechnology*, **55**, 135-142.
11) Maeda-Yamamoto, M. *et al.* (2004). *J. Immunology*, **172**, 4486-4492.
12) Fujimura, Y. *et al.* (2002). *J. Agric. Food Chem.*, **50**, 5729-5734.
13) Fujimura, Y. *et al.* (2007). *Biochem. Biophys. Res. Commun.*, **364**, 79-85.
14) Tachibana, H. *et al.* (2001). *Proceedings of 2001 International Conference on O-CHA culture and Science*, (III), 234-237.
15) Tachibana, H. *et al.* (2001). *Biochem. Biophys. Res. Commun.*, **280**, 53-60.

16) Honma, D. *et al.* (2010). *J. Sci. Food Agric.*, **90**(1), 168-174.
17) 山本（前田）万里他（2001）．日本食品科学工学会誌，**48**, 64-68.
18) Maeda-Yamamoto, M. *et al.* (2004). *Food Science and Technology Research*, **10**, 186-190.
19) 安江正明他（2005）．日本臨床栄養学会誌，**27**, 33-51.
20) 安江正明他（2005）．日本食品新素材研究会誌，**8**, 65-80.
21) 山本（前田）万里他（2005）．日本食品科学工学会誌，**52**, 584-593.
22) 山本（前田）万里他（2004）．健康・栄養食品研究，**7**, 55-70.
23) 岸川禮子他（2007）．日本補完代替医療学会誌，**4**, 127-136.
24) Maeda-Yamamoto, M. *et al.* (2009). *Allergology International*, **58**, 437-444.
25) 藤澤隆夫他（2007）．第44回日本小児アレルギー学会（名古屋）抄録集，p.566.
26) 木谷敏之他（2010）．*Fragrance J.*, **38**, 64-69.

索　引

欧　文

67LR　183

AGEs　159
Al　41, 43
Aroma Extract Dilution
　　Analysis (AEDA)　109
astringent　1

B　43
BMI (body mass index)　147

Camellia sinensis (L.)　14
Camellia 属　43
CML　161
CTC　78
Cu　43

2, 4-D　51
DNA マーカー　23
DPPH ラジカル消去活性試験
　　132

EC　120
ECg　120, 164, 181
EGC　120, 181
EGCg　120, 141, 164, 167, 181
EGCg3″Me　182

F　43
Fe　43

GABA　51, 171
GABA-B レセプタ　178
GABA-T (GABA アミノ基転
　　移酵素)　172
GCg　181

GC-Olfactometry　109
γ-glutamyl methyamide　52
γ-glutamylethylamide　48
Glu　51
GMA　52

Helicobacter pylori　164
HIV　167
HSL　150, 156

influenza virus　167
IPM　64, 67

LTP　81

MNNG　141
MRSA　164, 168

Ni　43
1-NP (1-ニトロピレン)　140
4NQO (4-ニトロキノリン-N-
　　オキシド)　141
Nrf-2　107, 136

(EHEC) O157　164

pH　36, 88
PhIP　141
P 吸収係数　40

RO 膜濃縮　94
Ready-To-Drink (RTD) 飲料
　　94

SAM サイクル　55

theaflavin digallate (TF3)
　　165, 167

Trp-P-1　140
TS　51

UHT 殺菌　96

var. *assamica*　14
var. *sinensis*　14

Zn　43

あ　行

亜鉛 (Zn)　43
青葉アルコール　5, 71
赤焼病　64
浅刈り　30
亜酸化窒素　46
アスコルビン酸　88, 140
アスコルビン酸残存率　89, 91
アスパラギン　51
アッサム種　14, 16
アッサム変種　18
アディポネクチン　157
アデノシン　176
アトピー性皮膚炎　181
アフタヌーンティー　8
アフラトキシン B_1　141
網胴回転攪拌式蒸機　73
アミノ-カルボニル反応　141
アミノ酸　35, 103, 126
γ-アミノ酪酸　128, 170
荒茶　91
アラニン脱炭酸酵素 (ADC)
　　51
アルカロイド　105
アルデヒド捕捉作用　134
アルデヒド類　89
α 波　176
アルミ蒸着フィルム　92

索引

アルミ積層フィルム　92
アルミニウム（Al）　36, 40, 41, 43
アレルギー抑制作用　180
アントシアニジンシンターゼ　59
アントシアニジンレダクターゼ　59
アンモニア　52
アンモニア態窒素　38

イオウ（S）　42
育苗　29
一期一会　10
一番茶　31
萎凋　79
遺伝資源　19
イニシエーション　138, 143
イニシエーター　138
イノシン酸-5′-モノリン酸　55
炒り葉機　78
インスタントティー　93
インフルエンザ　168
インフルエンザワクチン　169

う蝕　165
旨味の相乗効果　122
ウレアーゼ　39
ウーロン茶　8, 14, 70, 81, 113, 158
上乾き　74

永忠　7
永年性常緑樹　25
栄養系比較試験　20
栄養診断　43
栄養繁殖　18
エチルアミン　49
N-ニトロソアミン　141
N-メチルトランスフェラーゼ　54, 56
(−)-エピカテキン（EC）　2, 56, 98
(−)-エピカテキンガレート（ECg）　2, 56, 98

(−)-エピガロカテキン（EGC）　2, 56, 98
(−)-エピガロカテキンガレート（EGCg）　2, 56, 98
エピガロカテキン-3-O-(3-O-メチル）ガレート（EGCg3″Me）　182
エームス試験　140

黄色ブドウ球菌感染症　168
オーソドックス製法　78, 79
オフフレーバー成分　112

か 行

加水分解型タンニン　101
ガスバリア性　89, 91, 92
活性酸素吸収能力（ORAC）法　133
活性酸素種　129
カテキュー　2
カテキン吸入療法　168
カテキン類　15, 47, 56, 88, 98, 122, 128, 129, 150, 181
——とタンパク質との相互作用　107
——の血漿抗酸化能　129
——の抗酸化作用の発現機構　131
——のラジカル消去作用　129
果糖　4
加熱殺菌工程　99
カフェイン　3, 15, 47, 53, 126, 127, 128, 152, 171
——の分解　56
カフェインシンターゼ　54
カフェイン生合成　53
かぶせ茶　99
花粉症　181
釜炒り製　69
釜炒り製緑茶　78, 112
釜香　78
噛み茶　119
カリウム（K）　36, 41
カルコンイソメラーゼ　57

カルコンシンターゼ　57
ガロイル基　164
カロテノイド類　88
含気包装　89
カンザワハダニ　66
官能評価　91
γ 線　143

機械摘み　32
木茎分離　87
拮抗微生物　60
喫茶養生記　7
気分調査（POMS）　178
強制水泳試験　177
玉露　8, 34, 77
金属キレート作用　133

クチクラ層　39
グラム陰性桿菌　165
グラム陽性球菌　165
ぐり茶　9
クリームダウン　96
グルタミン　51
グルタミン合成酵素　49
グルタミン酸　49, 51
グレリン　157
黒茶　118
クロモグラニン A　178
クロロゲン酸　140
クロロフィル　43, 72, 91
クワシロカイガラムシ　23, 67

血圧上昇抑制作用　175
血液脳関門　172
結合水　89
血漿抗酸化能　129
ケナガカブリダニ　61
減圧加熱濃縮　94
剣先　91, 92
減率乾燥　74

抗ウイルス作用　163, 167
抗がん作用　137
抗菌作用　163
合組　87

抗酸化作用　129
抗酸化物質　88
更新　30
交信攪乱剤　66, 67
降水量　27
抗生物質　165
光線　88, 91, 92
紅茶　8, 14, 70, 78, 115, 158
光透過性　92
抗突然変異　137
抗肥満効果　147
光分解　92
抗変異原作用　140
恒率乾燥　74
固液分離　95
呼吸商　152
個体選抜　20
後発酵茶　118, 119
コホート研究　145
コミカンアブラムシ　66
コメットアッセイ　140
コレステロール　148
コレラ　164

さ　行

再乾機　78
細菌外毒素　165
細菌外毒素阻害作用　163, 165
細菌酵素　166
細菌酵素阻害作用　163, 165
細菌細胞膜　165
細菌性食中毒　168
細胞壁　165
サザンカ　49
挿し木　18, 29
殺菌作用　163
殺青機　83
サポニン　4, 106
酸化還元電位　131
酸化酵素の阻害作用　135
酸化促進作用　107, 136
酸化発酵　101
散水氷結法　31
酸素　88, 89, 90, 91
酸素透過性　92

残存酸素濃度　91
仕上げ加工　83
仕上茶　91
紫外線　88, 92
色彩選別機　87
GC-質量分析計（GC-MS）
　　109
脂質過酸化反応　131, 134
脂質反応性　165
歯周病　165
自然萎凋　79
仕立て　30
7, 12-ジメチルベンゾ［a］アン
　　トラセン　141
室内萎凋　83
自動酸化　88
しとり　74
ジヒドロフラボノール 4-レダ
　　クターゼ　57
ジメチルスルフィド　43
遮光栽培　99
ジャスミン茶　113
蛇紋岩　43
シュウ酸　4
自由水　89
揉捻　75, 79
受動的回避試験　174
種苗法　20
小核試験　140
症候性肥満　149
常在細菌　165
硝酸化成（硝化）　46
硝酸還元酵素活性　39
硝酸態窒素　38, 46
蒸熱　71
消変異原（desmuagen）　140
乗用型摘採機　33
小葉種　99
食中毒　164
食品用酸化防止剤　136
ショ糖　4
新規物質探索試験　174
真空包装　91
人工萎凋　79

新梢枯死症　63
神農　6
水乾機　78
水分　88, 91
水分管理　47
杉山彦三郎　18, 24
スクシニルセミアルデヒド脱炭
　　酸酵素　172
G-ストリクニニン　185
ストリクニニン　184
ストレス軽減効果　179
スプレードライ　94

精揉　70, 76
製造工程　93
清澄化工程　95
静電分離機　87
生物の抗変異原
　　（bioantimutagen）　140
施肥管理　45
煎茶　8, 70, 109
千利休　10

相互作用　107
送帯式蒸機　73
増粒加工　94
粗揉　73

た　行

大海　92
台切り　30
体脂肪　149
体脂肪率　147
退色　89
耐凍性　31
大葉種　99
多田元吉　82
脱酸素剤　91
脱酸素包装　89
棚被覆　34
食べるお茶　119
短鎖アルデヒド類　131, 134
単純性肥満　149
炭疽病　23, 62

索引

磚茶　9
タンナーゼ　96
タンニン　1
タンニン酸　140
タンパク結合性　167
単分子層吸着水分量　89

窒素　36, 38
窒素施肥　46
茶（チャ）
　——の機能　128
　——の原産地　6
　——の香気成分　109
　——のフードシステム　13
茶育成系統評価試験　20
茶園生態系　61
茶粥　6
茶経　7, 71
茶筅　7
チャトゲコナジラミ　66
チャノキイロアザミウマ　65
チャノコカクモンハマキ　66
チャノナガサビダニ　66
チャノホコリダニ　66
チャノホソガ　66
チャノミドリヒメヨコバイ　65
チャハマキ　66
チャ品種　21
中国黒茶　70
中国種　14, 16
中国変種　18
中揉　76
抽出条件　95
中枢神経興奮作用　174
腸管出血性大腸菌感染症　164
直接被覆　34
貯蔵臭　89
チロシンキナーゼ（Lyn）リン酸化阻害　183
沈殿　96

ツアンパ　6
漬物茶　118
ツマグロアオカスミカメ　66

テアクリン　53, 55
テアシネンシン類　102
テアニン　3, 15, 47, 97, 103, 120, 122, 128, 170
テアニン合成酵素　49
テアフラビン類　81, 102
テアルビジン類　81
低カフェイン茶　56
定植　29
呈味改善剤　49
テイン　3
テオブロミン　53
摘採　31
摘採期　20
摘採面　60
鉄（Fe）　43
鉄観音　81
手摘み　32
てん茶　34, 77
てん茶機　77
天敵　60

糖　105
銅（Cu）　43
導管液　43
凍霜害　31
糖尿病　160
α-トコフェロール　140
土壌pH　45
土壌改善指標　29
土壌改良　28
土着天敵　67, 68
トリグリセリド　148
トロロックス当量抗酸化機能（TEAC）法　132
団揉　83
トンネル被覆　34

な 行

苗床検定　20
中切り　30
ナガチャコガネ　67
生葉収量　31
II型糖尿病　148

苦味受容体　125
二次おり　96, 101
にじり口　10
ニッケル（Ni）　43
二番茶　31
日本後紀　7
尿素　39

熱　88
熱産生　151

濃縮　94
脳内神経伝達物質　173
脳波　176
農林認定制度　20
ノルアドレナリン　150

は 行

葉打機　75
包揉　83
白癬　164
発酵　69, 81
発酵茶　69
花茶　113
半発酵茶　70, 81, 113
非アルコール性嗜好飲料　14
火入れ　85
被害許容水準　62
尾懸垂試験　177
微生物発酵茶　69, 70, 118
ビタミン　103
ビタミンE　105
ビタミンC　4
被覆栽培　34
日干萎凋　83
肥満　149
百日咳　164
病害虫抵抗性　22
標準化死亡比　144
病虫害　60
日和見感染症　164
ピロガロール基　164
品質指標　88
品質劣化　89

索　　引

品種登録　20
ピンホール　91, 92

プーアル茶　70, 146, 158, 162
武夷岩茶　81
フェオフィチン　72, 89, 91
フェニルプロパノイド　57
フェロモントラップ　67
深刈り　30
不活性ガス置換包装　91
深蒸し茶　72
腹腔内脂肪　151
フッ素（F）　43
ブドウ糖　4
不発酵茶　6, 69
不飽和脂肪酸　89
プラスチックフィルム　92
フラバノン 3-オールシンターゼ　59
フラバノン 3-ヒドロキシラーゼ　57
フラバン-3-オール　56
フラボノイド　57, 100, 128
フラボノイド合成系　57
フラボノイド 3′, 5′-ヒドロキシラーゼ　57
プリメベロシダーゼ　117
β-プリメベロシド　117
プリンヌクレオチド　55
篩分け　86
プロアントシアニジン類　101
プロモーション　138, 143
プロモーター　138, 144
クロロフィル　88
粉末茶　92
噴霧乾燥　94

餅茶　7
ペットボトル　13
ヘテロサイクリックアミン類　140, 141
べにふうき　185

ヘプタジエナール　89
ヘモグロビン A1c　159
ベンジルアデニン　51
ベンゾ[a]ピレン　141

萌芽　31
ほうじ茶　113
ホウ素（B）　43
防湿性　92
放射線　141, 146
包種茶　83
包装資材　88
防霜ファン　31
保蔵条件　88
ポリフェノールオキシダーゼ　71, 79
ポリフェノール類　52
ホルモン感受性リパーゼ　150
ポーレイ茶　161

ま　行

マイコプラズマ（肺炎）　164
マグネシウム（Mg）　42
マスト細胞　182
マダラカサハラハムシ　66
抹茶　77, 97
マンガン（Mn）　37, 43

ミアン　6

蒸し製　69
蒸し製玉緑茶　77
村田珠光　10

メイラード反応　134, 141, 159
メチル化カテキン類　182
メチルキサンチン　173
7-メチルキサンチン　53
7-メチルキサントシンシンターゼ　53

没食子酸エステル　59

没食子酸合成系　59

や　行

薬剤抵抗性　67
やぶきた　18, 24
ヤマチャ　19

有効態リン酸　40
輸出　10
輸入　11

容器詰め飲料　94
揺青　83
抑制性神経伝達物質　175
ヨシン系　88
ヨモギエダシャク　66

ら　行

ラジカル消去作用　131
ラジカル消去能　131
ラペソー　6

陸羽　7
リノール酸　89
リノレン酸　89
リーフ緑茶離れ　11
硫酸イオン　42
緑茶　14, 69, 109, 158
　──の血漿抗酸化能　129
緑茶ドリンク　10
リン酸　36, 40
リン酸溶解菌　40
臨床医学的応用　168
輪斑病　23, 63

ルイボス茶　143, 146

レプチン　157
レール走行式摘採機　34

ロイコアントシアニジン　59
ローターバン　80

編者略歴

森田　明雄
- 1962 年　静岡県に生まれる
- 1986 年　静岡大学大学院農学研究科修士課程修了
- 現　在　静岡大学農学部教授
  　　　　農学博士

増田　修一
- 1969 年　静岡県に生まれる
- 1994 年　静岡県立大学大学院生活健康科学研究科修士課程修了
- 現　在　静岡県立大学食品栄養科学部准教授
  　　　　博士（食品栄養科学）

中村　順行
- 1953 年　静岡県に生まれる
- 1976 年　岩手大学大学院農学研究科修士課程修了
- 現　在　静岡県農林技術研究所茶業研究センター長
  　　　　農学博士

角川　修
- 1961 年　大阪府に生まれる
- 1990 年　筑波大学大学院農学研究科修士課程修了
- 現　在　（独）農業・食品産業技術総合研究機構野菜茶業研究所茶業領域上席研究員

鈴木　壯幸
- 1967 年　静岡県に生まれる
- 2003 年　岐阜大学大学院連合農学研究科博士課程修了
- 現　在　三井農林（株）飲料原料事業本部企画業務部室長
  　　　　博士（農学）

食物と健康の科学シリーズ
茶の機能と科学　　　　　定価はカバーに表示

2013 年 3 月 20 日　初版第 1 刷
2020 年 9 月 25 日　　　第 3 刷

編　者　森　田　明　雄
　　　　増　田　修　一
　　　　中　村　順　行
　　　　角　川　　　修
　　　　鈴　木　壯　幸
発行者　朝　倉　誠　造
発行所　株式会社　朝倉書店
　　　　東京都新宿区新小川町 6-29
　　　　郵便番号　162-8707
　　　　電　話　03（3260）0141
　　　　Ｆ Ａ Ｘ　03（3260）0180
　　　　http://www.asakura.co.jp

〈検印省略〉

Ⓒ 2013〈無断複写・転載を禁ず〉　　　印刷・製本　東国文化

ISBN 978-4-254-43544-3　C 3361　　Printed in Korea

JCOPY ＜出版者著作権管理機構　委託出版物＞

本書の無断複写は著作権法上での例外を除き禁じられています．複写される場合は，そのつど事前に，出版者著作権管理機構（電話 03-5244-5088，FAX 03-5244-5089，e-mail: info@jcopy.or.jp）の許諾を得てください．

好評の事典・辞典・ハンドブック

書名	編者	判型・頁数
感染症の事典	国立感染症研究所学友会 編	B5判 336頁
呼吸の事典	有田秀穂 編	A5判 744頁
咀嚼の事典	井出吉信 編	B5判 368頁
口と歯の事典	高戸 毅ほか 編	B5判 436頁
皮膚の事典	溝口昌子ほか 編	B5判 388頁
からだと水の事典	佐々木成ほか 編	B5判 372頁
からだと酸素の事典	酸素ダイナミクス研究会 編	B5判 596頁
炎症・再生医学事典	松島綱治ほか 編	B5判 584頁
からだと温度の事典	彼末一之 監修	B5判 640頁
からだと光の事典	太陽紫外線防御研究委員会 編	B5判 432頁
からだの年齢事典	鈴木隆雄ほか 編	B5判 528頁
看護・介護・福祉の百科事典	糸川嘉則 編	A5判 676頁
リハビリテーション医療事典	三上真弘ほか 編	B5判 336頁
食品工学ハンドブック	日本食品工学会 編	B5判 768頁
機能性食品の事典	荒井綜一ほか 編	B5判 480頁
食品安全の事典	日本食品衛生学会 編	B5判 660頁
食品技術総合事典	食品総合研究所 編	B5判 616頁
日本の伝統食品事典	日本伝統食品研究会 編	A5判 648頁
ミルクの事典	上野川修一ほか 編	B5判 580頁
新版 家政学事典	日本家政学会 編	B5判 984頁
育児の事典	平山宗宏ほか 編	A5判 528頁

価格・概要等は小社ホームページをご覧ください．